U0034379

救命飲食 2

不生病的祕密

Whole

T・柯林・坎貝爾 T. Colin Campbell
霍華・賈可布森 Howard Jacobson
/著
呂奕欣/譯

Thinking .13 救命飲食2・不生病的祕密

原書書名　Whole
原書作者　T・柯林・坎貝爾（T. Colin Campbell）
　　　　　霍華・賈可布森（Howard Jacobson）
翻　　譯　呂奕欣
美術編輯　李緹瀅
特約編輯　謝孟希
主　　編　高煜婷
總 編 輯　林許文二

出　　版　柿子文化事業有限公司
地　　址　11677臺北市羅斯福路五段158號2樓
業務專線　（02）89314903#15
讀者專線　（02）89314903#9
傳　　真　（02）29319207
郵撥帳號　19822651柿子文化事業有限公司
投稿信箱　editor@persimmonbooks.com.tw
服務信箱　service@persimmonbooks.com.tw

業務行政　鄭淑娟

初版一刷　2014年07月
　　八刷　2014年12月
定　　價　420元
I S B N　978-986-85908-3-0

歡迎走進柿子文化網

http://www.persimmonbooks.com.tw

粉絲團搜尋 柿子文化 — 小柿子波柿萌

～柿子在秋天火紅 文化在書中成熟～

國家圖書館出版品預行編目(CIP)資料

救命飲食2・不生病的祕密 / T・柯林・坎貝爾(T. Colin Campbell), 霍華・賈可布森（Howard Jacobson）作；呂奕欣翻譯. -- 初版. -- 臺北市：柿子文化, 2014.12
面；　公分. -- (Thinking；13)
譯自：Whole：Rethinking the Science of Nutrition
ISBN 978-986-85908-3-0（精裝）
1.營養 2.素食 3.健康飲食
411.3　　103002361

一天一蘋果，醫生遠離我……

為什麼？現在你不吃蘋果，

而是吞維他命Ｃ呢？

生病與不生病背後的祕密，

即將揭開——

獻給在糟糕的健康體系下，

白白付出最高代價的人……

各界推薦

國內讚譽

無比勇氣的良心之作

坎貝爾博士以《救命飲食》打開我們的眼界，告訴我們「真正該吃的是什麼」，而在《救命飲食2・不生病的祕密》中，他更勇敢地從科學及醫學的研究方法、金錢和學術、政策、產業的關係，以及每一個個人的思維等各種角度，指出我們對營養與健康的理解為什麼出現了這麼大的錯誤。

好好享受這本書吧！別忘了分享給更多的人，這本書將會改變每一個人對健康資訊的理解，而你我將能因此重新掌握健康的權利！

——林青穀醫師，林青穀家庭醫學專科診所院長

營養界的巨人

坎貝爾教授以其八十嵩壽之年，仍戮力完成《救命飲食》續集，全書內容洋溢揮灑著千古獨醒人的覺知，字字句句釋放無與倫比的悲懷，處處引證取實的指陳：真正的營養在何處？更當頭棒喝地揭發科學與醫學研究的盲區及黑暗面，對專家捨本逐末、各執一方、專執一長的狹隘視野、進而無限放大的失真觀察與解讀……痛下針砭。試想，早已偏離真理的航道，如何引領人們走向真正的安樂健康？

尤其他畢生重大研究中，發現黃麴毒素含量高低不是決定罹患肝癌的真正誘因，反而「攝取高含量的動物性蛋白質飲食」才是真正的禍端。這個重大的發現與研究，顛覆了常心慣性的思維與習慣，因不見容於主流思潮及堅固的金權共犯結構而遭到中斷研究計畫、汙名化且邊緣化……

看到他的際遇，憶及自己二十多年前離開醫院的情境，有幾分天涯若比鄰的感受。因為當時正逢臺灣全民健保開辦之際，我深刻意識到只有喚醒民眾，改變飲食及生活習慣，才能獲得真正的健康保險，絕非強調以藥物為首的治療模式。

選擇離開體制，走一條完全不同的路，挑戰自己能否真的辦到：預防勝於治療的諦理，能否不必仰仗一針、一藥、一刀而令人們步向健康之道？二十多年來，我的信念不變且更加篤定，因為覺醒的人也愈來愈多。

樂於推薦此書給愛好真理、珍惜生命、關懷地球的好朋友，欽佩柿子文化的擇書眼力及出版魄力，更深摯的祝禱「營養界的巨人」坎貝爾博士——

真理與您同在！良善與您共舞！

——姜淑惠醫師，無著健康之道及二利診所創辦人

揭開不能說的祕密

柯林．坎貝爾博士的上一本巨著《救命飲食》，以綿密的科學證據闡述了蔬食飲食的可貴。

現在，這本《救命飲食2．不生病的祕密》，更是赤裸裸的揭露了醫學界、產業界以及政府之間最不堪聞問，也最不能說的祕密！

真正關心自身健康的朋友們，一定不能錯過這本坎貝爾博士的良心之言——《救命飲食2．不生病的祕密》！

——許尚文醫師，仁暉診所、敏盛醫院腎臟透析專科醫師

健康的真相

本書第十九章坎貝爾教授說：

「首先，我必須推翻大眾對於蛋白質的崇尚態度。」

若動物性蛋白質攝取過多，在代謝不良狀況下，對健康的危害大矣！

舉例如下：

❶耗費消化酵素，易產生消化功能障礙。

❷腸內易形成致命的酸性腐敗便，造成便祕和大腸癌。

❸血管內紅血球堆疊成豬大腸形狀。

❹淋巴系統內形成黏液堵塞。

❺產生肝內結石前驅物，影響肝臟功能。

❻造成骨質流失疏鬆。

❼皮膚易生黑痣及小肉球等。

❽易成癌症體質。

以上所述，有憑有據且簡單易懂。希望國人同胞，皆能對動物性蛋白質過量攝取之影響有所警惕。

又身為全球華防癌長鏈之一員志工，能常與坎貝爾教授一起為人類健康說出真相，實感三生有幸、與有榮焉，樂為之序。

——梅襄陽醫師，全球華人防癌長鏈倡導人

一趟精采絕倫的旅程

我們對食物的態度、健康的認知與醫療的習慣，深受政府、社會及文化影響。但我們一直信任的食品安全制度及醫療體系，真能保護我們的健康與生活品質嗎？

閱讀《救命飲食2・不生病的祕密》，讓我們打開格局與視野，和柯林・坎貝爾博士共同體驗一段精彩絕倫的旅程——開拓我們顛覆主流價值並挑戰禁忌的道德勇氣，鼓舞我們從重新思維營養、醫學與健康的信心，勇敢邁出轉變的步伐。

若說《救命飲食》深度探討了支持全食物蔬食的龐大證據，《救命飲食2・不生病的祕密》就是廣泛說明了科學、醫學、藥廠、媒體以及政府為何阻斷全食物蔬食的根本理由，其用理及例證，使讀者不僅見「樹」也見「林」。

全球暖化、饑荒、水資源浩劫等，在在嚴重衝擊人類賴以生存的環境、經濟與社會。因此，「週一無肉日」運動倡導以最快速、最有效、最簡單且毫無副作用的「蔬食環保」解決人類共同面臨的災難。四年來，以一次一次的活動與宣導，試圖修正本書所提及的體制與結構。

雖然只是從個人的飲食開始，但是飲食的改變，連帶改變了我們對待自然與人類的方式；捍衛食物的正義，不僅捍衛了自身的健康，也捍衛了社會的健康，更捍衛了地球的永續以及世界的和平。

而您，就是改變人類未來的最重要關鍵！

——張祐銓，週一無肉日聯絡平臺總召集人

各界推薦

國際好評

柯林・坎貝爾博士以《救命飲食》打開我們的眼界，如今他在這本新書中，勇敢指出我們對營養與健康的理解有錯，並進一步導正我們的觀念。

本書寫得優美清晰，能讓讀者掌握健康之權，永遠改變讀者對健康、食物與科學的看法。

——尼爾・柏納德醫師（Neal Barnard）

《糖尿病有救了》作者、美國責任醫療醫師委員會主席及創辦人

美國首屈一指的營養學家柯林・坎貝爾博士發揮無比的勇氣

與說服力，清楚說明自私的簡化式典範滲透了科學、醫學、大藥廠以及慈善團體，導致大眾無法得知該如何透過營養來促進自己的健康。

——小克德威爾．艾索斯丁醫師（Caldwell Esselstyn, Jr.）

《這樣吃，心血管最健康！》作者

坎貝爾博士在漫長學術生涯中，擁有豐富的實驗研究與擬定健康政策的經驗，他在本書中藉由親身經歷，揭露為何大眾對食物與健康的觀念不清，及該如何解決。

《救命飲食》說的是我們該吃「什麼」，而本書則說明「為什麼」。好好享受這本書吧！也許讀了會覺得生氣，但一定能獲得啟發。

——狄恩．歐寧胥醫師（Dean Ornish）

美國「預防醫學中心」創辦人暨主任、加州大學舊金山分校臨床醫學教授

坎貝爾博士是過去一個世紀以來影響力最大的營養學家，他的著作挽救了成千上萬的生命。

——約翰．麥克道格醫師（John McDougall）

麥克道格醫療中心創辦人暨醫療主任

在生活中，真正能推動改變的事物或許不多，然而本書正是其中之一。

本書提到的資訊皆有同儕審閱的優秀科學證據支持，告訴讀者如何遏阻甚至逆轉疾病，讓讀者擁有前所未見的活力，並讓生命往美好的方向前進。快打開本書閱讀，準備翱翔！

——凱西．佛斯頓（Kathy Freston）

《紐約時報》暢銷書《一點小改變，簡單醫百病》作者

本書清楚闡述當代只專注於單一營養素的營養學，會導致大眾混淆，對健康造成不幸的後果。坎貝爾博士提出新典範，可望改變我們對食物的想法，進而改善數百萬人的生命，省下數十億醫療費用。

——**布萊恩・溫德爾**（Brian Wendel）

電影《餐叉勝過手術刀》創作者與執行製作

在本書中，重要的營養學家——坎貝爾博士為讀者解釋，為何營養研究與教育變得如此離譜，即使最有健康意識的消費者也受到混淆。以當前的健康與醫療危機來說，坎貝爾博士的書是重要指南，讓我們了解目前狀況的起因，以及該如何重建體系，達到健康目標。

——**傑夫・諾維克營養師**（Jeff Novick）

「執行健康檢驗」（Executive Health Exams Internationa）

預防醫學中心之健康推廣副總裁

在本書中，坎貝爾博士界定出超典範，說明要以整體論的哲思，提出有啟發性的醫學解決方案。本書是智慧傑作，不僅訴說過去與現狀，也說明未來生物學、人類營養與健康照護該採取的關鍵步驟，勢必推動一場健康變革！

——**茱莉安娜・海佛營養師**（Julieanna Hever）

《蔬食營養的傻瓜完全指南》作者、「茱莉安娜怎麼做」節目主持人

簡化式的營養與醫學觀念雖然不是我們過去對抗過的疾病，卻深深威脅我們的健康。

遺憾的是，許多醫學與健康系統皆陷入簡化式心態，造成嚴重後果，於是大家常接觸的「健康照護」根本無法帶來好處，甚至造成為害。若讀者了解本書提到的革命性觀念，並加以傳播，如此便採取了關鍵步驟，改變失敗的典範，同時能幫助自己與所愛的人，甚至帶動整個國家找回失去的健康。

——**亞羅娜．波德醫師**（Alona Pulde）&

馬修．雷德曼醫師（Matthew Lederman）

共同創辦「健康轉型：醫學、營養與健康中心」

（Transition to Health: Medical, Nutrition and Wellness Center）

任何關心健康的人都該把本書列為必讀書籍。沒有人能像坎貝爾博士那樣，如此善於將複雜的主題訴說得讓一般人能理解，和《救命飲食》一樣，我相信這本書能讓數百萬人改變飲食，更改變他們對健康與醫療的思考與決定。雖然醫療照護體系千瘡百孔，但變革的腳步已經啟動！

——**潘蜜拉．派柏營養學博士**（Pamela A. Popper）

「健康論壇」（Wellness Forum）**執行董事**

有時候，知識愈進步，我們反而愈迷惘。

柯林．坎貝爾博士在新書中，帶領我們回歸深刻並且簡單的事實。他以有魅力且清晰的學者風範，照亮通往健康與美好世界的道路。

——**道格拉斯．賴索博士**（Douglas J. Lisle）&

亞倫．哥德漢莫脊骨神經醫師（Alan Goldhamer）

合著《愉快的陷阱》

為什麼全球最昂貴的醫療照護系統竟然無效？本書以清楚的科學「全貌」，說明為什麼商業化的「疾病管理」造成無數人犧牲生命，又浪費天文數字的金額。

要打造真正能促進健康的體系，了解「健康照護巨獸」的運作過程是第一步。

——J・莫里斯・希克斯（J. Morris Hicks）

顧問，著有《健康飲食・健康世界》，並擔任hpjmh.com的部落客

我讀過《救命飲食》後大幅改變飲食，採取坎貝爾博士推薦的全食物蔬食，之後運動生涯並未像原先預料會走下坡，反而屢創紀錄。

我常想：「為什麼大家不這樣吃呢？」這本新書清楚回答了我的問題。看完之後，對飲食與營養將不再一知半解。

——托尼・剛薩雷斯（Tony Gonzalez）

美式足球亞特蘭大獵鷹隊（Atlanta Falcons）**球員，十六年屢創紀錄的邊鋒**

若想了解該如何延年益壽、減緩地球暖化，這是一本必讀之書，且書中提到的方式成本低廉，為社會省下難以估計的金額。

——麥克・弗瑞蒙（Mike Fremont）

八十八與九十歲馬拉松世界紀錄保持人

坎貝爾博士以新穎誠實的觀點看待營養，揭露疾病背後令人震撼的事實，並說明怎麼做一定能成功奪回該有的健康。

——主廚AJ

《不加工》作者

坎貝爾博士並不告訴我們飲食祕訣或食譜，事實上，本書深深探討了醫學研究的過程，例如癌症如何發展、我們的新陳代謝如何運作等，以及人們太容易用吃藥來解決健康問題（醫生也太容易就開藥）的現況，你會不自覺慢慢仔細閱讀，以了解本書要告訴眾人的觀點。坎貝爾博士以多年的科學研究為基礎，平靜語氣充滿高度的說服力，堅定地告訴讀者：從飲食做起，改吃全食物蔬食——各式各樣的蔬菜、水果、堅果、種子、豆類以及全穀物——才是保證身體健康的最佳方式。

這是一本改變你我生命的書，讀完後你會想要拋開那些加工食物或補充品……

——**《出版人週刊》**

各界推薦

讀者迴響

——除了《聖經》，這是我讀過的最棒的一本書了！我希望大家也都能翻翻這本書。柯林．坎貝爾真的是一名「大英雄」，他成功地挖掘到讓大眾了解健康相關事宜的真相。

——一如往常，坎貝爾博士詳實地向我們分享了營養的真相，也幽默溫和卻扎實地「戳了戳」食品工業。我會買這本書送給我的朋友們！

——我愛坎貝爾博士這本書！身為一名研究人員、科學家，我真

的很感激坎貝爾博士這本全面且詳細的鉅作……這是一本重要、值得好好一讀的書，我鼓勵大家都要看！即使我們不一定能影響政策制定者很多，但至少能自己控制要送進我們嘴巴裡的東西。

——我建議這本書要搭配《救命飲食》閱讀，《救命飲食2・不生病的祕密》解釋了這個「理性」國家之所以瘋狂、非理性地追求醫藥、營養補充品的背後運作。妻子和我因這兩本書而回歸健康飲食，至今快一年了。我瘦了二十二公斤，我的血液變得超健康，幫我做最後一次檢查的醫生甚至認為實驗室檢查出錯了！我覺得自己彷彿年輕了二十歲，很多疼痛都消失了，我和太太真的非常感謝這些人的工作和勇氣。

——這是一本如此偉大的鉅著，幾乎讓我無法放下它。在閱讀這本書的時候，我只能不停地OS：「媽呀！這是真的嗎？」讀完這本書後，我大大減少了吃蛋白粉來補充蛋白質這類額外吃補充品的做法，而是把焦點放在全食物上！

——《救命飲食2・不生病的祕密》是一本內容非常豐富、寫得很棒的一本書！我建議對健康有興趣的人來讀，一定要再搭配《救命飲食》喔！

——這是一本偉大的書！！！

Part III 黃金法則扭曲健康真相 234

引言
Introduction

一九六五年，我從擔任了四年研究助理的麻省理工學院離開，前往維吉尼亞理工大學的生化與營養學系，到新辦公室安頓下來。我終於成為真正的教授了，學術生涯似乎前途似錦。我研究的主題很崇高：如何在飲食中納入更多優質蛋白質，終結貧窮國家兒童營養不良的問題。多虧美國國務院國際開發署（Agency for International Development）慷慨提供經費，我得以到菲律賓進行研究。

我面臨的第一項挑戰，在於找出當地能生產何種不昂貴的蛋白質。雖然營養不良主要是指缺乏足夠的熱量，但是在一九六〇年代中期，大家還是認為從蛋白質獲取的熱量比較好。第二項挑戰則是在菲律賓境內廣設自助中心，對母親們示範如何運用這種蛋白質來源，避免孩子營養不良。我的團隊選擇採用花生，因為花生的蛋白質豐富，又能在多種不同的環境下種植。

與此同時，我的系主任查理．恩傑爾（Charlie Engel）要我進行另一項計畫。查理獲得美國農業部補助，研究黃麴毒素（aflatoxin）。這種毒素是由黃麴黴菌（Aspergillus flavus）所產生的，會引發肝癌。我的工作就是盡力搞清楚這種黴菌到底如何生長，以避免它在許多糧食來源上滋生。這顯然是一項很重要的研究，因為當時有不少證據顯示，黃麴毒素會導致實驗室的大鼠罹患肝癌。當時大家的觀念就和現在一樣，認為會導致大鼠罹患癌症的東西，也可能使人類罹癌。

最常受黃麴黴菌汙染的主要糧食，就是花生。在這因緣際會之下，我在幾年後赫然發現，自己同時在兩種截然不同的背景下研究花生。在深入探討這兩種似乎不相干的議題（一是菲律賓貧童缺乏蛋白質，二是黃麴黴菌的生長環境）後，我的世界被撼動了，這促使我質疑起自己和許多營養學者所深信不疑的假設。

逆轉我世界觀的驚人發現

以下這項發現，讓我的世界觀與世界大大逆轉：飲食中蛋白質含量最高的菲律賓兒童，罹患肝癌的機率最高，即使這些孩子來自較富裕、容易取得一般認為有益於孩童健康的資源，例如醫療與乾淨的水。

於是，我決定依循這項發現前往未知的領域。結果我的學術生涯大轉彎，朝著意想不到且令人心神不寧的方向前進。這過程中的許多細節，我已在第一本著作《救命飲食》（*The China Study*）中說明。然後，我終於意識到兩件事情：

第一，營養是人類健康的關鍵。

第二，大家對於何謂「適當營養」的看法並不正確。

如果你想終身遠離癌症、心臟病、糖尿病，這權利其實掌握在你以及手中的餐具上。遺憾的是，醫學院、醫院和政府衛生機關似乎只將營養視為影響健康的小因素，也難怪標準的西方飲食及流行的「低脂」、「低醣」飲食往往會造成健康問題，而非加以解決了。

實際上，在過去半個世紀，科學家花了幾十年在實驗室苦苦追求的「奇蹟療法」，最後並非哪種神奇的新藥或先進的手術工具，既不是運用雷射或奈米科技，也不是改變人類DNA……，讓我們變成不朽的神祇。相反地，健康的祕密一直在我們眼前，並以簡單甚至無趣的字眼偽裝起來：營養。要維持健康，王牌其實是我們每天吃進口中的食物。在學到這一課的過程中，我也學到另一件很重要的事：為什麼多數人還不知道這個祕密？

- 醫學與科學研究機構根本不接受這些發現，而是有系統地鄙夷甚至打壓。
- 鮮少醫療專業人士意識到，我們所選擇的食物，遠比他們所開的處方藥物更能抵抗疾病。
- 透過飲食可以常保健康、預防疾病，這麼大的好消息，醫藥記者卻很少報導。
- 科學家所受的訓練幾乎不是觀看「全貌」，而是鑽研龐雜資料中的一丁點，以至於未能理解整體的智慧與意義。
- 欣然受惠並掌握大局的，是醫藥與食品產業。業者不斷想說服我們，救贖之道在於一顆藥丸，或從植物的某部分萃取、加上人工原料做出來的營養強化點心。

因此，事實離我們好遠，而本書就是要揭露這個真相。

為何又出另一本書？

看過《救命飲食》的讀者或許已對上述的情況略知一二，知道營養的真相，也知道其他科學家和我在努力推廣這真相的過程中，遭到哪些阻力。

《救命飲食》在二〇〇五年出版後有好幾百萬人讀過，並把書中洞見和朋友、鄰居、同事與深愛的家人分享。我每天都會聽到有人滿懷感激，這證明全食物蔬食擁有何等療效。雖然每則小故事聽起來似乎只是茶餘飯後的話題，然而整體來看，便是言之鑿鑿的證據。許多人想利用大眾的無知來牟利，處處阻礙我宣揚全食物蔬食的好處，然而這些小故事足以彌補我所吃的苦頭。

不僅如此，二〇〇五年起，我許多同事所進行的研究顯示，良好的飲食能夠對人體的各個系統有深遠的影響。若有哪個科學家、醫師、記者或是負責擬定政策的人，仍否認或貶低全食物蔬食對個人與社會的好處，那就是睜眼說瞎話——證據已經多得不容忽視！

然而在某些方面，整體情況並未出現太多變化。許多人仍然不知道健康與長壽的關鍵，就掌握在自己的手中。這或許出於惡意，或更普遍的是出於無知，總之西方主流社會就是這麼固執於不知、不信，甚至主動扭曲我們該如何飲食的事實，以至於這麼多年來，我們無法相信自己遭到欺騙——接受別人的說法，不懷疑有人在暗中控制、誤導我們，或許比較容易。要徹底改變這觀念，就是告訴你情況為何如此：《救命飲食》著重於證明全食物蔬食是最健康的人類飲食；至於《救命飲食2・生病的祕密》則在說明，為什麼把證據攤在陽光下這麼困難，還有必須採取哪些行動，才能真正帶來不同的局面。

不生病的祕密：化零為整

本書分為四個部分：

第一部分先說明更多關於全食物蔬食的研究，以及在《救命飲食》出版之後，我對於這類研究遭受的嚴重批評有何反思。我也會訴說更多自己的研究背景與歷程，讓讀者進一步了解，這本書中深層的道理從何衍生而來。

第二部分要探討為什麼那麼多人不願接受，或甚至不願注意此研究對健康有什麼影響：因為西方科學與醫藥的思想牢籠或典範，讓人無法看清楚外在的明顯事實。許多原因會造成我們在探索真相時，只著眼於最狹隘的細節，忽視整體的全貌。「見樹不見林」這句俗諺，最能具體傳達這個困境，問題是——影響到的可不只是樹木和森林。當代科學執迷於細節，因此我們只看見維管束形成層、次生韌皮部之類的，卻沒發現森林。探討細節並非錯誤，我的研究生涯大部分時間也在研究細節，但如果因此否認有更完整的全貌存在，固執於眼前所見、受限於偏見與個人經驗的狹隘事實，那就出問題了。

這種拘泥小節的狀況有個美好的托詞，叫做「簡化論」。簡化論有其誘人的邏輯，因此，在它魔咒影響下的人，根本不知道還有其他觀看世界的方式。對簡化論的科學家來說，其他世界觀都迷信、不科學、不嚴謹，而且不值得注意。透過非簡化的方式所收集到的證據，就算能夠獲得研究經費，也可以加以忽略，或是打壓。

第三部分要探討的，則是造成這狀況的另一大因素：有些經濟力量會強化或濫用這種典範，以多多牟利。這些力量完全掌控健康與營養的公共對話，以求自身獲利。我們會探討金錢能左右許多小決策，最後累積成嚴重的影響：個人與大眾最後只能聽到（或沒聽到）什麼訊息，也使得大家對於健康與營養的觀念任錢擺布。

最後在第四部分，則探討大家受到何種波及，以及若要尋求改變必須採取哪些行動。

真相屬於眾人

我想訴說這則故事，是因為這是我欠大眾的。如果你是美國納稅人，那麼我能展開研究生涯、教學與做決策，都是因為你幫忙買單。我認識太多健康出問題的人（包括親友），都是白白吃苦，只因為他們不知道我逐漸了解的事情，而他們也是納稅人。你有權知道自己的錢花到哪裡，並享受研究成果。

在這裡我要先聲明的是，就算你相信我的話，對我來說也沒有任何金錢上的好處——我不販賣健康產品、講座或指南。我八十歲了，早已擁有漫長且有收穫的研究生涯，寫這本書不是為了多賺點錢。

若你開始和朋友討論起從這本書學到的知識，卻發現別人鄙夷我和我的研究動機（一定會發生這狀況）時，請考慮他們所提到的主張來自何處。你可以問問自己：他們引用的來源有何金錢利益？打壓我在此分享的資訊有何好處？

訴說真相一向會面臨重重困難。我太清楚對許多人來說，只吃蔬食聽起來很瘋狂，但這一點已經有了改變，而且這種健康的飲食方式已愈來愈普遍。目前的體制是無法永久維持的，唯一的問題是，我們是否要在被體制拖下水之前，先求解脫？還是要被那種體系的渣滓繼續汙染身體、心靈與地球，直到那個體系再也無法承受經濟運作與生態浩劫，最後走向崩潰？

在過去，飲食方式是個人私事，選擇何種食物似乎無法對他人的福禍有何影響，更別提對動植物及整個地球的承受能力造成什麼後果。然而，就算過去如此，未來卻是不可同日而語。我們吃什麼——從個人與集體的層面來看——影響已遠遠超出自己的腰圍與血壓數字。吃什麼對於岌岌可危的人類物種來說，重要性更不在話下。

選擇掌握在我們手上。希望本書讀者能為自身健康、未來世代及整個地球，做出明智的抉擇。

——T·柯林·坎貝爾，紐約州蘭辛

2012年11月

Part I

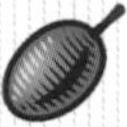

健康詐欺

二〇〇五年《救命飲食》問世時，我曾天真地以為，有那麼多無可辯駁的證據，證實全食物蔬食是最好的人類飲食，肯定能影響政府政策、左右企業決策，並改變公眾對於食物的討論。這些事的確發生了！可惜效果非常有限——攸關我們健康的重要資訊其實並未真正公諸於世，所以一般人根本無法取得充分資訊。接下來，我就要來討論這個現象。

第一章先提到我們的醫療體系雖稱為健康照護體系，其實只是疾病照護體系，處方用藥甚至在十大死因中名列第三。然而，即使有一個省錢、有效的方法可以解決這種狀況，大家卻依舊執著昂貴又無效的醫藥或基因操縱，這是因為我提倡的飲食方式並不是藥丸，發明人賺不到錢，因此市場上沒有人大聲倡導，大眾傳媒不會大加宣導，保險金也不會給付⋯⋯。

第二章則提供評估飲食與健康研究的原則，藉此讓讀者看穿哪些是胡說八道的片面之詞，哪些才是你真正需要的資訊，一旦讀者對「新飲食風潮」報導免疫，就能以更專業、有信心的方式看待各種健康說法。

第三章則會聊聊我的「不歸路」：我為什麼會從牛乳和動物性蛋白質的擁護者變成全食物蔬食的提倡者，以及我的轉變如何讓我成為醫學界的箭靶。

讀完這幾章，你將會了解你正處於什麼樣的體制環境之中，以及真正對你有益的健康資訊，為什麼總是傳不到你耳裡。

Chapter 1

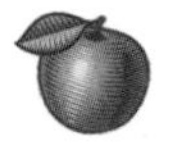

現代醫療的迷思

能治癒疾病的是醫技最高明的醫師，但能預防疾病的才是最可靠的醫師。

—湯馬斯．富勒（Thomas Fuller），英國教士與歷史學家

生在這個年代真是太幸運了！打從上古以來，所有折騰人類的疾病都可以靠現代醫學來解救。隨著科學、遺傳學、藥學與食品科學不斷發展，如今疾病、衰弱、老化都能根除。癌症的治療方式就快出現了，而靠著DNA剪接技術，就能用健康基因取代損壞的基因；每個星期都有新的神奇藥物出現；運用先進科技來處理基因改造食物，就能將簡單的番茄、胡蘿蔔或餅乾變成完整的一餐。哎呀！說不定哪天人類根本不用吃飯了，吞顆藥丸就能攝取到一切所需的養分。

這麼美好的前景裡只有一點美中不足：**這全是幻想！**上述所有天花亂墜的承諾，根本離實現的那天還很遠。我們砸下天文數字的金錢，研究危險又無效的治療方式，競相追逐神奇療法；我

們不斷尋找新的基因，彷彿認為人類經過數百萬年演化而成的基因根本不符需求；我們把有毒的混合物當作藥，可惜其中只有一小部分真正用來治病，其他則主要是用來治療用藥對人體造成的有害副作用。

在美國，醫療體系稱為「健康照護」（health-care）體系，但這個名詞根本是誤導人！事實上，美國人擁有的是——「疾病照護」體系。

所幸，要常保健康，有更好、更安全且更便宜的辦法，還只有一種**好的副作用**。不僅如此，這種方式可預防許多令人痛苦的疾病，如此一來，我們就不需要用到疾病照護體系了。

事倍功半的疾病照護體系

美國的人均「健康」照護費用居全球最高，但和其他工業化國家相比，品質卻敬陪末座。

美國其實是一個病懨懨的國家，雖然健康醫療的支出相當龐大，人民卻沒有比較健康。事實上，許多慢性病的發生率正在攀升，而從肥胖、糖尿病與高血壓等的健康生物標記來看，慢性病患者可能還在持續增加。

體重過重與肥胖的人口比率，已經從一九六二年的一三％，暴增到二〇〇八年的三四％[1]。美國疾病預防管制中心（Centers for Disease Control and Prevention，CDC）的報告指出，經年齡調整後所計算的比率，美國人罹患第二型糖尿病從一九八〇年的二・五％增至二〇一〇年的六・九％[2]，攀升逾兩倍。一九九七年到二〇〇九年，罹患高血壓的成年人也增加了三〇％[3]。

雖然健康風險因子增加，所幸隨著藥物與手術的發展，人口死亡率仍能維持在差不多的水準（不過，北美洲的糖尿病死亡率在二〇〇七到二〇一〇年間，竟增加了二九%[4]）。從這些數據中可明顯看出，先進的醫療並未著重於預防，也沒有大幅增進人民健康，更未減少死亡率……。然而，我們為這些「進展」所付出的代價卻極為高昂。

多年來，處方用藥的價格漲幅遠高於通貨膨脹。這筆錢花得值不值得，應該好好深思。

這些處方用藥的副作用其實是第三大死因，僅次於心臟病與癌症。沒錯，死於處方用藥副作用的人，比車禍還多！

二〇〇〇年時，芭芭拉・史塔菲（Barbara Starfield）博士便在《美國醫學協會期刊》（*Journal of the American Medical Association*）中指出，美國人依照正確用藥指示卻仍死於「藥物副作用」的人數，每年有十萬六千人[5]，這還不包括意外過量用藥者。這些數據尚未列入每年在醫院中用藥錯誤而死亡的七千人，也沒有包含在醫院因非用藥相關的其他疏失（如手術失敗或儀器監測錯誤）而死亡的兩萬人、院內感染死亡的八萬人、非必要手術而死亡的兩千人……，這樣看來，**整個就醫過程中最安全的部分**，就只剩一開始急速行駛至醫院的救護車[6]。

但是如果你質問美國政府關於這方面的問題，他們只會裝聾作啞。看看右頁疾病預防管制中心的網頁（圖1-1），注意到有什麼不對勁了嗎？完全沒有提到醫療體系是第三大死因。如果承認這一點，會害別人無法做生意——要說美國政府還在乎什麼的話，那就是醫療體制的經濟利益了。

但是，醫療體系總有沒害死人的時候吧？畢竟每年受惠於醫療的人數以百萬計，遠超出這幾十萬死去的人，不是嗎？

死於處方用藥副作用的人數，竟然名列十大死因之三，僅次於心臟病和癌症；正確用藥卻仍死於「藥物副作用」的，每年有10萬6千人。

圖1-1 美國疾病預防管制中心網頁的擷取畫面[7]

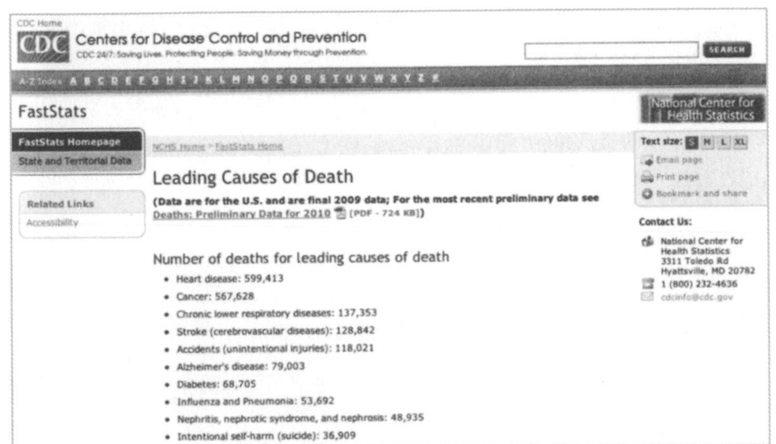

若你要這樣說，就請參觀參觀護理之家或老人中心，親自看看那些最需要醫療的人從這個體系得到何種照顧吧！這些曾生龍活虎的人現在病懨懨的，白白承受身心折磨，這景象怎不叫人心疼？他們多半是因為**吃藥吃出病**的。但是，能怪他們嗎？他們都聽從了醫師的話，醫師不是最了解狀況的嗎？白天的電視廣告，不是有一大堆可以降血脂、血糖和重振雄風的藥物？

我還可以舉出許多例子，但讀者應該已經有概念了：我們在疾病照護上花的費用愈多，反而病得更重、活得更悲慘。

你應該知道的好消息

我們花了好幾兆的錢卻無法改善健康。眾所指望的醫療突破，總得等上個十年，而且用盡辦法苦苦追求的夢想，最後往往都希望落空。基因研究已引發嚴重違反隱私的問題，並且引來許多誤解，造成悲劇。比方說，有些母親要年輕的女兒切除乳房，只因為某遺傳學家用針刺了女兒的手指、檢測她們的DNA，說她們以後可能會罹患乳癌，把她們嚇個半死。

不得不說，這實在太讓人看不下去了。

好消息是，我們不需要醫藥上的突破性發展或操縱基因，也能常保健康、恢復活力。過去半個世紀以來，經過我自己與其他許多學者的研究，我深信：

- 你每天所吃的東西，遠比DNA或隱藏在環境中的有害化學物質，更會大幅影響你的健康。
- 你所攝取的食物，治療效果遠優於最昂貴的處方用藥和最極端的手術，效果快，副作用又是正面的。
- 透過食物選擇可以預防癌症、心臟病、第二型糖尿病、中風、黃斑病變、偏頭痛、性功能障礙與關節炎，還有不計其數的疾病。
- 改採良好的飲食習慣從不嫌遲，良好的飲食甚至可逆轉許多疾病。

簡言之，改變飲食方式，就能大幅促進健康。

理想的人類飲食

不知為何，「健康食物」總令人想到難以下嚥、食不知味。或許讀者以為，能促進人類健康的神奇飲食，一定是世界上最難吃的東西。幸好事實並非如此！

人類在演化過程中，已把我們設定成會去尋找、享受最有益健康的食物，因此只要**追隨「原廠設定」**即可，不必採取任何激進或悲慘的方式。

理想的人類飲食應該是這樣：

- 攝取蔬食，重要的是——食物應該盡量維持原本的自然型態（「全」食物）。
- 吃各式各樣的蔬果、生堅果與種子、豆類與全穀類。
- 少吃過度加工的食物與動物製品。
- 別吃太多鹽、油與糖。
- 熱量來源應有八成為碳水化合物、一成來自脂肪，最後一成則來自蛋白質。

就這樣，簡簡單單的幾句話。本書中我會稱之為全食物蔬食的飲食法，有時則稱為全食物蔬食生活方式。老實說，我不太喜歡用「飲食法」這幾個字，因為那似乎暗指英雄式悲壯而短暫的努力，不是**持續而快樂的用餐**。

史上最健康的飲食方式

那麼，全食物蔬食到底有多健康？假設全食物蔬食的效用可以透過一顆藥丸來達成，想像一下某家大藥廠舉辦記者會，發表一種名為「全營養」（Eunutria）的新藥。他們指出經過科學證實，這種藥物有下列成效：

- 能夠預防九五％的各種癌症，包括由環境毒素所「引起」的癌症。
- 幾乎可完全預防心臟病與中風。
- 甚至可以逆轉嚴重的心臟病。

我們的飲食熱量來源應有八成為碳水化合物（最好是非精製的複合碳水化合物）、一成來自脂肪，最後一成來自蛋白質。

- 預防並快速逆轉第二型糖尿病，且三天後如果繼續注射胰島素可能帶來危害。

那麼讀者可能會問，有什麼副作用？當然有，包括：

- 以健康的方式快速達到理想體重，且不復胖。
- 消除多數偏頭痛、青春痘、感冒與流感、慢性疼痛與腸胃不適。
- 增強活力。
- 治療性功能障礙（光是這一點就足以大賣）。

這些是服用全食物蔬食這種藥物之後對個人產生的影響。至於對環境帶來的影響，則包括了：

- 減緩甚至可能逆轉全球暖化。
- 降低地下水汙染。
- 不用再砍伐森林。
- 關閉工廠化農場。
- 減少世界貧窮國家的人口營養不良或流離失所的問題。

全食物蔬食到底多健康？很難想像還有什麼比這更健康的食物，能有效處理我們最嚴重的健康問題。全食物蔬食不僅是研究史上最健康的飲食方式，其促進健康、預防疾病的功效，遠優於處方用藥、手術、維生素、藥草補充品和基因操作。

如果全植物蔬食是藥丸，發明人一定會成為**世界首富**。但它不是藥丸，因此市場上沒有人大聲倡導，大眾傳媒不會大加宣導，保險金也不會給付。因為它不是藥丸，沒有人知道該如何從鼓吹大家多吃而大撈一筆，於是，真相被偏頗的事實——甚至是天大的謊言——給深深掩蓋了。許多強大的利益團體同心協力，忽視、鄙棄，甚至隱藏這麼有效的事實。

超級抗氧化

我過去幾十年來，持續研究全食物蔬食的功效，因此認為這種飲食法有益健康，完全是看數據在說話。但是探求數據背後的「為什麼」，還是有幫助的。為什麼這種飲食對人類而言會是最健康的飲食方式？依據我在生化方面的訓練，我的推測可歸納為一個概念：**氧化作用搞的鬼**。

所謂的「氧化」，是指原子與分子在彼此接觸後失去電子的狀況，可說是宇宙間最基本的化學反應。蘋果切開後接觸空氣會變棕色、汽車擋泥板生鏽，都是因為氧化。氧化也會在人體內發生，其中有些氧化作用是自然發生，而且有好處的，例如促進體內的能量傳遞，或讓可能有害的外來物質溶於水，進而透過尿液排出體外。然而，氧化程度如果失控，則會危及人體健康與壽命，就像氧化程度太嚴重的車子會變成廢鐵，蘋果也只能淪為廚餘。氧化會產生自由基，導致老化、癌症、血小板爆破而引發中風與心臟病，還有種種自體免疫與神經疾病。

那麼，蔬食為何能避免人受到會致病的自由基危害？首先，有證據顯示高蛋白飲食會增加自由基的產生，導致組織受損。但如果你的飲食中幾乎都是全食物蔬食，就不用擔心飲食中的蛋白質過高了——即使整天都在吃豆類與堅果，你的熱量頂多也只有一二％到一五％是來自蛋白質。

> **假使飲食中幾乎是全食物蔬食，就不用擔心蛋白質過高，就算你整天都在吃豆類與堅果，也只有12%～15%的熱量來自於蛋白質。**

全食物蔬食還具有其他高蛋白的動物性食物沒有的優點。其實，植物行光合作用時也會產生有害的自由基，而植物為了對抗自由基，演化出一套保護機制：植物有一整批化合物，可結合與中和自由基，進而預防傷害。這些化合物的名稱其實不怎麼詩情畫意，就叫做「抗氧化物」。

我們和其他哺乳類在吃植物時會攝取到當中的抗氧化物。那些抗氧化物和存在於植物時一樣，忠心耿耿地避免我們受到自由基傷害、減緩細胞的老化過程。神奇的是，抗氧化物不會妨礙先前所提的「好的氧化過程」，只會中和過度氧化的有害產物。

最重要的事

因此，我們似乎可以合理推測，人體從來**不必費力**製造抗氧化物，因為從古至今，人類的主要食物來源——就是植物——中即含有抗氧化物，直到人類改採含有大量動物性食品與加工處理過的不完整食物，導致我們無法充分攝取植物產生的抗氧化物來中和自由基，氧化作用才占了上風。我們飲食中過多的蛋白質，促成了過多的氧化作用，而植物性的抗氧化物我們又攝取不夠，來圍堵與中和這些傷害。

然而請謹記，這只是理論。最重要的並非「為什麼」全食物蔬食這麼有用，而是「的確」有用——證據明確顯示了全食物蔬食的效用，無論理由為何。

怎麼吃才對？

我在演講時，常常有人要我提出數字。許多人想知道精確的公式與規則，例如我每天應該吃多少克的綠葉蔬菜？我的飲食中，脂肪、蛋白質或碳水化合物的比例應該是多少？我需要多少維生素C與鎂？某些食物是不是應該和其他食物搭配？如果是的話，比例應該是多少？而最多人問的問題是：**「我是否該完全吃全食物蔬食，才能得到這些健康益處？」**

盡全力，但放輕鬆

如果你現在也在煩惱這些問題，那麼我的回答是：**放輕鬆**。我在提到數字時不願意太過精準，主要原因包括：（一）目前沒有科學證據，能完整回答這些問題；（二）在生物學上，往往無法如大家所願的那麼精確；（三）就證據來看，吃全食物蔬食就對了，不必擔心細節。盡量多吃各類植物性的食物，身體自然會把其他部分顧好。

至於我們是否該盡量吃到百分之百的蔬食，吃個九五％或九八％行不行？我不記得是否有任何可靠的科學證據顯示百分之百絕對必要，至少多數情況下是如此（例外狀況包括：患有癌症、心臟病與其他可能致命的疾病，因為這些疾病的患者如果不採行蔬食，可能導致病情惡化或復發）。然而我相信，盡可能多吃全食物蔬食，就愈健康。會這樣說，並非只因為已有正確無誤的科學證據背書，更是因為我們的味蕾已經受到了影響。一旦開始吃全食物蔬食，味蕾就會改變，而且永遠改變，因為我們學到了更符合人體健康的新滋味。這就像如果有個老菸槍想戒菸，你不會建議他一天抽個一根吧？要做到百分之百，**其實比九九％容易**，且更能長期維持。

為什麼盡量不提「素」？

經常也有人問我，全食物蔬食是不是素食或全素。其實說到全食物蔬食時，我盡量不提到「素」這個字。多數素食者仍攝取奶蛋、太多添加油脂、精製碳水化合物與加工食品。雖然全素者完全不碰動物性食品，卻常繼續攝取過多油脂（包括各種烹飪用油）、精製碳水化合物（糖與精製麵粉）、鹽與加工食品。「全食物蔬食」一詞，是我在一九七八到一九八〇年間，擔任美國國立衛生研究院（National Institutes of Health）癌症研究許可評議委員會成員時，介紹給同事的。他們和我一樣，不願意採用「素食」或「全素」這樣的字眼，也不願為素食或全素背後的任何意識型態再錦上添花。我關注的，是以科學證據說明這種飲食法對健康的神奇益處，不想探討個人與哲學的意識型態，就算這些意識型態多麼崇高也一樣。

為什麼你要聽我的建議？

我會在本書的後續章節分享些個人生活與學術生涯的點滴，但我想先在這裡簡短重述我的研究生涯，讓你判斷我在談論這主題時是否有可信度。

過去五十多年，我持續講授與實驗研究的主題是：食物與營養對於健康的複雜影響。其中大約有四十年的時間，我和許多學生與同事一同在實驗室做實驗。其中又有二十年，我曾擔任專業委員會的成員，負責評估與制定國內外的食品健康政策，並決定是否給予研究經費。（我的觀點通常屬於少數那一邊，無法如願對政策造成實質影響，這也是我決定離開學術界，撰寫「通俗」書籍的原因之一。）我在一流的科學期刊上，發表過超過三百五十篇研究報告，多數經過同儕審查；我也在幾份頂尖的科學期刊中，擔任編輯審查委員。

簡言之，過去半個世紀，我深度投入科學證據的發展——從最初的實驗，到在教室、食品健康政策會議室與公共論壇發表成果，我皆參與其中。

讓救命飲食席捲全球

我的前一本書《救命飲食》是與兒子湯馬斯（Thomas）合著，書中分享我自己與他人的研究，這些科學證據促使我提倡全食物蔬食，主張這是**最好的人類飲食**。這本書在二〇〇五年初問世之後，我曾天真以為，有那麼多無可辯駁的證據，肯定能撼動美國人的飲食方式；我以為事實本身就足以影響政府政策、左右企業決策，並改變公眾對於食物的討論。

這些事情的確發生了，可惜效果非常有限。有些曾掌握大權的前政府官員（包括**前總統柯林頓**）都大力吹捧《救命飲食》與植物性營養；諸如**Google**與**臉書**這些舉足輕重的先進公司，也在員工餐廳提供許多全食物蔬食的料理；在食品行、餐廳與線上商店購買全食物蔬食的食材、菜色與點心，也比以往容易；而最近的「無麩質」（gluten-free，目前仍引發科學界激烈討論）飲食風潮，更讓許多人拒絕高度精製的麵包、餅乾、麵食，改採較粗製、天然的選擇……。

然而，主流文化卻尚未接受植物性飲食。政府還在教導錯誤觀念，給予錯誤補貼。企業還是迎合標準美國飲食（Standard American Diet，這種飲食方式的縮寫「SAD」還真貼切），也就是含大量白麵粉、白糖、加了荷爾蒙與抗生素的肉與乳製品、人工色素、香料與防腐劑；而「低醣」支持者所倡導的飲食，通常含有過多的動物性蛋白質與脂肪。

我想藉由本書，回答一個令人苦惱的問題：「**為什麼？**」

如果全食物蔬食的優點這麼明確，為什麼現狀改變的幅度那

> **即使這麼多證據指出全食物蔬食的好處，政府還在教導錯誤觀念；企業仍迎合標準美國飲食；低醣飲食常有過多的動物性蛋白質與脂肪。**

麼小？為什麼知道全食物蔬食的人那麼少？在分享我依據多年研究而得到的信念之前，我先給予答案。這答案不僅對我們的食物選擇與醫療體系有意義，更會影響民主與人類的前途。我要確保讀者了解全食物蔬食生活型態的優點，是有證據支持的。下一章我就要分享這些證據，並解釋如何評估某些醫療介入的手法是否有效。

1. Nanci Hellmich, "U.S. Obesity Rate Leveling Off, at about One-Third of Adults," *USA Today*, January 13, 2010, http://www.usatoday.com/news/health/weightloss/2010-01-13-obesity-rates_N.htm.
2. U.S. Centers for Disease Control and Prevention, "Crude and Age-Adjusted Percentage of Civilian, Noninstitutionalized Population with Diagnosed Diabetes, United States, 1980-2010," last modified April 26, 2012, http://www.cdc.gov/diabetes/statistics/prev/national/figage.htm.
3. United States Environmental Protection Agency, "Cardiovascular Disease Prevalence and Mortality," last modified June 2011, http://cfpub.epa.gov/eroe/index.cfm?fuseaction=detail.viewPDF&ch=49&lShowInd=0&subtop=381&lv=list.listByChapter&r=235292.
4. International Diabetes Federation, "Morbidity and Mortality," August 3, 2009, http://www.idf.org/diabetesatlas/diabetes-mortality.
5. B. Starfield, "Is US Health Really the Best in the World?," *Journal of the American Medical Association* 284, no. 4 (2000): 483-85.
6. 同上。
7. Centers for Disease Control and Prevention, "10 Leading Causes of Death by Age Group, United States–2010," accessed December 2, 2012, http://www.cdc.gov/injury/wisqars/pdf/10LCID_All_Deaths_By_Age_Group_2010-a.pdf.

Chapter 2

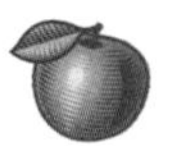

看穿胡說八道，挖掘事實全貌

歷史是一場教育與災難之間的競賽。

—威爾斯（H. G. Wells），英國小說家暨歷史學家

前一章說過，飲食對於健康的影響遠大於其他因素。我和其他學者多年來累積的研究證據顯示，全食物蔬食是最理想的人類飲食。我也推薦讀者閱讀我先前的著作《救命飲食》，該書深度探討了支持這種健康飲食的證據。

可惜就算證據明確，仍非所有人都同意植物性飲食對人類健康與地球最好。媒體上有許多**看似權威的名嘴**常常講得天花亂墜，只為反對我的說法。其實，誰都能輕易挑出個別的數據，不去考慮整體脈絡，然後移花接木，支持與我相左的論點，這實在很可悲！如果這些人那麼厲害，有辦法評斷科學證據，那他們怎麼沒能成為生化、心臟學、流行病學或其他學科專家，提供必要的脈絡背景知識呢？

在討論究竟是什麼因素阻擋全食物蔬食廣獲採用之前，我想先處理批評者與他們的批評。我要與讀者談談如何評估飲食與健康研究，藉此讓讀者看穿那些胡說八道的片面之詞，那類說法不僅在批評全食物蔬食時會出現，更充斥在媒體上的各種健康報導之中。一旦讀者對「本週新飲食風潮」的報導免疫，就能以更專業、有信心的方式看待各種健康說法，也更有能力自行評斷對全食物蔬食的正反兩面說法。

健康發現不該是喊得大聲的人贏

電視上幾乎每個星期都會提到有哪些新藥物、新基因療法、新機器問世，還有關於食品、維生素、酵素與其他微量營養素的健康新主張，聽起來讓人倍感希望。就算你不知道這些主張在引用研究報告時誇大其詞、資訊不完整，仍然有必要了解，這些「突破性發現」的好處根本不能與全食物蔬食相比。

在搬出證據來反駁那些說法前，我想先談談大致上該怎麼評估一項研究，否則只會陷入「某某人說」的吶喊大賽，喊得最大聲的人就贏（在這種狀況下，是最有錢的一方贏）。當你聽見一種健康主張時，先問問自己三個問題：

- 這正確嗎？
- 是事實全貌，或只是部分事實？
- 這主張和疾病有關聯嗎？

這正確嗎？要評估一項健康主張的第一步，就是看看支持這

當你聽見一種健康主張時，先問問自己3個問題：這正確嗎？是事實全貌或只是部分事實？這主張和疾病有關聯嗎？

項主張的研究做得好不好、結構是否嚴謹、進行研究時是否專業、在揭露一項事實的某個面向時是否說明得夠精準？可惜的是，有些研究結構鬆散，進行方式很糟糕，結論更是胡說八道。如果資助研究的組織想藉由特定研究結果來撈一筆，那麼研究結果出現上述缺失的可能性會大幅提高。理想而言，可靠的研究結果須經過多次實驗重複驗證，最好能由不同研究者來進行，且由不同機構贊助。

這是事實全貌嗎？「他們」有沒有告訴你某舉動的副作用與意外的後果？追究這一點很重要。在大自然中（人體就是大自然的理想產物），幾乎一切環環相扣。

舉例來說，當我們在頭痛時吞顆藥丸，這顆藥丸對身體的影響絕不只舒緩頭痛而已；同樣的，如果採行全食物蔬食來預防心臟病，這種飲食方式影響的範圍也絕不只有動脈。因此，聽到某種神奇藥丸能降血壓時，請務必保持好奇，看看這種藥丸還有什麼「額外效果」（也就是副作用，只不過「副作用」這個用詞**太輕描淡寫**），而這種醫療介入方式除了其所聲稱的效果之外，還有什麼影響？

有關聯嗎？後續章節會不斷提到，許多醫療健康方面所謂的突破，根本沒有表面上的行銷說詞那麼好。雖然捏造一些數據來增加銷量，可以說是有生意頭腦的做法，卻不能說有科學頭腦。要做到這一點卻不必公然說謊，就是挑幾個有利的細節來講，不去考量整體背景，並暗中誇大其功效。

比方說，某種藥物或許能降低膽固醇，卻完全不提這藥物無法降低心臟病與中風的罹患率。大眾會推測降低膽固醇就能促進心臟健康，而這種藥物的廣告又大肆宣揚降膽固醇的效果，甚至還精準指出降低膽固醇通常和降低心血管疾病的風險有關——他們很乾脆地避談「該藥物根本無法降低罹病風險」。然而，藥物降膽固醇的功能其實和治病沒有關聯，更別說對用藥者的壽命與生活品質有何提升。

在實務上，科學家必須懂得運用科學方式——以前述兩種測試方式（是否正確，且為事實全貌）——評估一項健康主張，並且要了解這項研究進行的細節。就算你不是科學家也無須洩氣，在雜誌上發現一則藥物廣告時，只要看看底下用小字寫的一大堆副作用與警語即可，不然也可以查閱有同儕審查的期刊。所謂**同儕審查**指的是，研究結果在發表之前須經專業人員審閱與批判。這項策略讓科學界有機會在專業人士與大眾的仔細觀察下，挑戰一項研究成果，也有機會重複與驗證研究的觀察，並說明這發現是否錯誤。這或許不是完美的系統，卻是目前最好的做法，至少可促進客觀性與完整度。讀者在閱讀同儕審查的期刊時，也能對此發現有一定程度的信心。

然而談到第三個問題，也就是這種新的健康主張是否有關聯時，大家可以運用常識，自行判斷。

3個問題評估醫療手段的必要性

當我在思考某種醫療手段是否重要，是否值得個人、企業或研究者去追求的時候，我會運用以下三條基本準則（愈重要者列在後面）：

- 產生效果的速度多快？（速度）
- 有助於解決多少健康問題？（廣度）
- 這種介入手法對於健康改善幅度有多少？（深度）

接下來便依序討論這三點。

產生效果的速度有多快？

一種營養素、藥物或基因改造方式，需要多久才能對人體真正發揮作用？這不是指血液將某種物質吸收，並送到組織細胞的時間，而是：

「要發揮有意義的效果（例如提升精力或減少疾病症狀）需要多少時間？」

如果我們改採用全食物蔬食，營養素發揮成效的**速度**之快，往往令人瞠目結舌。比如說，糖尿病患者在採用全食物蔬食的第一天，必須立刻開始監測結果，一旦飲食方式發揮功效，就要及時減藥，以免血糖過低，引發低血糖休克的風險。

不營養的食物也會很快發生效果，只不過是反效果。舉例來說，你吃了一餐高脂肪的麥當勞（滿福堡、培根滿福堡、兩片薯餅和不含咖啡因的飲料），在四小時之內，血清三酸甘油脂就會立刻飆升（提高心臟病、糖尿病與其他疾病的風險），動脈會硬化（提高血壓），要好幾個小時後血液才能恢復正常的暢通水準。以穀類和水果為主的低脂餐飲，卻不會發生這種現象[1]。

我的朋友與他同事小克德威爾．艾索斯丁醫師（Caldwell Esselstyn, Jr., MD）曾經在一九八五年展開一項研究，讓後期心臟病的患者採行以全食物蔬食為主的飲食方式，企圖逆轉病情，結果發現——慢性心痛（亦稱為心絞痛）通常在一、兩週之內便消失了。

這個成果正好可以和二〇〇六年食品暨藥物管理局（FDA）核准的心絞痛藥物ranolazine（商品名稱為Ranexa）加以比較[2]。曾有一項臨床實驗將五百六十五名病患隨機分成兩組，一組給予Ranexa，另一組給予安慰劑，以證明此藥物的效用。經過六週之後，服用Ranexa的病人「在統計上能明顯看出心絞痛減少。」聽起來還不錯吧？但這研究其實表示：服用Ranexa的組別，每週仍要承受的心絞痛發作從四・五降到三・五次。**沒有人希望速度這麼慢吧？**此外，藥廠加註的副作用包括「暈眩、頭痛、便祕與噁心」（研究中並未說明這些副作用多快會出現）。西藥界想和全植物蔬食一較高下，然而能搬出的，頂多只是昂貴的醫療介入手段，其正面效果有限，還有一大堆潛在副作用。

有些人或許認為，把藥物和全食物蔬食相比並不公平，因為藥物是用來治療症狀，而不是去除病根。但是，處方用藥不是本來就該追求速度嗎？的確，透過生活型態與飲食介入來改變病情的速度太慢，假使病人能透過藥物「買到時間」，這藥物也算是發揮了功效，就像有人心臟病發或中風而被送進急診室，應立刻給予溶血栓劑，而不是靜脈注射蔬菜泥一樣。然而，除了真正的緊急狀況之外，全食物蔬食的反應比任何藥物要快，而且沒有不好的副作用。

有助於解決多少健康問題？

接著，介入手段對人體的影響**有多廣**？這種介入手法能改善多種人體機能，或只能改善某生物機能的測量結果，比如血壓和血脂數字？或許你以為，醫師會採用多功效的方式，也就是靠一種策略來解決各種健康問題，然而醫學卻執迷於認為，凡聲稱「萬靈丹」的東西絕對有詐。

相對地，許多備受推崇的中藥卻能同時治療許多疾病。在一九八〇年代初期，中國醫學界的資深人士向我介紹了數千年來以藥草治病的中醫。這些藥草通常保持完整型態，浸泡在液體中，並且與其他藥材合用。最常出現在藥方裡的中藥之王，就是

> **就算服用心絞痛藥物6週，也只是將發作次數從每週4.5次降到3.5次；除了真正的緊急狀況，全食物蔬食的反應比任何藥物都快！**

人蔘。發明「林奈式命名法」、為動植物命名建立科學系統的卡爾·林奈（Carl Linnaeus），就把人蔘命名為Panax（pan在希臘文中代表「所有」的意思），因為他知道人蔘在傳統中藥具備多重用途。

知道丹尼爾·布恩（Daniel Boone）是誰嗎？他是美國知名的拓荒者。你知道頭戴浣熊皮帽、手持來福槍的他，在荒野做什麼嗎？打獵、設陷阱吧？沒錯，布恩當然會盡責打獵，可是在一七八〇年代，他投資房地產失利，面臨財務危機，只好另闢財源，因此而看上花旗蔘（American ginseng，學名Panax quinquefolius）。布恩付錢給美國原住民，請他們找人蔘根，之後他把花旗蔘賣到中國，賺了一大筆錢。靠著人蔘發財的可不只布恩，當年的富商約翰·雅各·阿斯特（John Jacob Astor）第一批海運到中國的人蔘，就幫他賺了五萬五千美元，相當於今天的一百萬美元。

中國人願意高價收購人蔘，是因為他們和懂得採蔘的美國原住民一樣，明白這種植物具有多種療效。切羅基族（Cherokee）用人蔘來舒緩腹部絞痛、痙攣、痢疾與頭痛，其他部落以人蔘治療消化不良、食慾不振、疲憊、哮吼（編註：一種常見的兒童上呼吸道阻塞疾病）、經痛與休克[3]。

瞧瞧，人蔘用途有多廣！

全食物蔬食能對付這麼多種疾病，不免讓人懷疑成百上千的症狀是否**源自同一種病根**，也就是「營養不佳」。西方醫學並未把焦點放在潛藏的原因，而是著重在個別症狀，並把每一種症狀視為一種疾病。為每一種疾病擬定治療方式並加以販售，當然比較有賺頭，所以才不考慮整體狀況，而以一種單純介入手法來治療。不過，這並不是好的醫學。

如果人蔘的廣泛效用令你大開眼界，那麼全食物蔬食的效用之廣絕對讓你欽佩得五體投地。人蔘可以舒緩許多疾病症狀，良好的營養則可處理許多不同疾病的病根，包括癌症、心血管疾病（例如心跳驟停、中風與動脈粥樣硬化）、肥胖、神經疾病、糖尿病、多種自體免疫系統疾病與骨骼疾病。《救命飲食》出版之後，我也從讀者身上聽到許多疾病（多半不會致命）透過全食物蔬食而舒緩或痊癒，例如頭痛（包括偏頭痛）、胃腸不適、眼耳不適、壓力導致的疾病、感冒與流感、痘痘、性功能障礙與慢性疼痛等等。

這麼多種疾病都能透過控制營養來解決——縱然，我們還需要更多專業研究，才能夠清楚記錄這種飲食方式究竟透過何種機制，來治療一種或同一類的疾病。全食物蔬食對於其中一些疾病的療效（感冒與流感、頭痛、各種急慢性疼痛），我多半是從他人的**親身體驗**而得知，不是從實證、同儕審查論文而來的。我太常聽見採用全食物蔬食的個人與醫師表示，此飲食法能同時解決許多健康問題，因此不得不相信這對多數人而言有效。我以前也有偏頭痛和關節痛的問題，但是在完全採行全食物蔬食後便不藥而癒了。

我們來做個思想實驗。假定有個你深愛的人罹患慢性病（可以從上述列出的各種疾病中任意挑選），醫師給予的治療方式有兩種。

第一種可稍微減緩該疾病的某一症狀，卻無法提高治癒機率（或延長壽命），還可能引發許多惱人的副作用。當然醫師會開更多藥物來處理這些副作用，而且愈開愈多，以處理藥物間的交互作用。

> **為每一種疾病擬定治療方式並加以販售比較有賺頭，所以醫界不考慮整體狀況，而是以一種單純介入手法來治療。**

第二種療法則是從病根解決，且速度相當快，於是所有症狀沒了，還能延長壽命與提高生活品質。副作用是達到理想體重、精力更加充沛，不論外在與內心感受更好，甚至能保護環境，延緩全球暖化。

你會建議對方採取哪一種療法？

醫療體制認為這種思想實驗根本是無稽之談。絕大多數的醫學研究，都只探究單一元素的特定效果（這個元素可能是藥物、維生素、礦物質，或是手術之類的過程）。要以更宏觀的角度來探討差異，例如生活型態與飲食，對他們來說實在太過混亂，並不可靠。

改善健康的幅度有多少？

前面談的是營養如何快速影響身體機能（速度），並影響許多系統（廣度），最後一項用來評估醫療介入手段是否成功的指標，就是成效的規模或顯著程度，也可稱為「**深度**」。若不考慮其他因素，你要進行一個只能稍微改善健康的手術，還是要大幅改善健康？

植物性營養通常能帶來龐大的成效，我是從印度進行的一連串研究中初次看到這一點，於是與康乃爾大學重複這項實驗。在報告中，研究者讓實驗室大鼠接觸威力強大的致癌物，然後讓其中一組大鼠吃含有二〇％動物性蛋白質的飲食，另一組吃僅有五％動物性蛋白質的飲食。結果攝取二〇％的那一組，每一隻大鼠都罹患癌症或癌症前期病變，但攝取五％動物性蛋白的那一組卻完全沒出現這些問題，因此差異是**百分之百與零**。在充滿混淆變項的生物學研究中，如此懸殊的結果很罕見，但結果確實是如此。我們最初覺得不可思議，遂以多種不同方式再次進行實驗，卻只一次次出現相同結果……，這意義實在太深刻了！

或許你在想：「等等，這種飲食方式固然對大鼠是否罹癌產生影響，但不代表對人也有同等效果，可改善健康。」沒錯，動物研究是一回事，但如果研究對象是病入膏肓的患者，要他們大幅改變飲食呢？營養介入是否也能產生如此深遠的影響？

七十年前，曾經有兩位心臟病學家萊斯特・莫里森（Lester Morrison）以及約翰・高夫曼（John Gofman）在一九四〇與一九五〇年代進行研究，探討飲食對於心臟病發作過的病患有何種影響[4]。醫師讓病患的飲食減少脂肪、膽固醇與動物性食品，結果這種療法大幅降低患者日後心臟病復發的機率。在一九六〇與一九七〇年代，納森・普里特金（Nathan Pritikin）也做過同樣的研究[5]。

到了一九八〇與一九九〇年代，艾索斯丁[6]與狄恩・歐寧胥（Dean Ornish）[7]兩位醫師也開始探索更多這方面的知識。固然他們是分開研究，卻同樣發現植物性、高碳水化合物的飲食可**控制**晚期心臟病，甚至**逆轉**病情。前文在討論到速度時，曾稍微提及艾索斯丁引人矚目的研究，讀者可參閱《救命飲食》，看看他與其他研究者的成果。我們現在先就影響的「深度」，來談談艾索斯丁的發現。

艾索斯丁的心臟病逆轉研究

一九八五年，艾索斯丁醫師徵求了一批罹患晚期心臟病，但生命無立即危險的患者進行臨床實驗，探索心臟病是否能靠飲食逆轉[8]。他先以血管攝影確認冠狀動脈心臟病的嚴重程度，以確定病患已是晚期心臟病。另一項要能加入研究計畫的條件，則是病人願意嘗試他提倡的飲食變革——

採行全食物蔬食。

艾索斯丁醫師在臨床實驗的第五年與第十二年正式發表他的研究發現[9]。在研究展開之前的八年，十八名受試者共發生過四十九次冠心病的相關事件，例如心臟病發作、動過冠狀動脈再成形術或是繞道手術，但在採行全食物蔬食的十二年期間卻只復發過一次，而且是發生在未遵守此飲食法的病患身上。之後他不定期追蹤受試者，過了二十六年僅有五名患者離世，其他全數健在。這五名去世的患者死因並非心臟衰竭，而是其他因素（一九八五年受試者平均年齡為五十六歲，當時五十六歲的人到二〇一二年已八十三歲，因此有人去世並不意外），現仍存活的病患都沒有心臟病症狀。

在飲食介入之前的九十六個月，受試者發生過四十九次心血管疾病的狀況，但在之後的近三百一十二個月裡卻完全沒有發生。這項攸關生死的發現，是我知道**對健康影響最為深遠的一項**，醫學上沒有任何做法能與之匹敵。

我們可以用降低心臟病與其他原因死亡率的角度，將這項發現與先前提過的藥物Ranexa加以比較。一項以六千五百名服用Ranexa為對象的追蹤研究顯示，某些病患出現小幅度改善，但整體而言正如《美國醫學協會期刊》所示：「服用ranolazine與安慰劑的病患，整體死亡率沒有差異[10]。」

統計顯著性與意義顯著性

一項結果的深度，不僅僅只對經歷過該成效的人重要。做實驗的時候所預期的成效，會決定這項研究需要多少受試者，才能

攝取全食物蔬食後的近312個月裡，患者的心絞痛完全沒有發生；另一方面，服用心絞痛藥物的病患整體死亡率並沒有明顯降低。

有足夠的信心，評估其結果為真，或只是無意義的暫時現象。換言之，兩種狀況（例如實驗組與對照組、療法A與療法B）的差異愈小，就需要愈多受試者參與實驗，才能顯示差異的確存在，而不只是機率的問題。以Ranexa為例，要證明心絞痛發生次數從每週四・五次降至三・五次，就需要幾百個研究參與者，才能說這項結果不太可能是隨機發生的；若以科學行話來說，就是具有「統計顯著性」。

你可能覺得艾索斯丁的研究規模太小，實驗參與人數太少。十八個人是否為足夠大的樣本數，證明具有統計顯著性？

要回答這個問題之前，請讀者先想像一下：上述實驗有不同的結果。

假設有個B組當控制組，每星期仍然有四、五次的心臟病發作，而改用新療法的A組則完全沒有人心臟病發作——完全沒有喔，零次！

既然影響這麼龐大，就不需要上百個數據點了。影響這麼深遠而持續的結果，只是出於機率的可能性幾乎是零[11]。

只要花一點時間熟悉科學研究，就可以了解統計顯著性的概念。這項概念十分有用，有助於避免大家從不充分的數據上推演結論。

如果拋一枚硬幣，落下時是正面朝上，你不能說這枚硬幣永遠是正面朝上。你不能從拋一次，甚至拋五、六次時硬幣必然存在的隨機性，判斷出任何模式。問題是，許多研究者過度重視統計顯著性，忽略了同樣重要的**實際顯著性**，也就是：「**這項結果有什麼意義？**」看見心絞痛發作的機會從每週四・五次降至三・五次，我們真的覺得興奮嗎？難道不該盡量減少心臟病病患的痛苦，把時間與金錢用在追求與評估能大幅改善病患生活的療法，而不是只讓他們繼續處於生病的狀態？

營養不能只是令人感覺良好的食物

從我在這章分享的證據來看，你可能會認為：全國頂尖的醫學院未來會把全食物蔬食的營養列入醫學的首要位置；醫學院的訓練與國立衛生研究院的資金，絕大部分應該用來研究營養，提供醫療人員相關訓練，這樣才能為病患找出最好的方式來改善飲食，營造吃得好比吃得糟容易的環境。

然而，這種事情完全沒有發生！

醫療體系固然也說健康飲食很重要，實際上卻**只是說說而已**，他們會故意用很模糊的字眼，讓大眾無法討論。不僅如此，醫療體制根本就沒有認真地把飲食當作預防與治療疾病時最優先的療法。

事實上，全食物蔬食（尤其是富含抗氧化物與纖維的蔬菜）只被視為另類的預防醫學界所接受，而在醫學體制之內，營養可能對癌症這麼嚴重的疾病造成影響，竟然被認為根本是「瘋言瘋語」——即使有系統地打壓營養潛在益處的專家，根本沒受過營養學的訓練。

研究已經顯示，全食物蔬食確實是最好的治病方法，優於處方藥、手術，以及當前醫療體制中用來對付癌症、中風、心臟病的多發性硬化症等各種疾病的「武器」。因此，現在應該是拒絕用有毒藥物、危險手術來對自己宣戰的時候了，我們要善待身體，挑選能促進健康、並且可以同時令人類及其文化常保活力的食物來吃。

我們需要以全新的方式來將「健康」與「醫學」聯繫起來。

醫療體制根本沒認真把飲食當作預防與治療疾病時最優先的療法，他們會故意用很模糊的字眼，讓大眾無法討論。

健康絕對不僅僅只是「良好的飲食法」、「適量飲酒」、「多爬樓梯，少搭電梯」這麼膚淺的說法而已——當然這些都是好的做法，只不過它們無法帶來真正的改變。這類政治正確的主張，其實缺乏明確與實質內涵。

我們不可以讓營養只是令人感覺良好的食物，卻一無所成，而是應該讓營養成為醫療體系的主軸。不僅如此，我們必須**脫離「飲食法」**——英雄式的短暫健康飲食方式——而應該全面改變生活型態，其中包括採行能促進健康的飲食。採行全食物蔬食的人發現，他們的健康問題多半源自於舊飲食習慣，或因此而使健康嚴重惡化。

一旦身體獲得適當的燃料，問題便迎刃而解。這就像有人一天用鐵鎚敲自己頭三次，卻發現無法治療頭痛，其實只要放下鐵鎚，不就好了？

我曾以為研究圈與醫學界在看到這些研究發現之後，便會明白此飲食中蘊含的常識與智慧，直到開始倡導營養應該成為醫療體系的主軸時，才明白自己天真得離譜。

最令我大開眼界的，是我分享研究發現及其所隱含的意義時竟然遭到猛烈的惡意批評，有些甚至來自於同行的醫界與研究人員呢！

雖然我現在覺得自己很傻，但當初踏上研究之路時，我真的完全沒有料到本章所提出的想法，竟會讓我被貼上「異端」的標籤，甚至危及自己的研究經費與生涯。幸好，那些想傷害我的人多半並未得逞。

在反擊那些攻訐我的大議題前，我想分享自己怎麼走上「異

「良好的飲食法」、「適量飲酒」、「多爬樓梯，少搭電梯」當然都是達到「健康」的好辦法，卻無法帶來真正的改變！

端」這條路，畢竟我已在這些觀念投入了五十年。先細說從頭，之後再加入戰局吧！

1. R. A. Vogel, M. C. Corretti, and G. D. Plotnick, "Effect of a Single High-Fat Meal on Endothelial Function in Healthy Subjects," *American Journal of Cardiology* 79, no. 3 (February 1, 1997): 350-54.
2. Miranda Hitti, "FDA Approves New Angina Drug: Ranexa Is for Patients Who Haven't Responded to Other Chest Pain Drugs," WebMD, February 7, 2006, http:// www.webmd.com/heart-disease/news/20060207/fda-approves-new-angina-drug.
3. Kristin Johannsen, Ginseng Dreams: *The Secret World of America's Most Valuable Plant* (Lexington, KY: The University Press of Kentucky, 2006); Kim Young-Sik, "The Ginseng 'Trade War,'" accessed February 12, 2013, http://www.asianresearch.org/articles/1438.html.
4. L. M. Morrison, "Arteriosclerosis: Recent Advances in the Dietary and Medicinal Treatment," *Journal of the American Medical Association* 145, no. 16 (1951): 1232-1236; L. M. Morrison, "Diet in Coronary Atherosclerosis," *Journal of the American Medical Association* 173, no. 8 (1960): 884-888.
5. N. Pritikin and P. M. McGrady, *The Pritikin Program for Diet and Exercise* (New York: Bantam Books, 1984): 438.
6. Caldwell B. Esselstyn Jr., *Prevent and Reverse Heart Disease: The Revolutionary, Scientifically Proven, Nutrition-Based Cure* (New York: Avery Trade, 2008); C. B. Esselstyn Jr., S. G. Ellis, S. V. Medendorp, and T. D. Crowe, "A Strategy to Arrest and Reverse Coronary Artery Disease: A 5-Year Longitudinal Study of a Single Physician's Practice," *Journal of Family Practice* 41, no. 6 (1995): 560-68.
7. Dean Ornish, *Eat More, Weigh Less* (New York: HarperCollins, 1993); D. Ornish, S. E. Brown, L. W. Scherwitz, J. H. Billings, W. T. Armstrong, T. A. Ports, S. M. McLanahan, R. L. Kirkeeide, R. J. Brand, and K. L. Gould, "Can Lifestyle Changes Reverse Coronary Heart Disease?", *Lancet* 336, no. 8708 (1990): 129-33,
8. Esselstyn et al., "A Strategy to Arrest and Reverse,"
9. C. B. Esselstyn, Jr., "Updating a 12-year Experience with Arrest and Reversal Therapy for Coronary Heart Disease (An Overdue Requiem for Palliative Cardiology)," *American Journal of Cardiology* 84 (August 1, 1999): 339-341.
10. Miranda Hitti, "FDA Approves New Angina Drug: Ranexa Is for Patients Who Haven't Responded to Other Chest Pain Drugs," WebMD, February 7, 2006, http://www.webmd.com/heart-disease/news/20060207/fda-approves-new-angina-drug.
11. 在任何夠完整的統計學教科書的附錄中都會發現：數據點的確實數字是必需的。這裡的重點在於，艾索斯丁的研究及其重大發現，光是用少少的數量就完成了，但多數藥物測試卻做不到這一點。

Chapter 3

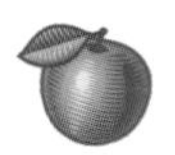

我成了醫學界的箭靶

我們活在一個體系的時候，就是得把這個體系吸收起來，並在其框架中思考。

——詹姆斯．W．道格拉斯（James W. Douglass），美國作家

我剛步入營養學界時，曾天真得像個傻子。我是農家子弟，成長環境不是麥田就是擠奶場，根本沒做好心理準備面對「科學」的黑暗面。我不知道這一行有些人就是貪婪、憤世嫉俗、小心眼、睜眼說瞎話，而官員可以為了選票，對重要發現視而不見。

我進入學術界，是想一圓探索科學的夢想。我認為，最美好的事莫過於學習新知、選擇想探討的問題，之後與學生和同事討論我的想法。我喜歡科學方法的透明與誠實，彷彿只要靠著真切的偉大證據，就能讓個人偏見消失無蹤；嚴謹的實驗就像把餐桌擺得美美的，只等真理來共進晚餐；誠實提問可驅逐無知，創造更美好的世界。

但我發現，這麼理想的科學樣貌有個前提：研究者得小心謹慎，不能跨出「常態」的科學範圍，追求政治不正確的想法。你可以隨心所欲起好奇心、詢問、研究，但不能跨出偏見所畫下的疆界——鞏固這條疆界的，是資助科學研究的金錢利益，因此堅不可摧。

主流典範的邪惡

「常態科學」這個詞聽起來很怪吧？常態科學不會去挑戰主流典範，而是認同世界就是大家講的這個模樣。「常態」**不代表**「良好」或「更好」，只表示研究者受到限制，不能針對公認已有答案或無須再辯論的議題提出問題。多年來在做研究時，常覺得碰到科學典範中看不見的界線，但後來我下定決心衝破藩籬，也因此更了解這些界線究竟是怎麼回事——有時候，就是得跨越了界線，才知道界線在何方。

哥白尼的故事

典範最邪惡的一點，在於人若身在其中，根本**無法察覺**其存在。典範無所不在，因此讓人覺得一切本該如此。我們可以用一項宰制人類數百年，最後遭到淘汰的典範來說明：在過去，人們認為是太陽繞著地球轉，而不是地球繞日。

以前人認為地球是宇宙的中心，實在無可厚非，畢竟人在戶外時會覺得地球靜止不動，而太陽、月亮、行星與星斗則在天空移動。哥白尼（Copernicus）在一五四三年發表《天體運行論》（*De Revolutionibus*），主張地球繞著太陽運轉，此舉挑戰了常識和已存在了上千年的科學共識，也惹惱了宗教團體。雖然他有證據，而他的理論也能解釋主流的地心說無法解釋的現象，卻一點也產生不了作用。正如哲學家歌手保羅・賽門（Paul Simon）所言：「**人只聽得進他想聽的事，其他則予以漠視。**」

我並非自比為哥白尼，只不過他的故事很有名，很適合說明一個該淘汰的典範，卻阻擋人在發現真理的進步之路上前進。在完美的世界裡（也就是我初出茅廬時所相信的世界），藉著運用科學方法而產生的證據，能彰顯出典範的局限性，並加以推翻。然而實際上，靠著舊典範起家的人，會如四面楚歌的獨裁者般地大反撲，不計代價緊抓大權，挑戰愈劇烈，他們也就更惡劣與危險，尤其當這個典範能支持強大的金錢利益時更是如此，這一點稍後再談。

小魚兒多莉的海洋界線

一旦踏出了營養學的主流典範，我發現了矛盾的現象：從外界反而可以將典範的內部情況看得更清楚。請想像一下：汪洋中有一條魚，叫做多莉，牠無憂無慮，對於其他環境毫不知情。可有一天，牠被漁網撈起、拉到半空、扔到漁船的甲板上。這下牠非得承認，原來以前認為世界上都是水，實在是太狹隘了。假設牠掙脫了漁網，撲通逃回海中，又該怎麼向其他魚類描述自己的見聞？若其他魚和我們一樣，會有何反應？「**可憐的小魚兒多莉發瘋囉，老是捏造謊話，嘮叨個不停。**」其實，多莉只是明白海洋不過是眾多環境的一種罷了。這次遭遇讓牠知道海洋是有界線的，也因此了解「水」這種元素的特質，牠經歷過乾燥的空氣，因此感覺得到水是溼冷的。牠現在知道水有特定的質感，會以特殊方式來回應尾巴與魚鰭的擺動，但那種方式並非普世皆同，外頭還有其他的真理，如今多莉開始懂得把海洋放在更大的背景中來思考。

我的「離開水域」之旅令我被許多同行貼上「**異端**」的標

籤。和多莉不同的是，我並非被拋出典範之外，而是不斷往岸邊游去，最後終於抵達乾燥的陸地。

我在研究界的異端之路，是因為觀察到一些「異常值」（outlier observation），然後起了好奇心，不斷追根究底。異常值指不符合其他人的觀測結果，是偶然、不正常的怪異狀態。然而，如果在面對非常態性的結果時捫心自問，我們不免會質疑目前對於某件事的理解是否完整。

通常來說，會觀察到異常值，大多都只是出於單純的錯誤，例如秤子壞了、兩根試管不小心對調之類的。不過，有時候異常值的觀測結果是刻意造假的，因為研究者想藉此成名或撈錢。因此，科學界對於和主流認知相牴觸的資訊起疑原是無可厚非，畢竟，我們並不希望對宇宙的理解會隨著每次隨機測量的結果而產生動搖。

在面對異常值時，善於運用科學方法的人會說：「**證明給我看，讓我們知道這不是僥倖、錯誤或謊言。**」換言之，就是要在實驗室中**重複**那種結果。在做實驗時，細節須描述得夠詳盡，讓其他人也能重複，看看是否會出現同樣的異常值。如果異常值禁得起這項審視的考驗，就能成為知識基礎，改變典範。

可惜，科學家只是人，無法時時善用科學方法。如果某研究發現會撼動他們畢生工作的可信度，他們可能就會展開非理性的防衛；如果新的科學證據威脅到他們的資金，他們可能馬上露出猙獰面貌。發生這狀況時是很容易看出來的，因為他們不再討論證據，開始口出惡言。

我開始踏上異端之路，就是因為實驗觀察到的一項異常值，

就算能提出證據支持新發現，捍衛主流典範者可能還是會反對，因為人只聽得進他想聽的事，更不用說新證據可能威脅到其威信或資金。

讓我質疑起「動物性蛋白質對人類有益」這項營養學最根深蒂固的觀念。

牛與我

我在牧場長大，以為自己能對人類健康做出的貢獻，就是設法從牧場動物上獲取更多蛋白質。世上有好幾百萬人遭受營養不良之苦，其主要的問題在於缺乏蛋白質，因此如果能讓牛奶與肉類更便宜、產量更多，就能減少苦難。一九四七年曾流行一首民謠，歌詞說：「**每個小孩天天能喝新鮮牛奶，每個工人有足夠時間休憩，無家可歸的人都能找到棲身之處，天下就會太平。**」原來新鮮牛奶和人性化的每週工時、終結無家可歸一樣重要呢！還有什麼比這個更高尚呢？

這個主題對我來說太完美了。我的童年是伴隨著乳牛一起度過的，也和客戶分享乳牛的好處。而獸醫學、生化與營養學的背景，讓我有足夠的知識調配動物飼料，進而改善人類的食物來源。除此之外，牛肉以及乳製品產業一向在這類研究上投入大筆資金——在這種背景之下，要我一看到動物性蛋白質有害人體的證據就拋下一切，恐怕是很難的！

回顧起來，當時我對異常值實在太好奇，還深信自己的職責就是探索真理，無論這真理會帶我走向何處。而對於蛋白質的研究，也讓我漸漸了解——

當代的整個科學典範其實漏洞百出。

不完美的營養素——蛋白質

我會步上這條不歸路，是因為在一九七〇年代晚期，觀察到一個令人疑惑甚至擔憂的現象，這曾在引言提過：菲律賓攝取愈多蛋白質的孩童，罹患肝癌的機率也愈高。那項發現非常奇怪，違背了我的一切信念，於是我趕緊翻閱科學文獻，看看是否有人見過蛋白質與癌症有此關聯。

果然有！

一群印度研究者曾進行「黃金標準」的臨床研究，也就是將其中一項變數獨立出來，進行對照實驗[1]。研究者用很強的致癌物質黃麴毒素餵食兩組大鼠，其中一組餵食二〇%的動物性蛋白（酪蛋白），另一組的熱量則只有五%來自於酪蛋白。結果攝取二〇%蛋白質的每一隻大鼠皆罹患肝癌或癌症前期病變，但是餵食五%蛋白質的大鼠，沒有一隻出現問題。

識時務者為俊傑，我當時應該喝幾口烈酒，上床睡覺，忘了這回事。在學術生涯剛起步便處理這麼有爭議性的問題，危險的程度絕非我能想像。然而，即使已漸漸發現科學界的實際運作並非無私的探索真理，我仍天真地以為，這資訊能說明如何根除令人痛苦不堪的癌症，應該可以獲得青睞，甚至帶來回報。

聳動的新發現

我在進行研究時很謹慎，因此多年來並未被潛在批評者的雷達掃到。

我先後在維吉尼亞理工大學與康乃爾大學成立實驗室，研究營養在預防或導致癌症上扮演何種角色。我們進行過很保守的實驗，探討蛋白質、酵素與癌細胞的生化作用——這種乖乖以燒瓶、試管和高倍率顯微鏡做的研究，審查者與學報的編輯當然都不會有意見。

只不過，我們這群瘋狂科學家在沒人起疑的時候，慢慢發現會導致癌症發生與發展的，可不只是飲食中過度攝取蛋白質，而是過度攝取「**某種型態**」的蛋白質。就和先前看過的大鼠實驗一樣，人類群體和病例對照研究都顯示，動物性蛋白的攝取量和罹癌率有驚人的關聯。

提到「蛋白質」時，你會想到什麼食物？或許不是菠菜和羽衣甘藍，雖然那些植物的蛋白質含量，比相同熱量的瘦牛肉**高出一倍**。不，多數人提到蛋白質，指的是肉、奶、蛋。我們迷戀蛋白質由來已久，光是蛋白質（protein）這個字，便已暗示我們對它多麼尊崇：它源自於希臘文的proteios，也就是「至高的重要性」。而所謂「真正好」的蛋白質，向來是指動物食品所含的蛋白質。一八三九年，荷蘭化學家傑拉杜斯・穆德（Gerardus Mulder）發現蛋白質[2]之後，知名化學家尤斯圖斯・馮・李比希（Justus von Liebig）繼續稱讚動物性（優質）蛋白質——「**本身就是生命！**」從生化的角度來看，這「優質」的標籤有其道理：人體是由動物性蛋白質組成的，因此代謝動物性蛋白質的效率比植物性蛋白質高。

因此，我們在研究中發現「**導致癌症的元凶竟是動物性蛋白質而非植物性蛋白質**」時，怎能不震驚？最明顯的致癌物，導致餵以二〇%蛋白質的大鼠全數罹患癌症的，就是酪蛋白，也就是牛奶蛋白。來自小麥與黃豆的植物性蛋白質即使在高劑量之下，也對癌症的進程沒有影響[3]。

其實在一九八三年，我在康乃爾大學的研究團隊就發現，只要改變大鼠的蛋白質攝取量，即可開啟或關閉大鼠初期癌症的開關。同樣令人驚訝的是，長期餵食低蛋白飲食、癌症開關已關閉很長一段時間的大鼠，若改餵食高蛋白飲食，癌症開關又會重新開啟[4]。這樣的結果很驚人！開關開啟時，癌症的發展速度又快又猛，但關閉後則是完全停止。癌症發展無論是正面或負面，只肇因於蛋白質攝取量的**小變化**。

天哪，我們手上的豈是異常值研究！

我們的發現說明，只要相對少量的動物性蛋白質，就能引發癌症。在多數致癌物的研究中（例如食品色素、熱狗的硝酸鹽、戴奧辛等環境毒素），給予實驗室動物的劑量是我們在大自然中所接觸的數百甚至數千倍。這麼大量的致癌物所引發的結果，竟然光靠一般人的動物性蛋白質攝取量就達成了，而我們還被鼓勵多多攝取呢！

這時我知道我們手上的發現會**引發騷動**，我們必須讓實驗的設計更嚴密、記錄更嚴謹，並盡量保持透明度，以支持蛋白質與癌症的關聯。我們從不同角度來延續這樣研究，也在最嚴謹的同儕審查科學刊物上發表成果。我們在做研究時，嚴格遵守學術圈所接受的規範，唯有這樣才能生存，並爭取到不可或缺卻競爭激烈的經費。

因為我們嚴守研究規範，所以即使主題聳動，仍獲得經費。國立衛生研究院連續二十七年提供經費，讓我們可以知道非常多關於動物性蛋白質的特性及其在人體中的生化作用。我們得知蛋白質吸收之後，會如何在細胞中起作用，引發癌症進程。我們的研究結果一面倒向支持動物性蛋白質會啟動癌症，就和印度學者的研究一樣，令人不得不信——精彩而聳動的事正在發生！

成為醫學界的箭靶

在研究的初期，癌症研究領域首屈一指的《癌症研究》（*Cancer Research*）刊物總編輯——彼得．馬基（Peter Magee），邀我到天普大學醫學院菲爾斯研究中心（Fels Institute of the Temple University School of Medicine）演講。演講結束後的晚餐

光靠一般人的動物性蛋白質攝取量，就可以引發癌症，而我們竟然還被鼓勵說要多多攝取！

上，我告訴他我們正在規劃的新實驗中，有一項可能會引起爭議：我想把蛋白質對癌症的明顯影響，和強力致癌物加以比較。我還告訴他，我懷疑動物性蛋白質的影響可能嚴重得多，而身為卓越期刊的編輯，他理當表示懷疑。

一旦有必要證明科學典範的錯誤，這個「舉證責任」自然是落在發動抨擊的人身上。

目前的典範認為，癌症是環境中的有害物質所導致的，在對抗癌症的戰爭中，減少接觸有害物質似乎是勝算較大的做法。然而，我們所吃的食物對癌症的影響比任何環境毒素要大，這一點目前的典範卻隻字未提。我認為，只要稍微調整所攝取的營養，對癌症進程的影響便會大於強力的致癌物。我詢問那份期刊的編輯，如果我們的研究確實得到此結果，那麼他是否願意考慮在這麼有聲望的期刊上，於封面凸顯我們的研究成果？為了表示自己值得欽佩，他同意考慮，即使心裡滿腹懷疑。他和當時幾乎所有的癌症專家一樣，「知道」癌症的起因為化學致癌物、病毒與基因，而不是營養的小幅變動，但如果我能證明這「異端」說法無誤，那麼他會接受此發現，並在期刊中刊登。

後來我們做完了新實驗，結果不僅支持先前的發現，且清楚的程度出乎我意料[5]。動物性蛋白質對於罹癌的影響，**遠遠大於致癌物**，可惜的是，這個令人振奮的成果，根本無法變成期刊的重頭戲。

那名總編輯退休了，繼任者與編輯審查委員會的政策也改變了，傾向於忽視營養對於癌症的影響。他們反而把癌症與營養關聯的稿件，轉介到一份尚未建立起名望的新刊物《癌症流行病學、生物標記與預防》（*Cancer Epidemiology, Biomarkers & Prevention*），這麼一來，就等於是把與營養相關的研究**下放到次等地位**。他們想要的研究報告是「對知識更具啟發性」的，也就是著眼於癌症如何在分子層次上運作，如果答案和化學物質、基因與病毒有關，那更好！他們認為，研究營養對於癌症進程的影響（也就是我們在做的事），稱不上科學。

就在我們已獲得更可信的證據，證明蛋白質有這麼重大的影響時，我來到南韓首爾，參加全球營養學會議（World Congress of Nutrition），發表主題演講。

會中有許多研究人員參與，在問答時間，一名我的前同事起身，他是知名的蛋白質擁護者，鼓勵大家要多吃蛋白質，而不是少吃。他哀嘆道：**「柯林，你在談的可是好食物呢，可別剝奪我們的蛋白質呀！」**他並未質疑我們研究成果的效度（指一項研究的真實性和準確性程度），他擔憂的是，我掃了他個人對動物性蛋白質的興致。

對於熱愛自己飲食習慣的人而言，我們的研究成了箭靶。即便是理性、看數據來說話的科學家，一旦發現證據顯示他們喜愛的食物可能會致命，他們同樣十分容易抓狂。所以囉！這豈不是踩人家的地雷？可惜的是，那名發問的同事後來上天堂了，實在是英年早逝。他死於某種心臟疾病，那正是動物性蛋白質促發的疾病。

我們的研究陸續提出許多引發爭議的異端結果，主要在闡述所謂優質蛋白質，其實不如我們想像得那麼優。要把大家非常重視的營養素（例如蛋白質）聯繫到大家愈來愈害怕，也愈來愈普遍的疾病（例如癌症），簡直是**異端加三級**！我們最重視的營養素，竟會促成大家聞之色變的疾病？（之後還有其他更離經叛道的事呢！）

即使是理性、看數據說話的科學家，一旦發現證據顯示他們愛的食物可能會致命，他們也很容易抓狂。

癌症地雷區

在一九八〇年代晚期，我曾受邀到加拿大蒙特婁首屈一指的麥基爾大學（McGill）醫學院，在查房會議（Grand Rounds）演講。演講時我們尚未發表在全中國所進行的研究（我在《救命飲食》中曾深入討論），因此只依據我們對蛋白質的研究及其他研究團體的數項觀察，提出三項癌症與營養失衡的關聯。我提出一些研究結果，詳細說明將蛋白質攝取量減少時，癌症便會出現逆轉。我繼續假設，或許有一天可採用營養的策略來幫人類治療癌症。當時我只能說到這裡，因為我還不知道到底該採用哪種特殊策略。

那天晚上，我獲邀和治療癌症的三大科別——手術、化療和放射治療——主任晚餐。在談話的時候，手術科主任問我，「病患在得知罹癌後，透過營養手段可能影響癌症進程」是什麼意思？我指出我們有充分的初步證據來證明這種假說，且證據的數量遠多於一般常見卻有風險的商業治療方式，例如新型化療與放射療法——兩者根本沒得比！營養療法的潛在優點包括：**完全關閉癌症進程**。根據實驗數據所顯示的可能性：**極高**。從健康觀點來探討的營養療法有何缺失：**無**。至於化療與放療，其副作用眾所皆知，成果也不顯著。既然如此，試試看營養療法是理所當然的吧？

手術科主任立刻回答，他絕不讓任何病患以營養手段，取代他所熟知的手術。他繼續以乳癌為例，說明手術的成效有多麼卓越，化療主任卻不苟同，他表示化療比手術有效多了。當坐我左邊的手術科主任和坐我右邊的化療科主任還在爭論不休時，對面的放療科主任又加入戰局，質疑起兩位同事的意見。他針對乳癌這個話題，堅持放療治療效果最好。我根本無從分辨誰是誰非，只是坐著聽。回溯起來，那場面滿令人啞然失笑的——尤其想到他們的態度會造成病患死亡與受苦。

那時我發現三件十分有趣的現象：

第一，醫學大老對於乳癌到底該用手術、化療還是放療，根本莫衷一是。

第二，他們完全無法容忍營養療法，因為他們和當時的我一樣，都還沒看見這種方式對人類的效果。

第三則是最重要的，他們顯然沒興趣討論該進行怎樣的研究，探討營養作為治療方式的可能性。就算過了二十年，這方面的討論仍差不多。

那幾位大老和我之間有嚴重的隔閡，他們對營養能影響癌症的新證據，根本不屑一顧。多數腫瘤科的醫師仍崇尚這三種「傳統」療法，沒有耐性去理解營養派的治療意見。

最近我進行兩場演講，其中一場是在芝加哥，由兩家非常有名的醫學院主辦，聽眾為癌症研究者與專家。另一場則是在加州沙加緬度的美國國立癌症研究所（National Cancer Institute），我在這兩場演講中提起這二十年前的往事，希望大家注意，即使時光不停流逝，大家的討論卻在原地踏步。如果不是新手術、綜合化療或放射療法，癌症治療界根本不理睬。

說不完的異端研究

我並非表示意見與我不同者，皆為蠻橫、心胸狹窄的野人。身為科學家，我預期，甚至希望有其他研究者來挑戰我的發現。我認為這項發現實在太重要，因此更必須驗證，以確保其正確無誤，絕非不夠嚴謹的研究所導致的結果。我歡迎大家批判我的統計方式，若能有人重複我的實驗更是求之不得，即使他們是想證明我錯了。

多年來，許多給我善意批評的人，指點了我下個研究階段該做些什麼，為我整理出該如何設計一項研究的頭緒，或幫我想想還有什麼新方式來處理棘手議題。這就是科學方法發揮得最理想的情況：彼此競爭並非為了爭名奪利，而是尋求更高的真理，達到至善境界。

一堆「不符合典範」

但是抨擊與鄙視我研究的人，**卻不光**是採用正常的科學探索方式的人。真正的問題往往在於，我所提出的疑問會威脅到研究與醫學的主流典範。我和其他人在多年來提出的問題，最終答案是在**心胸狹窄的科學界**所設下的銅牆鐵壁之外。

我們在實驗中發現，即使牛奶蛋白質攝取量在合理範圍，也會明顯增加癌細胞生長——這不符合營養學典範。

我們發現癌細胞的生長能藉一般人採行的營養攝取量來開啟或關閉，也能透過營養手段來治療——這不符合癌症治療典範。

我們觀察到許多機制會彼此影響，造成後來的結果——這不符合醫學典範。

我們發現營養對癌細胞生長的控制能力比基因大——這不符合科學典範。

我們看出食物的營養構成，比化學致癌物更能決定癌症是否發生——這不符合癌症檢驗與當局法規的典範。

我們知道飽和脂肪（總脂肪與膽固醇）並非心臟病主因，還須考量動物性蛋白質——這不符合心臟醫學規範。

例子不勝枚舉。我只能慶幸自己不是活在古代，否則不是被軟禁，就是在大庭廣眾下被處火刑。這些發現對於科學研究界以外的人來說，或許沒什麼大不了，但對於醫學研究界裡幾乎每個人來說，絕對是意料之外，甚至難以置信的現象（異端？）。這些發現（我還可以引述更多）或許因為機緣而出現，但難以置信的觀察一出現之後（高酪蛋白「導致」癌細胞增生），我愈來愈清楚，自己已偏離常態科學的典範。

嚐了禁果，就會迷戀上那滋味。意外遠離了那條筆直的窄路之後，我愈來愈好奇在現有體制之外，還藏著什麼無法一眼看穿的事物。之後我藉由公共政策的工作，開始看見典範為何存在，及如何運作。我尤其能明顯感覺到，典範內外的觀念是如此南轅北轍，界線也更趨明顯。

或許讀者覺得這典範內典範外的長篇大論，聽起來很抽象、很理論。這些爭論重要嗎？其實決定一項觀察是否為異端，會帶來重大的後果。在醫學研究界，意料外的觀察多半會被忽視，研究者予以鄙視，說它「**不可能正確**」，因此這樣的觀察永不見天日，或僅停留在專業刊物上。然而，這些發現可能是珍寶，不僅指出常規的瑕疵，更可能引導出新的思考方向。

中國人的低膽固醇才正常

長久以來，哲學家寫下種種研究，探討該如何探索難以捉摸的真理。我們設下了規則，引導思考，這些規則無論是在科學或其他領域，固然有助於連結與分享大家目前對世界的理解，卻忘了這些規則也是限制。我們提出假設，之後要製造或尋找證據，來「證明」這項假設。

> **典範內還是典範外其實很重要，因為意料外的觀察多半會被忽視，被說成「不可能正確」，落入永不見天日或僅刊在專業刊物上的下場。**

知名的科學哲學家卡爾・波普爾（Karl Popper，1902～1994）曾提出另一種追求真理的方式：設法「否證」我們的假設。這其實就在尋找思想典範的界限，並設法推翻這個界線，看看這些假設是否禁得起檢視。我們能不能找到證據，證明假設是錯誤的，而這些證據能否嚴正看待？有時我不禁懷疑眼前的規範與策略，到底能帶我們脫離現狀多遠？

我向來喜歡探索研究中的異常值，因為異常值能夠促使我思考。在我的學術生涯中，我發現（或至少是注意到）許多觀察到的現象，根本不是正常的。

在收集了夠多的「異端」之後，我漸漸看出其中隱含著一種模式，暗示截然不同的世界觀——說不定這些異端根本是「法則」。這裡舉幾項例子說明：

我們在中國做研究時，發現鄉村成年人血液中的膽固醇平均為一二七 mg/dL（每一〇〇毫升含一二七毫克），各村子的平均值介於八八～一六五 mg/dL[6]。當時（一九八〇年代中期）美國「正常」的血清膽固醇為一五五～二七四 mg/dL（平均為二一二 mg/dL），一二七 mg/dL被認為是偏低，甚至危險。在西方受試者中，有驚人的證據顯示，若總膽固醇低於一六〇 mg/dL，自殺、意外、暴力[7]與大腸癌[8]的數量也較高。那我是否該假設，幾乎所有的中國鄉村農民都面臨自殺、意外、暴力與大腸癌的高風險？事實當然並非如此。平均血脂為一二七 mg/dL的中國鄉村人口，其實比一般所謂膽固醇值正常的美國人要健康得多。

我原以為或許我們化驗膽固醇的方式（即如何收集與分析血液樣本）可能有誤，於是依循波普爾的原則，設法推翻自己的假設，以其他化驗方式在**三個不同地點的實驗室**（康乃爾大學、北京與倫敦），重複進行分析。然而分析結果也都相同，中國人的膽固醇值就是這麼低。這下子我們得好好思考了，因為最健康的中國人膽固醇值這麼低，因此在美國會被視為有危險的觀念，恐怕不正確。

經過更進一步檢驗之後發現，膽固醇濃度無論是介於八八～一六五 mg/dL的中國人，或一五五～二七四 mg/dL的美國人，膽固醇愈低，通常和愈不易罹患某些癌症與重大疾病有關。在中國人身上的研究所顯示出低膽固醇與健康的相關性，是在美國觀察不到的，因為美國找不到膽固醇濃度那麼低的人。以中國人的膽固醇濃度範圍而言，八八 mg/dL可能比一五五 mg/dL的健康，這種研究結果根本不可能從美國人身上取得。

另一個異常值也讓我脫離「眾所接受的意見」：我們發現，幾十年來眾所推崇的酪蛋白，確實會對癌症產生嚴重的影響。酪蛋白根本是已知化學物質中，**最重要的致癌物**——即使在今天，這種說法仍為大家不能明講的異端。然而，這一項悖離常理的發現，就和在中國鄉村居民的血液膽固醇濃度超低一樣，是通往新知識的大門門閂，能開啟我們對營養與健康間的關係的認識。

有趣的是，酪蛋白對於癌症的影響實在太過離經叛道，以至於當初揭露出這項事實的印度研究者，也**不願承認**自己發現的成果[9]。他們寧願把重心移開，不繼續探討酪蛋白對啟動癌症的長期影響，反而研究起若要快速降低大量注射致癌物之後的毒性反應時，酪蛋白似乎會造成反效果[10]，這兩種結果我們會在第二部深入討論。換言之，他們從自己的重大發現前逃開，轉而著重在細枝末節上。

我慶幸自己並未逃跑，因為我知道意料之外的觀察結果雖然往往會被低估或忽視，但若能留意，則會帶來意外的報酬，尤其

酪蛋白是已知化學物質中最重要的致癌物——雖然這種說法仍是大家不能明講的異端，但它的確會影響我們的健康。

這些觀察可以解釋一些現象。我學術生涯的起點，就是跟隨著異常值，來到一片混沌未明的地帶，違背了我年少時對動物性蛋白質的信念，最後與這項信念分道揚鑣。等到「異端」看法累積得夠多，其間的連結模式就會浮現。那些模式會演變出一些原則，最後成為完整的理論，並撼動典範，改變我看待世界的方式。能夠與異端共同生活是個令人欣喜的經驗，就算被視為異議份子也無所謂。

沒錯，當我開始談論非常態的研究發現之後，我在社交與專業上的威信也變了。簡單來說，我愈來愈常遇見別人的懷疑與沉默。然而這麼做絕對值得，因此我向來都毫不猶豫地鼓勵年輕人可以和我一樣走上不同的路。許多年輕人問，該如何做到和我一樣的成績，我說其實很簡單：別怕提出問題，就算大家都說你的問題很蠢也沒關係。只要做好準備，好好運用優秀的科學與邏輯能力，為你的立場辯護即可。

若從日常生活的脈絡來看，典範外的觀點最有報酬，也很有意義。時間久了之後，那些奇怪與意料外的研究觀察，形成了我的新世界觀。而且，這些觀察彼此的關聯似乎愈來愈強。如果這項世界觀會影響生死，就該激起一個人的熱情，無論是贊成或反對這項世界觀。這時，典範的界線也會逐漸明顯地浮現在眼前。

危害最深的典範——簡化論

現在讀者對於我對抗僵化典範的過程，已略知一二，因此我該開始分享我從這過程中所學到的東西，包括對於所有科學與醫學主流典範的質疑。

最初的異常值，引發了我提出有異端色彩的質疑。在質疑之後，我找出了異端的答案，並衍生出一套異端的法則。只不過，有好長一段時間，我奢望在一個龐大的典範內應用這些法則，那典範龐大到我幾乎看不見邊際。直到我開始質疑科學方法本身的機制，我才真正踏出最大、限制最多、最隱而不見卻危害至深的典範——簡化論。

1. T. V. Madhavan and C. Gopalan, "The Effect of Dietary Protein on Carcinogenesis of Aflatoxin," *Archives of Pathology* 85, no. 2 (February 1968): 133-37.
2. Gerardus Johannes Mulder, "On the Composition of Some Animal Substances," *Journal für praktische Chemie* 16 (1839): 129-52 (the paper where he named protein, according to H. N. Munro in *Mammalian protein metabolism*, Vol. I, eds. H. N. Munro and J. B. Allison, Academic Press (1964): 1-29); Gerardus Johannes Mulder, *The Chemistry of Vegetable & Animal Physiology*, trans. P.F.G. Fromberg (Edinburgh, Scotland: W. Blackwood & Sons, 1849).
3. D. A. Schulsinger, M. M. Root, and T. C. Campbell, "Effect of Dietary Protein Quality on Development of Aflatoxin B1-Induced Hepatic Preneoplastic Lesions," *Journal of the National Cancer Institute* 81 (1989): 1241-1245.
4. L. D. Youngman, "Recall, Memory, Persistence, and the Sequential Modulation of Preneoplastic Lesion Development by Dietary Protein," Cornell University: Masters Thesis (1987, T. C. Campbell, mentor).
5. G. E. Dunaif and T. C. Campbell, "Relative Contribution of Dietary Protein Level and Aflatoxin B1 Dose in Generation of Presumptive Preneoplastic Foci in Rat Liver," *Journal of the National Cancer Institute* 78 (1987): 365-69; L. D. Youngman and T. C. Campbell, "Inhibition of Aflatoxin B_1-Induced Gamma-Glutamyl Transpeptidase Positive (GGT^+) Hepatic Preneoplastic Foci and Tumors by Low Protein Diets: Evidence That Altered GGT^+ Foci Indicate Neoplastic Potential," *Carcinogenesis* 13, no. 9 (1992): 1607-13.
6. J. Chen, T. C. Campbell, J. Li, and R. Peto, *Diet, Life-Style and Mortality in China. A study of the characteristics of 65 Chinese counties* (Oxford, United Kingdom; Ithaca, NY; and Beijing, People's Republic of China: Oxford University Press, Cornell University Press, and People's Medical Publishing House, 1990).
7. M. F. Muldoon, S. B. Manuck, and K. A. Matthews, "Lowering Cholesterol Concentrations and Mortality: A Quantitative Review of Primary Prevention Trials," *BMJ* 301, no. 6747 (1990): 309-14.
8. G. N. Stemmermann, A. M. Nomura, L. K. Heilbrun, E. S. Pollack, and A. Kagan, "Serum Cholesterol and Colon Cancer Incidence in Hawaiian Japanese Men," *Journal of the National Cancer Institute* 67, no. 6 (1981): 1179-82.
9. Madhavan and Gopalan, "The Effect of Dietary Protein on Carcinogenesis."
10. T. V. Madhavan and C. Gopalan, "Effect of Dietary Protein on Aflatoxin Liver Injury in Weanling Rats," *Archives of Pathology* 80 (August 1965): 123-26.

Part II

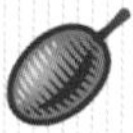

為什麼營養研究
老是互相矛盾

本書第一部提到，攸關我們健康的重要資訊其實並沒有公諸於世。由於一般人未能取得充分資訊，因此只能坐視醫療體系極為昂貴卻成效不彰。真相遭到隱瞞的主要原因有二，而本書第二部要詳談的是其中之一：當前科學典範所採用的簡化論。

第四章先從哲學與歷史的背景，介紹簡化論及與之正好相反的世界觀——整體論（wholism）。這兩種論點可視為當代社會的所有觀念裡最南轅北轍的，會影響到政治觀、社會觀與宗教主張。

第五到第十二章，則檢視簡化論如何確切影響我們對營養與健康的看法。此處要說明的是，簡化論不僅會影響研究結果的詮釋，更會在一開始就決定學者要做什麼樣的研究。我們也會探討簡化論為何讓遺傳學在科學界享有優勢、遺傳學在處理疾病時的局限，及簡化論如何引導我們對環境毒素與癌症關聯的思考。簡化論會左右做研究時最基本的信條，以及健康產品、服務的發展，導致力量強大的機構變成殭屍：看似會動，其實麻木不仁，沒有改善我們生活的意願。最後，我們還要把視野放寬，看看簡化論對飲食習慣的影響，這不僅攸關個人與大眾的健康，更會導致貧窮、動物虐待與環境惡化等問題。

讀完這幾章，讀者若從另一種典範來看，會發現所謂「毋庸置疑」的證據似乎不是這麼回事。你會發現為什麼多數飲食營養的研究會相互矛盾、令人摸不著頭緒；你也會明白，即使營養在當前的科學與社會政策中位於冷宮，我們仍必須將它解放出來。

Chapter 4

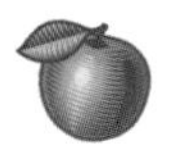

簡化論勝利，健康失守

我們在看待一件事物時，其實看到的往往不是它的模樣，而是我們自己。

—猶太教經典《塔木德》（*Talmud*）

先說個大家耳熟能詳的故事：有人找六個瞎子描述一頭大象，每個瞎子各自觸摸大象身上的不同部分，包括象腿、象牙、長鼻、尾巴、耳朵與腹部。於是瞎子分別說出大相逕庭的答案：柱子、管子、樹幹、繩子、扇子與牆。他們激烈爭執，堅持己見，不容異議。

要說明現今科學界最大的問題，「瞎子摸象」應該是最好的比喻。只不過當代科學不是找六個瞎子，而是找六萬名研究者，每個人透過不同的角度來研究這頭象。

這原本也無可厚非，六名瞎子若專心研究自己的部分，再把結果集合起來，絕對比單獨一人在大象旁邊繞圈觀察來得豐富詳盡；同樣地，若六萬名科學家能夠專心鑽研自己分配到的微小部分，最後理當得到十分詳盡的理解。然而，正如寓言中出現的問題，每個個別觀點都**被誤認為**是事實全貌，每個人認為自己鑽研的一小個地方就是普世概況。無論是六個瞎子或六萬個研究者，若彼此之間不討論，沒能體認各自鑽研的最終目標是理解這整頭象，那就會出問題。如果他們認為自己的觀點不容質疑，那就更不對了！

本章要討論的，是科學與醫學界中兩種互相牴觸的典範：簡化論與整體論。過去幾百年來，簡化論的勢力一直凌駕於整體論之上，而不只是一種可運用的手段，以求獲得全方位的理解。這麼一來，會嚴重戕害我們理解世界的能力。

成為科學的牢籠？

二〇〇五年，已故小說家大衛・福斯特・瓦勒斯（David Foster Wallace）在一場對畢業生發表的演講中說的故事，正好點出典範如何運作：「有兩條年輕的魚游啊游，遇到一隻年紀較大的魚迎面游來，對牠們倆點頭打招呼：『早安，小伙子。今天的水游起來如何呀？』兩條魚繼續游了一會兒，其中一條終於忍不住問：『水是什麼東東咧？』」[1]

第三章談到典範時，曾解釋為什麼關於動物性蛋白質的缺點與全食物蔬食的益處的研究，會引起我的同僚反彈。我把自己的經驗比擬為初次離開水、接觸到空氣的魚；我發現自己處於主流科學典範外，卻反而更了解原典範的局限。

然而，第三章尚未談到典範的目的與優缺點。典範原本的效用在於建立知識架構及測試理論，如果說沒了典範就無法取得知識，也不為過——假使沒有典範，我們對於宇宙的知識絕對無法更上層樓。

廣義來說，典範是一種心智過濾器，限制你一次能看見什麼東西。心智過濾器很重要，就像大腦如果沒有網狀活化系統，就無法在各種刺激中找出重要的來回應。如果沒有能力專注於一件事、抵擋令你分心的事物，那麼你終將一事無成。就科學來說，如果少了顯微鏡與望遠鏡的濾鏡，那我們對人體內在空間與外太空的了解，將會少得可憐。

無論是心智過濾器或真正的濾鏡，都是只有在我們**遺忘其存在**，認為自己看見的就是現實全貌，忘了它只是小小一部分時，才會出問題——只有我們不再體認到典範的存在，典範才會成為牢籠，例如以為世界上只有水，連為它命名都不必。在水的典範所型塑的世界中，任何人提出的意見若不符合水的典範，自然就成了異端、瘋子或小丑。

那麼，我們先看看一些麻煩的哲學領域，再解釋先前提過兩種相互矛盾的典範：簡化論與整體論。

永遠的戰爭

簡化論者相信，假使能理解世上任何事物的每個組成部分，就能理解這些事物；而整體論者認為，整體不光是每個部分的總和——兩方的爭論簡單來說就是如此。然而自古以來，哲學家、神學家與科學家對該採用哪個論點，可是爭得面紅耳赤。這爭論難道只是學術哲理，就像思考一根圖釘能以多少角度旋轉嗎？非也。選擇一項典範，會使我們在面對科學、醫學、商業、政治甚至生命時，採取不同的應對方法。

> **典範只有在我們遺忘其存在，認為自己看見的就是現實全貌，忘了它只是小小一部分的時候，才會出問題。**

第五章會說明這些方法如何影響我們對於營養的理解。不過這裡先退一步，以廣泛角度探討整體論與簡化論之間的論戰，及後者如何占了上風。

要事先聲明的是，其實這場論戰**原本是不必要的**，因為簡化論的科學技巧與整體論無所不包的觀點，本質上並不衝突。簡化論本身不是壞事，過去幾個世紀最深遠的突破，皆源自於運用簡化論的研究。從解剖、物理、天文、生物到地質，我們能更了解宇宙的萬事萬物，並與宇宙有更正面的互動能力，須歸功於簡化論所主張的實驗方式，例如凝聚焦點、加以對照。

整體論並非與簡化論對立。相反地，整體論其實包含了簡化論，因為任何事物的整體都含有一個個的組成部分。我不認為人類要捨棄兩千年來的科學進展，回到崇拜自然的時期，不去理解大自然的運作。由六個瞎子去研究大象是好事，但必須要把他們的發現整合起來，才能讓人了解大象的全貌。

我說的整體論是wholism，有個w在字首似乎很奇怪。較常見的拼法是holism，但這樣會有問題。holism會讓科學家想到「holy」（神聖）這個有點宗教意味的字。許多科學家對宗教有敵意，就像某些宗教的基本教義派對科學也不友善。這些科學家看到holistic這個字時，就聯想到不嚴謹、「童話故事」般的信仰體系，在那體系中根本沒有認真探索「真實世界」的空間。諷刺的是，科學家對整體論這麼鄙視，簡直到了獨斷的地步，他們否認任何以簡化論以外的方式所提出的事實，這其實和宗教的基本教義派差不多。想必我的同事一聽到自己也是基本教義派卻不自知，一定覺得不是滋味。

從畢達哥拉斯到哥白尼

人類自古以來就有無窮的求知慾，想了解世界與自己。我們來自何處？人類有哪些情感，該怎麼處理？我們要往哪裡去？生命有何意義？

古希臘為西方思想的搖籃，在當時，科學與宗教的哲理緊密結合，有許多共同基礎，兩者的目的都是處理關於人類存在與自然奧祕這類大問題。科學與神學攜手合作，科學提供材料（也就是觀察），而神學負責把這些材料構思成完整而全面性的理論，提出對於宇宙的整體看法。

科學與神學就像是鏡頭，我們透過它來和現實互動、詮釋現實，而這兩者可比擬為顯微鏡與雙筒望遠鏡。兩者皆能讓我們更了解肉眼看不到的世界，只是收集到的資訊大不相同。要希臘的科學家與神學家，諸如畢達哥拉斯（Pythagoras）、蘇格拉底（Socrates）、亞里斯多德（Aristotle）或柏拉圖（Plato）**放棄其中一種**，他們肯定不樂意。這些哲學家（意為「愛好智慧的人」）所撰寫與訴說的主題包羅萬象，在討論食物與健康、正義、女權、文學與神學之餘，也以同樣的熱誠與信念，探討地質、物理與數學。

然而發展到了某一個時期（我不是歷史學家，確切時間點得請他們回答），科學和神學分了家，卻反而雙雙趨於貧乏。教會神職人員把僵化的教條加諸於對宇宙的特定看法，挑戰教會的意見就成為異端份子。西方世界的科學於是大倒退，過去有些透過現實觀察而來的合理科學假設（例如托勒密天文學〔Ptolemaic astronomy〕認為地球為宇宙中心），這時神學將之扭曲為信仰中不可動搖的原則，對於現實的第一手觀察因此被視為是危險活動——要是觀察到的現象與當前的神學牴觸，這可怎麼辦？

一直到了十三世紀左右，科學才又重新浮現，揭開了「文藝復興」的新紀元，並引發信仰與理性觀點間的衝突。當時的學者重新翻閱古典希臘的著作之後深受啟發，於是發展出新的觀察方法，不再盲目依附於信仰所提出的結論。哥白尼（1473～1543）以地動說取代天動說，挑戰神學教條，伽利略（Galileo，1564～1642）則發明了望遠鏡，證明哥白尼的看法無誤。

接下來三百年（1600～1900），許多勇敢的知名學者與科學家不斷觀察，為講究事實的科學奠定紮實根基，使其凌駕於神學信仰之上——至少在許多人的心中是如此。以人為本、理性的觀察與思想（也就是人文主義）蓬勃發展，不只啟迪人心，也帶來很大的效用。

然而，新起的人文主義地位不斷攀升，硬把教條化的教會從崇高地位拉下，甚至比古典希臘時期的前輩更無法容忍神學。科學家不想與神學家攜手合作，而是盡量拉開兩者的距離，極力與不講究事實觀察的「迷信」畫清界線。他們所指的「迷信」不僅是宗教，而是任何不遵守科學觀點的想法，堅信唯有盡量把世上的一切分解成微小部分，並從中觀察到的事物才是真理，簡單來說，這就是「簡化論」。

雖然人類能觀察的事物會隨著時間而變化增加，但關於真理的信念卻不動如山——科技的新進展只讓我們把世界分成愈來愈小的片段而已。

過去兩百年來，簡化論在我們生活的各個層面來勢洶洶，無論是科學或營養、教育（每個「科目」分開教學）、經濟（分為個體與總體經濟），甚至人類的靈魂（人類已被簡化為大腦神經網路分布圖），都深受影響。

簡化論無法解釋的事

若探討我們現今了解事物的方式，便會發現，帶著科學面具的簡化論似乎贏得勝利，卻也**大大犧牲**我們對世界的理解。為抵抗宗教對科學的控制，我們也排斥宗教的有用觀點，不再把世界視為凡事皆有關聯的完整個體。有些事物只能觀察，卻無法完全理解，但我們不願接受這一點。

光靠著「科學」事實，不足以解釋人類情感是如何深刻與複雜，例如經歷生命中特殊的時刻，或親眼看見世上奇妙景象的感受。光靠著事實，能完全解釋聽到美好的樂曲時心中的讚嘆與所獲得的啟發，甚至思考起宇宙的起點與終點，或讚賞別人的天分或情感嗎？光是描述酵素活動、神經傳導或荷爾蒙湧現，就能夠解釋那樣的讚嘆與情感經驗嗎？這些事情實在複雜得超乎想像，絕非探究客觀的資料就足以解釋。奧地利數學家庫爾特‧哥德爾（Kurt Gödel）的「不完備定理」（incompleteness theorem，1931年發表），便說明了簡化論不適用於複雜系統的模式上。他用數學證明，沒有任何複雜系統可被理解，而任何被認為是完整的系統，其實也只是更大體系中的一小部分。換言之，科學永遠無法完整描述宇宙。無論透鏡倍率多高，電腦多強大，我們仍無法完全精準地描述出經歷事物時身體的化學反應，即使這些事物只如看夕陽般那樣單純平凡。這不是技術層面上的問題，不是光靠更好的工具或更強大的電腦就能夠解決，而是**事實本身似乎就是拒絕讓人完全了解**。

哥爾德發現數學在描述數字現實時有其局限性，粒子物理學家也發現，就算有更精進的觀察工具，仍然無法明確解釋物理現實。光既是粒子也是波，端視於你如何觀察。量子物理學家根本不談客觀性，他們是用機率（而非現實）討論亞原子粒子。德國物理學家維爾納‧海森堡（Werner Heisenberg）指出，我們能隨時觀察到電子的位置或速度，但無法同時觀察到位置與速度。

> **雖然人類能觀察的事物會隨著時間而增加，但我們必須認清我們不願接受的事實——有些事物只能觀察，卻無法完全理解。**

簡化論追求完全揭開現實的面紗，雖然有時能發揮功用，但我們學到的愈多，就愈清楚地發現，簡化論不足以勝任了解宇宙的任務。

以達文西為榜樣

今天從事科學研究的實際方式，是源自於文藝復興時期後排斥宗教、排斥以更完整的角度來看待事情的態度。但若要回歸文藝復興之前，科學家與神學家尚未分道揚鑣的時代，也不是解決之道。要為當前的科學找出可行模式，讓科學家在整體論的框架下運用簡化論手法，則要回到文藝復興本身來探討。

最懂得將整體論應用在科學上的代表人物，就是最極致的文藝復興人——李奧納多・達文西（Leonardo da Vinci，1452～1519）。達文西的重要性與名聲之大，不光是因為他畫過〈蒙娜麗莎的微笑〉、〈最後的晚餐〉，有極高的藝術成就，更因為他是優秀的科學家。他對科學的興趣出奇廣泛，從生物（解剖、動物學、植物學）到物理（地質、光學、空氣力學與流體力學）無所不包。即使以現代觀點來看，達文西仍然成績斐然，更何況他是在五百年前就有此成就！

達文西對現實和大自然的興趣甚為濃厚，將一切視為廣大而動態的整體。他啟發人心的畫作主題往往比現實更神奇，至少對我來說，他理解**什麼叫做人**——人也是龐大而動態的整體。達文西對小細節也深具好奇，這或許能解釋為什麼他的畫作會那麼奇妙，從他生物學方面的解剖結構圖和物理學方面的精密機械結構圖，都能看出這一點。他發表的人體解剖圖非常詳盡，因此有個傳記作者說：「**即使是很小的器官、微血管與隱藏在骨骼內的部分，他都留意到了。**」有人認為，達文西將對照實驗引進了現代世界，對照實驗是當今科學的核心觀念，也因此有作家說他是科學之父。他或許比當時其他博學多聞的人，更能體會整體與局部的關聯。

達文西就是所謂的「通才」，在藝術、人文與科學方面皆有非凡才華。然而對本書來說，達文西的個別貢獻反而沒有治學方式重要。他採取將整體與部分整合起來的新思考方式，並讓這種思考方式更精進。他的思考兼具廣度與深度，在注意到以科學方法觀察事實與細節之餘，也理解到——讓已知與未知的一切整合起來而展現出的完整，能為人類帶來極樂之情。

就人類對宇宙的認知而言，達文西影響極為深遠的原因，是他**懂得整合**。他了解整體論需要簡化論才能更上層樓，而簡化論也需要整體論才能維持萬事萬物的關聯。他明白，若在研究時為求精準而犧牲背景脈絡，勢必得不償失。

大整體中還有小整體

南非政治家與哲學家揚・史穆茲（Jan Smuts）首先提出了holism一詞（沒有w），他寫道，現實是一個「大整體」，由「完整、自然的小中心」組成。以我的工作來說，人體就是大整體，而消化食物的過程就是體內完整的小中心（營養也是觀看身體是否健全的一個角度）。這觀念可以衍生，例如地球生物圈這個大整體中，人是其中一個完整的小中心。細胞可看成是一個大整體，裡頭的粒腺體、DNA還有高中生物課提到的一堆東西，則可視為是完整、自然的小中心。從哲學上來說，從宏觀宇宙乃至於小宇宙都有不同層次的整體性，每個完整的個體內，還有本身就已經是個整體的部分。

本書中我只討論生物學的幾個部分：基因表現、細胞內的代謝與營養。每一個主題本身都是複雜得不得了的系統，但我不太喜歡把生物學分成幾個系統，因為就現實而言，這樣會出現模糊與武斷的界線。雖然人體器官有實體界線，然而各器官卻會透過神經傳導與荷爾蒙傳遞等方式彼此溝通。人體內的每個實體，無論是實際實體或代謝作用，既是完整的「整體」，同時也是「部分」。我們必須把整體區分為各個組成部分，討論起來才有效率，但也不能忘記這種區分的方式多少失之武斷。

認為分類能完美鉤勒現實的分布狀況，是個既局限又危險的立場。比方說，西醫把人體看成地理分布，去治療肝、腎、心、左膝蓋骨之類的局部，相反地，中醫則把人體看成能量網絡；西醫診斷為「肝癌」的病患，在中醫可能是三焦經陽氣過盛，也就是能量失衡，影響身體的三焦區，這三個區域集中在頭部、胸部與骨盆。西醫在第一次看到這種系統時，絕大多數都是嗤之以鼻，認為討論氣血經絡是迷信，而不是器官、骨骼、血與肌肉的「客觀現實」，然而針灸的療效已有明文記載，透過針灸讓經絡氣血順暢，可治療許多疾病，也證明中醫典範確實有效。

或許有人認為，我們對於生物學的知識有限是因為技術還不純熟，不應該歸咎於典範。固然，生物系統並非我們**現在**就能了解的，但總有一天會出現夠強力的簡化論透鏡，了解生物的複雜性。回到大象的比喻，我們可以把瞎子的人數增加到一百萬，讓每個人都用顯微鏡來研究大象的一小部分，之後再用先進的電腦運算，用超級電腦把眾人的發現集結起來。其實這就是知名的未來學者，也是Google的工程主管雷蒙德．庫茲魏爾（Ray Kurzweil）所提出的假設。他認為，只要了解人體的所有部分，並發明出夠強大的超級電腦，就能從無到有製造出人體。

不過，我認為這個觀點太天真，至少從生物系統和整個人體

在討論營養上，我們的確必須把整體區分為各個組成部分討論才有效率，但還是不能忘記，這種區分的方式多少失之武斷。

來看是如此。以酵素為例，酵素是一種蛋白質，對人體機能運作時不可或缺的化學反應很重要，比如消化食物、建造細胞。透過實驗與觀察，我們可以看出酵素的化學組成、大小、形狀與部分機能，但把這些項目加總起來，就能成為酵素嗎？從現代科學的觀點來看，答案是肯定的。現代科學認為酵素是可分離出來的實體，有可辨識的邊緣，而科學的目標就在於辨識這些邊緣。

若世界的確是由許多部分組成，每個部分的邊緣都能分辨出來，那麼科學家或許未來可用簡化論的角度，透過更強大的超級電腦、複雜的運算模式與其他技術來了解人體。只是，世界複雜多了！事實上，酵素並非獨立的單元，而是整合在更大系統中的一個元素。酵素和其他系統中的所有元素一樣，存在目的是為了供此系統運用，如果其中一個元素無法運作（例如癌細胞增生失控的時候），整個系統就會出問題，甚至**完全失靈**。由於每個部分都是此系統中不可或缺的一個元素，因此所有部分環環相扣，沒有一個可獨立看待，每個部分都會互相影響。如果移除或調整其中一個部分，整體也會隨之改變；同樣地，若整體出現變化，也會對局部產生影響（這一點後文將繼續討論）。總之，若改變其中一個部分，其他部分也會被迫調整，讓系統繼續運作。在這情況下，各個部分原本清晰的界線就消失了。

簡言之，人體內根本沒有固定的「邊緣」，讓其中一個部分可以和其他部分區分開來。各個部分彼此間的關聯永無止境、變化也永無止境。這種連續不斷的因果關係牽一髮而動全身，讓簡化論的預測模式無用武之地。

我們不能忘記人體內的各元素是沒有邊界的，這表示在觀察身體的某個「部分」時，牽涉到的不只是我們所看到的東西。然而簡化論者卻將每個部分，從其所屬的更大系統獨立出來看待，例如酵素是由什麼構成、長得如何、有什麼功用、為什麼能有這種機能，但這都只是人體這個大系統的一個函數。即使科技不斷進步，也改變不了這基本事實。無論你找多少個瞎子來觀察大象的局部、無論有什麼樣的科技供瞎子使用，你依然無法得到了解大象全貌的必備資訊。

把小部分從整體脈絡中取出，無論那個部分是營養、生物機制或其他事物，都很令人感嘆。如果我們只研究缺少了脈絡的局部，就根本看不到全面性的詮釋，但唯有完整的詮釋，才能在現實生活中改善人體健康。

簡化論勝出的可怕代價

希望以上已清楚闡明，我並非倡導要回歸以信仰為本，接受任何權威加諸在現實上的教條。相反地，我主張科學界在觀察與描述世界時，應避免教條，保持開放的心胸。科學的核心原則之一，就在於「可否證性」（falsifiability）這個觀念，因此有別於其他看待世界的方式。如果一項理論具有可否證性，表示能找證據推翻這項理論；至於教條則是處於相反立場，一切都被視為不可否證。

舉例而言，你相信紐約市到伊薩卡的公車一向準時，但如果有天巴士進站時間晚了二十分鐘，你會同意理論有錯，於是修正為「準點率為九成五」或是「在預定進站時間後半小時內，一定會到站」，而我們也同意運用觀察與實驗，來支持或反駁的新理論。但重點在於，你得先接受觀察到的事實，是可以推翻你理論的一部分或全部的。

再舉一個相反的例子：有些人相信善有善報、惡有惡報的來生。如果你問一個相信有來生的人，有什麼證據讓他們重新思考這項信仰，他們八成會賞你白眼，覺得你莫名其妙——這種信念不容許任何質疑。即使你不信來生，你能想出任何事實來否定嗎？這不表示相信來生是對或錯，但那不是科學，因為它不能透過觀察或實驗來否定或否證。

簡化論的典範是教條式的，宛如一種信仰，「**該典範不一定是最好，或是唯一理解與衡量事實的辦法**」的想法一開始就被否決。當代科學（尤其是生物與健康）緊緊攀著簡化論的教條，排斥常識或公平性，然而社會上最受尊崇、最有知識的人所受的訓練，竟是在這教條的局限下工作。回到之前的比喻：這些人花時間在研究、撰寫大象微不足道的細節，但沒有半個人意識到這是一頭大象。悲慘的是，我們竟信賴這種系統去探索真理，而其發現竟然主導公共政策，影響我們的個人抉擇……。

1. David Foster Wallace, "David Foster Wallace, In His Own Words," *More Intelligent Life*, September 19, 2008, http://moreintelligentlife.com/story/david-foster-wallace-in-his-own-words.

Chapter 5

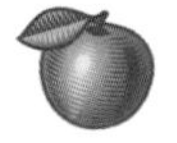

無解的營養觀

無論男女老少，大家的首要問題並不在於學習，反而是在於如何拋棄所學。

—葛羅莉亞·斯坦能（Gloria Steinem），女權運動者

現在我們對於簡化論典範的基本瑕疵已經有了概念，接下來要探討的是這個典範如何扭曲、鄙視營養與人類健康。

食品與營養在我狹小的世界之外，根本算不上什麼大事。翻開報紙，政治、商業、運動與影劇有專屬版面，但沒有任何一個版面在討論食物政策。關於食物的文章多在評論餐廳或是提供食譜，並與髮型、時裝與居家裝潢放在同一個版面。然而，食物實際上卻是一個非常重要的主題——**沒有食物就沒有文明！**糧食歉收、狂牛症爆發、農產品遭汙染，都可能快速癱瘓整個社會。我們自以為不會受到這些災難牽連，因為大家想到食物時，多半聯想到在超市買到的東西。每回走進超市，不都有滿滿的食物任君挑選嗎？我們不會餓肚子，何必杞人憂天？

然而，不必時時刻刻掛念食物，並不代表食物不重要。多數人不會滿腦子擔心氧氣夠不夠用，但是如果沉到水中，或者困在濃煙密布的大樓中，那麼你心裡想的，除了氧氣，還是氧氣。食物和氧氣一樣，是維持生存所必需。雖然大家呼吸的空氣相同，食物卻有很多選擇，那些選擇不僅決定我們如何吃，更左右如何利用農地、政府該補貼什麼、該如何教育下一代，以及創造出什麼樣的社會。

我們在超市可於農產品區、乳製品架、冷凍肉品櫃、罐頭與包裝食品區選購食物，裝進推車。我們可選本地農產品，或從南美洲大型農場進口的產品；我們可在速食餐館吃飯，也可在家開伙。如果飲食選擇造成體重暴增，還有上千種飲食方式可用來補救，例如阿金飲食法（Atkins）、舊石器時代飲食法（Paleo）、慧優體公司的瘦身課程（Weight Watchers）、長壽飲食法（Macrobiotics）……，種種選擇累積起來，就會影響國家的食品「體系」，而這體系也會深深影響個人決定。無論是體系或個人選擇，皆受到我們對營養的信念所驅使。

若非如此，食品包裝上何必列出營養標示？政府何必砸下大量的時間與金錢，擬定食物類別、食物金字塔、每日建議攝取量、每日最低需要量？食品暨藥物管理局又何必提出食品、藥物、補充品的規範，規定廠商能聲稱哪些健康益處，並強力執行呢？

食物雖不常上新聞頭條，但食物與國家的食物政策，卻能對社會造成重大影響。我們社會對於食品的每一項想法，幾乎都遭到簡化論的**染指**。本章要探討的，就是簡化論如何導致差勁的營養政策，混淆消費者，以及簡化模式為什麼不適用於營養。

我們不必時時刻刻掛念食物，並不代表食物不重要；食物雖不常上新聞頭條，但食物與國家的飲食政策卻能對社會造成重大影響。

「營養」是什麼？

我常思考「營養」這個字的定義。

在我五十年的學術生涯中，營養學系往往會在集體出遊充電時討論這個字的意思。只可惜沒什麼結果，因為每次出遊，大家又會提相同的問題。

每次的結論就是回到最初、類似一般字典中所找到的定義。例如《牛津英語詞典》（*Oxford English Dictionary*）寫的「**提供或取得身體健康與成長所需食物的過程**」，或如《韋氏詞典》（*Webster's*）寫的「**滋養或獲得滋養的行為或過程；動植物透過吸收與利用食物的過程總和**」。

這兩個定義我都不喜歡。《韋氏詞典》的定義有技術層面的缺陷，因為它用了「滋養」（nourished）這個字，而這個字是從「營養」（nutrition）衍生的。定義一個字時，總不能用這個字本身吧！《韋氏詞典》的手法正好說明營養這個字多麼棘手。

《韋氏詞典》的另一大問題，在於「總和」（sum）這個字。小學生就知道什麼叫總和，也就是兩個數目相加後，得到的第三個數目——不過是前面兩個數字加起來而已。這正是簡化論的精神所在：只要知道每個單獨部分，就能掌握總和。

《牛津英語詞典》與《韋氏詞典》都用到「過程」這個字，這一點很重要，卻過於模糊。《牛津英語詞典》的定義，提到食物不是提供的，就是取得的，於是營養的整個過程好像發生在體外。這麼一來，就不能把營養視為是體內的生物過程，也無法反映其複雜性。對簡化論者來說，營養是個別養分的影響相加的總和。在最受重視、最頻繁使用的兩種英語字典當中，對於營養的定義卻都有**誤導**之嫌，正說明簡化論的觀念在我們的文化中多麼根深蒂固。

被簡化的營養觀點

如果有人教過你「鈣可以增強骨骼」、「維生素A是良好視力所必需」、「維生素E是抗癌的抗氧化物」，那麼你就是這樣學習營養知識的。因此你也可能計算熱量、留意包裝食物上的營養成分比例、好奇自己是否攝取足夠的蛋白質，或是聽說番茄是茄紅素的良好來源就在吃薯條時沾大量番茄醬。

這些信念只有在簡化論的典範中**才有意義**，因為簡化論個別看待食物成分與個別營養素，並思考每一種營養素在體內如何運作，以及我們需要多少攝取量。這就是我們這些科學家所受的訓練，當初我的老師就是這樣教我營養學的知識，而我也這樣教導學生。在維吉尼亞理工大學的高等生化課如此，在康乃爾大學的高等營養生化課如此，而康乃爾大學研究所裡新開設的毒理學領域，也是這樣教授生化毒理學與分子毒理學。我和這個領域的其他教師一樣，依循以教科書講課的模式，將重點放在探討個別營養素、個別的有毒化學物質、以個別機制詮釋生化作用、探討一個個影響，彷彿每種營養素或化學物質都有主要機制和可解釋的因果關係，說不定還可利用這項機制，操控因果關係。

以傳統的簡化論方式授課時，概況如以下所述。首先談營養素的化學結構，接下來討論它在體內的作用：經由腸壁吸收到血液、傳送到身體、儲存、排泄，然後討論需要多少量以維持人體健康。我們將每一項營養素分開討論，好像這個營養素就和機械一樣可以獨立運作。換言之，教營養學表示要學生背誦事實、數字與化學反應路徑，這樣才能通過考試，但不問學生這些個別的資訊處於何種脈絡之中。

我們做研究時也和教學一樣。營養學研究的黃金標準（亦即較能獲得經費、可刊登在一流學術刊物上），是專注於一種營養素，並為其效用提出一種解釋。我的實驗研究計畫著重在個別原因、反應、酵素與作用所導致的影響，常未將這些元素放在身體的整體脈絡中。原因固然如先前所述，當初老師也教我以這種方式來思考[1]，但更因為我們這些科學家屈從於研究經費，不得不讓假設與實驗目標放在可衡量的成果上。

再看一次蛋白質和癌症

我早期研究黃麴毒素如何影響癌症形成，就是一個例子。本書引言提過，黃麴毒素是已知會導致肝癌的化學物質，而我在菲律賓做研究時，發霉的花生就會產生黃麴毒素。圖5-1是我們研究過程的概況，我們當時採用飲食含有二〇％的酪蛋白，也就是牛奶蛋白。

圖5-1 黃麴毒素致癌的線性模式

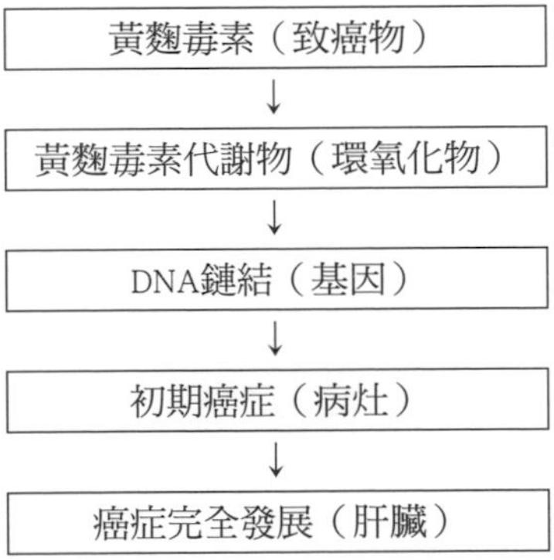

黃麴毒素（致癌物）
↓
黃麴毒素代謝物（環氧化物）
↓
DNA鏈結（基因）
↓
初期癌症（病灶）
↓
癌症完全發展（肝臟）

初步階段的實驗室研究完全符合簡化論的規則。

我們著重於一種致癌物（黃麴毒素），這種致癌物導致一種癌症（肝細胞癌），這是因為單一一種酵素（混合功能氧化酶mixed-function oxidase，MFO）將黃麴毒素代謝之後，會產生一種反應很強的產物（黃麴毒素環氧化物），引發單一的生化反應

（這種環氧化物會緊緊依附在DNA上，導致基因損壞）。每個階段似乎連貫，在生物學上也看似合理。我們發現，愈多致癌物與DNA結合，就愈會引發癌症[2]。哈！這就「解釋」蛋白質透過何種機制影響癌症啦！

關於上一段有幾點要補充：

首先，我不期待讀者了解每個部分，畢竟我所說的是複雜的生物與化學反應，用的是各地科學家為傳達精準訊息而使用的專業語言。讀者只要知道，根據此模式，A導致B、B導致C，然後導致了D。如果一開始的A（致癌化學物）愈多，那麼D（癌症）也愈嚴重。

第二，這模式即使你看不懂，也似乎很有說服力。這種研究貌似無懈可擊，因為它處理的是反應、基因突變與致癌作用等客觀事實，和人類行為與生活型態之類的複雜現象正好相反。只有排除現實生活中的混亂與複雜，我們才能對生物連鎖反應，提出線性、有因果關聯的說明。

雖然我們花了許多年，認真做許多研究，獲得了亮眼成果，也發表大量專業報告，卻有一大問題**沒有解決**：飲食中牛奶蛋白攝取量愈高，愈會導致大鼠罹癌這項發現，是否適用於其他蛋白質、化學致癌物、癌症、疾病與物種（例如人類）？

矛盾的研究結果

換言之，這項關於飲食蛋白質令人驚訝的異常結果，是否意味著我們熱愛動物性蛋白質是危險的錯誤之舉？少量牛奶是否也會促成人類罹癌？那麼其他疾病呢？其他動物性蛋白質也有相同的影響嗎？我幾十年來試著用簡化論的方式來解答這些問題，卻漸漸發現，這些問題根本不是簡化論科學法能夠回答的。這並不是因為設計不出實驗，將富含動物性蛋白質的飲食與典型全食物蔬食的影響加以比較。這些實驗都有人做，結果也令人大開眼界，尤其是艾索斯丁醫師、麥克道格（McDougall）、哥德漢莫（Goldhamer）、柏納德（Barnard）與歐寧胥的研究與臨床經驗（我們會在後文談到其中一部分）。

不，問題在於簡化論的研究太容易做出結論正好相反的實驗了，例如牛奶能預防癌症；魚油能保護大腦；大量動物性蛋白質與脂肪能穩定血糖、預防肥胖與糖尿病。因為僅透過顯微鏡來觀察（無論這是比喻或事實），就會**見樹不見林**，只看到廣大真相中的細枝末節，完全看不到背景脈絡，而搶到發言權的人影響力就最大，以這前述例子來說，最有影響力的就是大喊牛奶與肉是人類健康所必需的人，他們背後有肉類與乳製品產業撐腰。

只要有足夠的時間和金錢，我也能用簡化論的方法做實驗，倡導可樂、油炸士力架巧克力條（這是北卡羅萊納州園遊會的熱門零食），甚至黃麴毒素都有益健康（我們就曾在實驗中，獲得黃麴毒素有益健康的結果[3]），只要操縱實驗樣本就行，例如研究可樂對於快在撒哈拉沙漠渴死的人有何影響，或士力架巧克力對凌晨兩點疲憊駕駛的死亡率有什麼影響。我也可以衡量幾百種不同的生物標記，最後只說出支持我偏見的那些結果。要不然，也可以和前一章提到的摸象人一樣，老老實實做實驗，最後得出不完整且有誤導之嫌的結果，因為我的視野根本有限。

這些矛盾是主流的研究架構所促成的，因此媒體上出現的研究結果往往也是矛盾的。無論我們的信念是來自教科書、食品包裝或政府的訊息，簡化論的架構使得社會上種種營養觀念互相衝突、莫名其妙。

只要有足夠的時間和金錢，很多人都能用簡化論的方法做實驗，只是簡化論的研究太容易做出結論正好相反的實驗，反而讓人無所適從。

不只出現在實驗室

雖然簡化論是源於實驗室，對於大眾想法的影響卻和學術界一樣深遠。因為科學家與研究人員被視為是「專家」，其觀點會滲透到社會對營養認知的各個層面。

如果你拿一本中小學課本，翻閱有關營養的章節，就會發現裡面有一大串已知的營養素，包括十幾種維生素與礦物質，可能還有多達二十或二十二種胺基酸，及三大主要營養物質（脂肪、碳水化合物與蛋白質）。這些化學物質與其效果，被視為是營養的本質：每一種營養素都要充分攝取，但不要過量，這樣就沒事了。這個觀念沒有變過，我們從小就是以個別的元素需求來思考食物，例如吃胡蘿蔔可獲得維生素A、柳橙有維生素C，喝牛奶才能攝取鈣質與維生素D。

如果我們喜歡某種食物，當然樂於從中攝取營養素，但如果是不喜歡的食物，例如菠菜、球芽甘藍或是地瓜，那不吃也沒關係，改從營養補充品攝取等量的養分就行——可是就連最新的簡化論研究也顯示，補充品**根本沒用**！一顆蘋果在我們體內所發揮的功效，遠超過以藥丸攝取到的蘋果已知營養素。整顆蘋果遠不只是各個部分的總和，然而簡化論的世界觀卻讓我們不再重視食物本身，只在乎裡頭的營養素。

每當我們看食品包裝上的標示，這個觀念就會再度獲得強化。有時標示上頭的列表很長，而典型的標示是列出許多個別營養素，以及每一份食品中各種營養素的含量（見圖5-2）。

我在一九九〇年曾擔任美國國家科學院（National Academy of Science）專家委員會的成員，接受食品暨藥物管理局委託，推動食品的標示標準化與簡單化。委員會上有兩派想法，其中一派希望標示上能盡量告訴消費者，食品中每一種營養素的含量有多少；我所屬的另一派，則想盡量減少標示上的量化資訊。我認為

圖5-2 食品營養標示的典型範例[4]

Nutrition Facts

Serving Size: 2 fl. oz. (60 ml)
Servings Per Container: about 13

Amount Per Serving	
Calories 45	Calories from Fat 10
	% Daily Value*
Total Fat 1g	**2%**
Sodium 30 mg	**1%**
Potassium 110 mg	**3%**
Total Carbohydrate 8 g	**3%**
Dietary Fiber 2 g	**8%**
Sugars 7 g	
Protein <1g	

Vitamin A 10%	•	Vitamin C 50%
Iron 2%	•	Vitamin E 50%
Vitamin K 10%	•	Niacin 20%
Vitamin B_6 20%	•	Vitamin B_{12} 20%
Pantothenic Acid 20%		

Not a significant source of saturated fat, trans fat, cholesterol, or calcium.
*Percent Daily Values based on a 2,000 calorie diet.

對大眾最好的做法，是多提供一般資訊，例如列出成分，不用提供太瑣碎的細節（我這一派輸了，不過我們在報告中提出的新標示方式比原來的更清楚）。

成分很重要的原因，不光是**避免消費者過敏**。如果成分中有許多消費者連唸都不知道怎麼唸的字，那就引不起食慾；而早餐穀片中若有大量高果糖玉米糖漿，想必消費者一定會想知道。但是納入字體很小的細節，例如有多少微克的菸鹼酸，反而在兩方面幫了倒忙：第一，消費者根本看不懂，於是乾脆不看。第二，這暗示只有標示上的營養素（已知營養素的一小部分）重要，甚至以為食物裡只有這些營養素。而這兩點，只會讓大眾的飲食選擇更不健康。

政府不光是以營養成分標示，來讓簡化式的營養哲學變本加厲。有個例子大家一定知道，就是政府費時多年建立了一套營養素資料庫，將所有食物的營養成分納入其中。早在一九六〇年代初期，美國農業部就已著手建立巨大的資料庫，記錄每種食物及其一大串營養素與含量。這資料庫早就已經上線（http://ndb.nal.usda.gov），供民眾查詢。

政府也找科學家提出營養素建議量，從而鼓勵了簡化論式的營養政策。這項做法是著重於每種營養素需要多少的量，才足以維持健康，而營養素建議量的影響遠超過線上資料庫。國家科學院的食品營養委員會每五年就會審閱最新的科學進展，更新建議量。二〇〇二年，委員會修正了每日建議攝取量（RDA），不僅光提供一項數字，還指出攝取量的範圍，以增強健康、減少疾病（現稱為「每日參考用量」RDI）。問題是，每日參考用量仍著眼於個別營養素。這些用數字表達的建議量成了一種標準，學校營養午餐、醫院飲食指南與其他政府補貼的飲食服務計畫等公共營養方案中，都照這標準來控制攝取量。

消費者有政府提出的建議與龐大的營養資料庫，能查每日參考用量，然後到資料庫交叉比對，看看應該增減什麼食物，以攝取適當的營養。當初擬定每日參考用量的人一定很好奇：以前的人沒電腦，那該怎麼吃得夠營養，生存繁衍？

當然，**沒有人**會依照資料庫與每日參考量來飲食，但是這樣將食物量化，只會更讓大家認為這是了解營養的最好方式，而簡化論的工具也使許多人擔心自己每日營養攝取量不足。因此在二〇〇七年，美國人花在營養補充品的金額共高達兩百五十到三百億美元[5]。現代人似乎認為，一定要使用營養補充品。同樣地，長久以來，食品會強化特定營養素，例如鐵、硒、鈣、維生素D、碘，因為世界上有些地區或族群的人缺乏這些營養素，導致健康出現問題。

在營養極度缺乏的情況下，特別留意個別營養素還算有理，例如十九世紀英國水手缺乏維生素C而罹患壞血病，第三世界國

請想一想，以前的人沒有電腦，沒有辦法查詢每一種營養素的每日參考用量，那他們要怎麼知道自己吃得夠營養呢？

家的貧民甚至因缺乏蛋白質而喪命。在營養不良的狀況下，補充品可在短期內先爭取時間救人一命，之後再設法建立長期體制，以真正的食物來提供充分均衡的營養。然而美國人的問題多半在於**飲食過剩**，取得的食物資訊又太過瑣碎，因此根本受到**誤導**。這現象叫人吃不消，正如勵志演講者吉姆．羅恩（Jim Rohn）的至理名言所說的：「只專注在不重要的瑣事上。」

被曲解的健康概念

簡言之，無論是專業人士或一般人，大家在討論營養、販賣與實踐營養觀念時，幾乎都指出特定營養素，也常指出特定的攝取量。無論是維生素、礦物質或脂肪酸，我們都很在意要多少「量」，最念念不忘的當然就是「熱量」。

先前討論過這種偏執的觀念來自於何處，為何有這種情況其實也很容易明白。多數人都想常保健康，而我們所受的教育是必須以精準、正確的量，把這些營養素攝取到體內。所以無論是慧優體念茲在茲的熱量計算，或帶狀飲食法（zone diet）40/30/30的謬論，都相信愈是精確遵守攝取量，就愈能控制健康成效。

可惜的是，這想法根本不正確——營養不是二加二等於四的數學等式。吃進嘴裡的熱量無法控制營養，至少無法完全控制。真正有控制力的，是身體如何運用食物。

曲解1 人體沒有我們想像中簡單

準備好仔細閱讀了嗎？我要解釋一項幾乎沒人承認的營養知識：一餐裡所攝取營養素的量，和在體內實際起作用的主要區域（亦即「生體可用率」bioavailability），幾乎**沒有直接關聯**。比方說，如果某一餐攝取一百毫克的維生素C，第二餐攝取五百毫克的維生素C，並不表示第二餐到身體組織內、供其運用的維生素C，為第一餐的五倍。

聽起來是壞消息嗎？對簡化論者來說的確不妙。這表示我們無法預測營養素到底有多少獲得利用，因而無法確知到底該攝取多少——「不確定性」是簡化論者最大的夢魘。

但其實這是一樁好事。我們無法預測身體吸收利用多少一種養分，原因在於在適當範圍內，得看身體當下的需求。這不是**很神奇**嗎？如果以更科學的語言來表達，一種養分被消化、吸收、供不同組織與細胞使用的比例，多取決於當時身體對於這種養分的需求。這得依賴身體不斷「感覺」，以及從吸收到利用的「路徑」上各階段的種種機制來決定。該運用哪些養分，哪些又可以不必代謝、直接排出，都由身體主導。養分所經過的路徑一再分支，通過各種反應形成的迷宮，這過程非常複雜難料，絕非簡化論單純的線性模式能說明。

我們攝取β-胡蘿蔔素（beta-carotene），最後實際轉成最常見的代謝物「視黃醇（retinol，維生素A）」的比例，可相差到八倍之多。β-胡蘿蔔素的攝取量愈高，轉換率就會降低，以確保吸收的絕對值維持一定；鈣的吸收率至少相差兩倍，攝取量愈高，吸收到血液中的比率就愈低，只要攝取量足夠就停止。鐵的生體可用率為三到十九倍⋯⋯，幾乎每一種營養素與相關化學物質都有這種現象。

簡而言之，幾乎所有營養素的攝取量與利用量都不是線性關係。許多專業人士明知這一點，但很少人完全體會到這複雜性多麼重要。這表示營養素資料庫其實**沒那麼有用**，也表示：聽從簡化觀點，服用大量各種個別的營養補充品，無法保證這些營養素能獲得利用（其實消化過程是複雜而動態的，因此超量攝取單一營養素，只會導致其他營養素失衡）。

曲解2 食物本身的營養素差很大

無法確知某營養素會被身體利用多少，只是眾多不確定性的一項。食物本身含有多少營養素，其差異遠超乎想像。以β-胡蘿蔔素（以及與它相關的類胡蘿蔔素）這種抗氧化維生素為例，β-胡蘿蔔素在同一種食物的不同樣本中，就可以相差三到十九倍，甚至四十倍——桃子就是如此。沒錯，假設你左右手各拿一顆桃子，右手桃子的β-胡蘿蔔素，可能是左手桃子的四十倍。這和季節、土壤、儲存與處理過程，甚至果樹的原始位置都有關。不僅β-胡蘿蔔素如此，在四種煮熟的成熟豆子中（黑豆、敏豆、白豆、花豆），雖然鈣質含量相對穩定，但也相差二．七倍，每杯從四十六到一百二十六毫克不等。

食物營養素含量的差異，會與人體營養吸收利用率的差異出現加乘效果。這裡以簡單的算術來說明：假設胡蘿蔔的β-胡蘿蔔素可相差四倍，而透過腸壁吸收到血液的比例也不一定，假設再相差兩倍，那表示理論上任何胡蘿蔔送到血液的β-胡蘿蔔素，隨時都可能差到八倍。

這差異又大又難以確認，而無論相差兩倍還是四十倍，其所傳達的訊息都一樣：不論我們在何時何地吃某種食物，都**無法確知**任何營養素實際上到底有多少可供身體利用，實際利用的又有多少。

曲解3 超級複雜的交互作用

等等，不確定性還沒講完呢！你可能沒想到，前面提到的三種營養素還會影響彼此的活性。鈣會減少鐵的生體可用率達四〇〇%，類胡蘿蔔素（例如β-胡蘿蔔素）則可增加鐵的吸收率達三〇〇%。理論上，將高鈣低類胡蘿蔔素的飲食，與低鈣高胡蘿蔔素的飲食相比較，鐵的吸收率就可以相差八〇〇%到一二

○○%。但即使理論上的差距只有一○○%到二○○%，就已是很大的差異了；就部分營養素來說，組織裡的養分濃度差個一○%到二○%，就會產生嚴重後果。

食物中個別養分的交互作用龐大且動態，這觀念有很重要的實用意義。

德州農工大學（Texas A&M University）的凱倫・庫賓納（Karen Kubena）與大衛・麥克摩瑞（David McMurray）曾提出一篇優秀的報告，將過去針對「林林總總的營養素對出奇複雜的免疫系統的影響」所做的研究，予以摘要[6]。有些營養素會兩兩成對，彼此影響，再影響免疫系統的組成部分。這些成對的養分包括維生素E與硒、維生素E與維生素C、維生素E與維生素A、維生素A與維生素D。礦物質鎂會影響鐵、錳、維生素E、鉀、鈣、磷與鈉，而這些礦物質會影響數百種處理它們的酵素；銅會和鐵、鋅、鉬與硒起交互作用，影響免疫系統；飲食蛋白質會對鋅產生不同影響；維生素A與飲食脂肪則會彼此作用，進而在實驗中左右人為誘發的癌症進程。

即使是同一種類、關係相近的化學物質，同樣也會彼此深深影響。比如說，許多脂肪酸會影響其他脂肪酸對於免疫系統的活動；植物油所含的多元不飽和脂肪對乳癌的影響，會被飲食中的完全飽和脂肪大幅改變。

鎂經證實是三百種以上的酵素運作所不可或缺，這正好說明林林總總的營養素之間，有**不計其數的交互作用**。這些交互作用對於藥物代謝酵素與免疫系統的影響，也在其他系統上出現，例如荷爾蒙、酸鹼平衡與神經系統[7]。

這裡所引述的證據，只是體內每分每秒在發生的大量交互作用中的一小部分。只研究單一營養素或藥物的作用，不考量其他化學因素可能帶來的改變，顯然愚不可及。這項證據也提醒了大家，我們必須慎重考量是否要巨量攝取從全食物中所分離出來的個別營養素。

人體要吃全食物是經過**長年演化**而成的，因此能處理全食物中所結合的營養素與其間的交互作用，但如果只給身體一萬毫克的維生素C，那一切就很難說了。

不準的「精準性」

讀者可能有發現，即使在討論各種營養素吸收時的變數，我仍是從相當簡化論的方式出發。我是從單一的營養素來討論變異性，也討論這些營養素在食物中的含量差異，以及在人體發揮作用時又差距多大。

正如前述，同時攝取兩種營養素會影響兩者的利用，在同時攝取大量營養素（亦即吃食物時），而養分又彼此結合，這麼一來變數也更複雜難料。現在談的可不只是三種左右的不同營養素及體內不同系統彼此影響，而是整體飲食中的活性元素。我們根本無法知道一口食物、一餐或一天裡到底吃進多少種化學物質？幾十萬種？百萬種？這衍生的複雜性簡直無邊無際。

若得靠著大腦思考該吃些什麼、吃多少量、如何組合，否則會有營養失衡或罹病風險，那麼人類早就滅亡了。幸好我們的任務簡單多了：只要吃對了食物，份量充足但不會太多，身體就能自然代謝食物中的養分，隨時正確滿足需求。

身體能很精準地控制養分濃度與代謝物，因此養分在身體起作用的量，是介於很狹窄的範圍。以某些營養素來說，濃度須維

人體內每分每秒都在發生大量的交互作用，只研究單一營養素或藥物的作用，不考量其他化學因素可能帶來的改變，是愚不可及的一件事！

持在某種限度，否則會造成重大的健康問題，**甚至死亡**。簡言之，身體能減少各養分濃度的過大變化，分出哪些必要、哪些過多，讓組織裡的濃度趨於穩定。

這觀念也可從另一個地方展現出來，即血漿中幾種營養素的「參考」範圍，如圖5-3所示。你或許在就醫時，曾在生化體檢報告上看過這些數據。假設受檢者是健康的，那麼血液中的營養素通常就會位於這個「正常」範圍內。不過，請看看這範圍多麼狹窄，只有一・一至二・三倍，然而食物中營養素含量的差異，卻可高達五到十倍，甚至更多。

圖5-3 血液檢驗參考值[8]

營養素	參考值範圍	倍數差異
鈉	135～145 mmol/L	1.07
鉀	3.5～5.0 mmol/L	1.43
氯化物	340～370 mg/dL	1.09
鈣（游離鈣）	1.03 mmol/L	1.23
鐵	9～21 μmol/L	2.33
銅	11～24 μmol/L	2.18
鎂	0.6～0.8 mmol/L	1.33
蛋白質總量	60～78 g/L	1.30
維生素A（視黃醇）	30～65 μg/dL	2.17

總之，你透過食物所攝取到的營養素，身體會不斷加以監測並調整，讓很大的變異縮到符合人體健康所需的很小範圍。

和複雜的接球動作一樣

聽起來人體要做的事很多吧！實際上，人體天生構造就能做到，而且做得很好，過程根本不必有意識的干預。

想像一下接住別人扔球的簡單動作，你知道這個過程多麼複雜嗎？

首先，你的眼睛要注意到這個物體，辨識出這不是一窩黃蜂或裝滿凡士林的氣球。之後眼睛會和雙筒望遠鏡一樣，開始將令人眼花撩亂的大批資料傳到大腦，協助判斷球的大小與速率。即使你高中幾何不及格，大腦還是能算出拋物線的路徑；即使你物理當掉了，大腦仍會計算這球的質量、加速度與力。大腦在處理這些資訊的同時，也會與控制手臂與手部的神經溝通，還有背部、頸部、腿部的固定肌與交感神經系統，讓你在看到這東西迎面飛來時，依然保持平靜。

於是你會伸出手臂，以手握住這顆球。身體能同時應付這麼多輸入的訊息，並完美協調出即時回應，實在相當奇妙。

不過，假如有人堅稱學習接球的正確方式，是把所有相關的數學與物理現象都計算出來——也就是要衡量與計算速率、拋物線，以及風速等等，這麼一來，學校就會安排一大堆「接球」課程，老師會爭論哪一種教學方式最好。大概會有百分之一的學生能在這種方法的訓練之下，精通接球之道，其他多數人則認為這攸關生死，卻怎麼也接不住，只能被打得七葷八素。要是哪天發現了某個文化中，人人都知道如何接球，我們的科學家就會研究起人家的生理，還有人家的球是以何種材料製作、關於接球這個議題的公共政策，希望能解答謎團，找到方法來「治療」接不到球的問題。

專注於個別營養素與其特性、在食物中的含量、組織中的濃度與生化機制，就像用數學與物理去計算如何接球，然而，大自然並不是這樣演化的，這樣會讓適當的營養變得沒必要的複雜。身體有最妥善的策略，運用無數機制，透過消化、吸收、傳送與代謝路徑，輕鬆確保組織裡的養分濃度符合健康需求，根本不須查資料庫。然而，一旦讓簡化論主導我們對營養的研究與理解，良好的健康將是無解之謎。

1. 我還記得一九五六年在康乃爾的碩士學位最後口試時，被要求背誦當時已知的所有胺基酸名稱與化學結構。我背不出來，考試差點不及格——即使我已經教授這方面的知識那麼多年，現在依然背不起來。
2. R. S. Preston, J. R. Hayes, and T. C. Campbell, "The Effect of Protein Deficiency on the In Vivo Binding of Aflatoxin B1 to Rat Liver Macromolecules," *Life Sciences* 19, no. 8 (October 15, 1976): 1191-98.
3. K. D. Mainigi and T. C. Campbell, "Subcellular Distribution and Covalent Binding of Aflatoxins as Functions of Dietary Manipulation," *Journal of Toxicology and Environmental Health* 6 (1980): 659-671.
4. "MonaVie: Discover the Beat of a Healthy Heart," Monavie.com, accessed December 2, 2012, http://www.monavie.com/products/health-juices/monavie-pulse.
5. Office of Dietary Supplements, "Dietary Supplement Fact Sheet: Multivitamin/mineral Supplements," accessed December 2, 2012, http://ods.od.nih.gov/factsheets/MVMS-HealthProfessional.
6. K. S. Kubena and D. N. McMurray, "Nutrition and the Immune System: A Review of Nutrient-Nutrient Interactions," *Journal of the American Dietetic Association* 96 (1996): 1156-1164.
7. T. C. Campbell and J. R. Hayes, "Role of Nutrition in the Drug Metabolizing System," *Pharmacological Reviews* 26 (1974): 171-197.
8. N. W. Tietz, *Textbook of Clinical Chemistry* (Philadelphia: W.B. Saunders Co, 1986).

Chapter 6

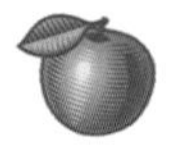

犧牲現實的研究法

別怕向前邁出一大步。要跨越深淵，不能只輕跳兩下。

—大衛．勞合．喬治（David Lloyd George），英國政治家

之前幾章探討到，簡化論的典範深深影響科學界與政府對營養學的理解，進而左右大眾的營養觀念。我們也說明讀者若能仔細思考，就會發現營養是完整的體系，既複雜又變數多，光從簡化論的框架無法完全理解。

本章要進一步探討簡化論與整體論的科學研究方式有何差異，以闡釋簡化論的世界觀雖試圖理解並操縱出奇複雜的人體系統，但往往無法勝任。

營養不該是單純的A導致B

第五章提過，簡化論把科學視為數學等式，試圖尋找因果關係，而尋找過程愈專注某個焦點愈好，研究的最終目的在於能有

把握地去主張「A導致了B」的過程。一旦熟悉了這一點，要是我們想減少或消除B（例如肝癌），只要設法減少或消除A（例如黃麴毒素），或阻擋A導致B的過程就可以了。簡化論科學觀的骨子裡，是假定世界以線性、單純的因果關係在運作。這是什麼意思？要證明A導致B，標準的條件是三段式的：

1.A總是在B之前。
2.B總是跟在A之後。
3.沒有任何C可能導致B。

這過程沒什麼游移空間，更沒有混亂、無法預測性與複雜交互作用的餘地，總之就是**不承認**系統複雜得無法精確描述，**不接納**任何不確定性。正因如此，菸草公司才能讓科學家說出吸菸不會導致肺癌，因為並非所有的吸菸者都會罹患肺癌，也不是所有的肺癌患者都是因為吸菸。在簡化論的世界裡，「吸菸不會導致肺癌」這種說法是完全正確的，但要在現實世界理解香菸對肺癌的深遠影響，進而阻止大眾吸菸，是不能仰賴簡化論的。

在簡化論單純的因果關係觀念裡頭，世界終究和時鐘一樣呆板。有些簡化論的科學哲學家，甚至誇張到主張自由意識不存在，因為我們的思想、情感與衝動都只是化學反應，而這些化學反應又是其他化學反應所促發的。這一切可不斷延伸，適用範圍甚至可追溯到宇宙大霹靂。

心理學家亞伯拉罕・馬斯洛（Abraham Maslow）的說法很有智慧：「如果你只擁有一把鐵鎚，你往往會把一切問題視為釘子。」如果看待事情的唯一方式，就是世界是以單純的因果關係在運作，那就只會發現到處都是單純的因果關係，即使那些因果關係根本不存在；我們看到的世界並非世界的原貌，而是我們期待的樣貌。簡化式的研究自然會帶來簡化式的發現，不可能有其他結果。反過來說也一樣：既然簡化論的研究方法是假設世界以單純的因果關係運作，那麼在研究主體中若找不到單純的因果關係，就表示並未以正確方法來探討問題，或尚未具備充分的觀察或運算能力來揭曉答案。然而，要看出大自然奇妙的複雜性，唯一的辦法就是先讓自己這樣看待大自然。

探尋複雜性，其實比找出單純的因果關係要難得多。單一的因果關係較容易衡量，而產生令人滿意的答案（只是這答案可能沒用），因為在現實中，無論系統內的交互作用多複雜，「好」的簡化式科學家會假定，系統裡成千上萬，甚至數十億種因素之中，只有一個是充分且必然導致研究中的結果。吸菸者較易罹患癌症？這對簡化論者來說根本無法證明什麼，除非能把香菸內的某一種化學物質獨立出來，證明此物質一定會致癌。吸菸的後果是因為生活型態與營養而變化，或某人吸菸到底是偶爾怡情還是菸癮大到不行……，簡化式研究對這些複雜性一律視而不見。

然而從某方面來說，尋找複雜性又比尋找僵化的因果關係簡單。簡化論者或許是以單純的因果關係模式來做研究，可是這些模式常常帶來無法預料、無法解釋的發現，最後得到的答案既複雜又令人不解，有時完全難以置信。整體論雖以複雜的因果模式出發，最後往往獲得單純的解答，例如「**多吃全食物蔬食，就能解決多數健康問題**」，還有比這更簡單的嗎？

換言之，簡化論的研究常需要「新的」複雜性來介入，尤其是更複雜的研究方法與解釋。有個笑話流傳已久：一名酪農無法讓牛生產夠多的牛乳，於是求助於附近的大學。大學派一批教授

「如果你只擁有一把鐵鎚，你往往會把一切問題視為釘子。」我們看到的世界並非世界的原貌，而是我們期待的樣貌。

過來，由一名理論物理學家領軍。經過幾週的密集研究之後，研究團隊回到大學，思索各種可能的解決方案。最後物理學家回到農場，要來解決牛乳產量不足的問題，只是在說明解答之前先提出警告：「這個解決方案適用於真空狀態下的外星牛。」這個物理學家的做法和所有簡化派營養學家一樣，在學術圈裡大費周章尋找出的解決方案，卻不能在現實世界運用。**難怪有人把「學術」定義為「非實際的」！**

幸好我在真正的酪農場長大，不會去做真空中的太空牛這種研究。我進入學術界時，就知道生化極為複雜，也知道做研究有何挑戰。如果一心追求簡化，讓研究符合理論框架，那這種研究能得到什麼成果？

但是，別誤以為科學全面陷入簡化論的泥淖。比方說，粒子物理學就粉碎了簡化論者尋找「單子」（monad）的夢想，所謂「單子」，是無法再切割出更小部分的基本粒子。

科學家先發現的是原子。我們在學校時，又學到許多後來發現的大型亞原子粒子，也就是質子、電子、中子。後來事情愈來愈詭異，又出現微中子、夸克、緲子、玻色子、費米子。科學家剛發現這每一種粒子時，都以為這是最基本的粒子，但後來又會有其他理論或觀察指出，還可以再細分下去。物理學家觀察得認真仔細，原本實心的物質又會變成空蕩蕩的空間，中央以微小粒子為核心；現在最先進的物理學家則把物質視為一種密集的能量型態。近年發現的希格斯玻色子（Higgs Boson）會被稱為「上帝粒子」，其實不令人意外。粒子物理學家明白，就算是最極端的簡化式觀察，仍應以顧全全貌的整體論為本。

許多物理學家驚奇地指出，原子、細胞、行星、星系與宇宙整體本身之間，有自相似性（self-similarity，譯註：指整體的某部分，和這個整體本身或其他部分相似）。整體論的一項特色，就是不同層級都有自相似性。二十世紀興起的量子理論，更是給了簡化論一記棒喝——量子物理主張，任何原本被認為是機械式的事件，其實都存在著不確定性。理論物理學家與知名作者史蒂芬・霍金（Stephen Hawking）曾提過能回到過去的亞原子粒子，這就是「逆因果律」（retrocausality），意指某些結果可能在原因之前發生。這不就是把講究因果關係的簡化論，送進墳墓裡了嗎？

然而許多科學家仍堅持在十七世紀牛頓的世界裡運作，尤其是那些負責研究人類健康與疾病的科學家（例如營養學家）。

如何找到證據？

科學家能爭論哲學爭上一整天，但真正重要的還是證據。問題來了：什麼才算證據？哪些尋找答案的方法會被認為「好的」或「不好的」科學？哪些主題應該探索？哪些方法才是適當的探索方式？

即使科學自許客觀、不追求任何價值，但上述問題的答案卻相當主觀。會得到什麼樣的答案，與當初提的問題及找答案的方法息息相關。

比方說，研究人類健康與疾病原因的流行病學家，以「研究設計」一詞，表示探索問題的方法。林林總總的研究設計可視為連續體，這連續體上有最純粹的整體論觀點，也有最簡化式的觀點，下文要探討的就是這連續體中間的幾個點，之後會更仔細探討兩者的差異及收集的資料有何不同。這會對最後的研究結論產生不同影響，營養學尤其如此。

整體論證據來源1 生態性研究

要找出最適合人類的飲食，就是對已存在的人口加以調查、比較，看看他們吃什麼及其健康的程度，這做法只有最極端的簡化論者不會同意。流行病學家把這種研究稱為生態性或觀察性研究，其主要特色為研究者會進行觀察，但是不介入，之後再探討幾種觀察得到的事實，例如食物攝取與疾病率。不過，他們**並不去設法證明**其中一項導致另一項，相反地，研究者只單純記錄人口原本採行的飲食與疾病的特徵。如果生態性研究和拍一張快照一樣，探討相同時間點上一群人的飲食與疾病特徵，則稱為「橫斷面研究」。群體可以是幾百人的小社群，也可以是一整個國家的人口。

生態性研究的目的，在於彰顯變因之間的關聯，而非證明某特定的投入因素會導致特定的產出結果。這種關聯性往往以投入與產出的相關性、生物相關性與統計的可能顯著性來表示，因此這種研究也稱為相關性研究。

這類研究所收集到的資料是整體人口中的平均現象，因此無法為其中的個體提出因果關係。若想從資料解讀出因果關係，則犯了「生態謬誤」（ecological fallacy，或譯「區群謬誤」）。比方說，我們在觀察不同的群體，其中汽車密度較高的群體（意味著較富有的社群）和乳癌風險較高有關，而較富裕的群體乳癌風險也較高，但如果提出的結論是汽車會導致乳癌，或告訴擔心罹患乳癌的女性應避免開車，那就莫名其妙了；相反地，這意味兩種群體有相同點，值得進一步研究。生態性研究的優點在於能凸顯重要模式，並比較不同生活型態的相對結果，然而這種研究無法在結論中指出特定的原因，因此簡化論者會認為這種研究設計得不好。

我們在中國所做的營養研究計畫（亦即《救命飲食》的主要研究），正好就是個橫斷面的生態性研究。我們運用各種不同的證據發現：在中國各地，動物性產品攝取量愈高者，特定疾病的發生率與死亡率也愈高，包括各種癌症、心臟病、中風等等。然而，批評者卻指出，我們不能依據這項相關性，聲稱全食物蔬食對於降低疾病罹患率有任何效果，因為我們的研究設計並不足以凸顯這一點。

這批評有對也有錯。簡化論的哲學指出我們不能聲稱全食物蔬食能降低罹患疾病的風險，表面上這批評似乎有理，因為我們也不能說開車會導致乳癌，但仔細檢視之後，就會發現這樣的類比不正確。

我們並不是將其中一項投入因素（開車）和產生的結果（乳癌）加以比較——我們探討的營養是一套極複雜的過程與交互作用，不能把它當成是單一的投入因素。我在構思中國營養研究時就假定營養對健康的影響是全面性的，無法以簡化的方式思考，換言之，我不會特別關注是否多攝取維生素C就能預防感冒，而想以更全盤性的觀點，確認一種特定飲食是否比其他飲食明顯有益健康。要達到這個目的，就是研究整體生態系統的人。我們選擇了飲食方式與西方人大相逕庭的中國鄉村人口，有夠多的人數及夠多樣的生活型態、健康與疾病狀況能看出整體局面——我們可以看到整頭象，而非只是象鼻或象牙。這麼一來，就能驗證關於特定食物類別，是否和某些有類似生化因素的疾病有關，之後就能評斷這類食物是否導致那些疾病，或予以預防與治療。

整體論證據來源2 仿生

整體論還會採取另一種方式，探尋何謂「理想」飲食：觀察與人類最接近的大猩猩與黑猩猩吃什麼，這種策略叫做「仿生」（biomimicry）。數萬年以來，靈長類和人類不同，飲食未曾改變，所以我們可假定靈長類靠**直覺**所選取的食物，能讓牠們持續健康。此外，野生靈長類沒受到速食店廣告與政府宣傳的影響，直覺或許比人類更可靠。不僅如此，野生靈長類不必為了飲食習慣不良所造成的後果吃藥、動手術，因此，若有群靈長類動物真的在吃不健康的食物，那麼牠們可能會肥胖、病重，根本無法生存繁衍。

根據《人類的出路：探尋生物模擬的奧妙》（*Biomimicry*）作者珍妮・班娜斯（Janine Benyus）的說法，早期人類可能就是採用這種整體性的策略，決定哪些植物可放心食用，哪些有毒。畢竟從演化的觀點來看，叫別人代替你去嘗試新食物很合理。

觀察動物雖無法帶來結論，卻能當成**飲食研究的起點**。比方說，若留意到黑猩猩與大猩猩只吃全食物蔬食，卻有強健的骨骼與肌肉，就足以推翻人類需要動物性蛋白質來增強與維持肌肉量的觀念。地球上最大的陸生動物（如大象與犀牛）也只吃全食物蔬食，牠們並未因此而孱弱。

簡言之，以仿生性的觀點將人類視為一物種，就能把營養議題放在新的思考架構。觀察和人類相近的動物如何飲食，所得到的洞見是觀察人類飲食習慣所得不到的，畢竟後者已受到農業、冷凍、加工處理等科技影響。這樣也能藉由提出疑問，看出目前研究範圍中哪裡可能有錯，也能為簡化式研究方式指出新的研究區塊。

整體論證據來源3 演化生物學

整體論的第三種研究方式為演化生物學，亦即檢驗人類的生理構造，判斷人體經演化後該攝取與處理什麼。舉例而言，學者研究了人類消化系統的長度、牙齒形狀與數量、站立姿勢、下顎

> **與人類最接近的黑猩猩與大猩猩只吃全食物蔬食卻有強健的骨骼與肌肉，所以人類要增強與維持肌肉量其實不一定要攝取動物性蛋白質。**

形狀、胃部酸鹼值等特徵，並與肉食性動物和草食性動物比較，再用逆向工程的做法，倒推回人類的「構造」可能該吃哪種食物。順帶一提，我們和草食性動物的特色幾乎一致，卻與肉食性動物截然不同。

簡化論證據來源1 前瞻性實驗

簡化式的研究設計中，最受推崇、最常見、花費經費也最多的形式就是前瞻性研究。它會即時記錄資訊，影響一發生就能立刻觀察到。最單純的形式就是干預一組受試者（實驗組），另一組（控制組）則不予干預。簡化式研究的圭臬是稱為「隨機對照試驗」的前瞻性實驗，「隨機」是指受試者會隨機分配到實驗組或對照組。理論上，隨機分配能將可能混淆結果的變數平均分攤到整個群體之中，將變數的影響消除。如果你擔心老菸槍是否會影響某種干預手段的實驗結果，那麼隨機分配就能發揮統計學的力量，將變數平均分攤到群體中，讓這變數不再重要。

隨機對照試驗通常有「雙盲」的特色，亦即研究者與受試者都不知道受試者是否接受干預。例如在藥物測試時，雙方都不知道受試者所服用的藥物究竟是實際的藥物，或只是外觀相似的安慰劑[1]。這麼一來，病人不會因為自以為服用神奇藥物而病況改善，研究者也不會下意識對於服用安慰劑和有活性成分藥物的病人有差別待遇。

前瞻性實驗被視為「乾淨」的研究設計形式，可更精準鎖定細節，也可盡量降低現實世界中的混亂與「噪音」。這讓研究者能把他們干預方式的結果獨立出來。把單一的變數（X）獨立出來，就能讓研究者說「X導致了Y」，也就是Y為X發生之後的結果，如果X不存在，Y也不存在。

這種做法最有用的時機，是其中一項因素獨立出來研究有其道理的時候，例如評估一種新藥物的安全性與效用。然而，即使是藥物測試的情況下，也很難兼顧控管環境下的確定性，與混亂現實世界的應用性。控制得愈完美無瑕的實驗，和現實生活的差距也愈大。

雖然將特定化學物質獨立出來研究，可得到不少發現，但牽涉到有多重因果的複雜交互作用時（也就是現實生活），這些研究方式就無法提出預測模式。

簡化論證據來源2 病例對照研究

另一種常用的研究設計，就是病例對照研究，雖然簡化論者認為其識別性不若前瞻性實驗。病例（罹患某種疾病的個人）會與對照組做比較，而對照組則是相同性別、年齡層等特色，但沒有罹病的人。研究者會探討兩組群體生活型態的差異是否影響罹不罹病，病例對照研究通常檢視的影響是無法實際以人來做實驗的，或如此測試會產生道德疑慮，常見的例子包括飲食、生活型態、是否接觸到毒素。你不能強迫實驗中半數參與者餐餐都吃麥當勞，卻能找到自願餐餐吃麥當勞的人，研究者就能觀察這些人所發生的狀況。

病例對照研究可能是回溯性的，亦即研究者用以前的觀察記錄來解釋疾病；病例對照研究也可以是前瞻性的，亦即研究一群生活與飲食型態都不同的受試者，看看兩者會發生什麼事。無論是回溯或前瞻性，受試者都不是隨機分配到群體中，因此無法證明是兩者的差異而導致結果。這種研究方法有個問題：擁有某種特色的一群人可能還有許多相同特色，我們無從分辨出到底是哪些特色導致結果出現差異。因此，研究者常用許多統計方式消除這個問題，這個過程稱為「干擾因素調整」。

調整干擾因素的過程是這樣：假設你在研究乳癌與飲食脂肪

的關係，首先你把女性分為兩組，一組是確診出乳癌的女性（病例），另一組則是未診斷出有乳癌的女性（控制組）。你詢問她們的飲食習慣，想知道病例是否比對照組攝取更多的飲食脂肪。不過問題出現了：罹患乳癌的女性體脂肪比例也較高。假定飲食脂肪與體脂肪有關，那麼到底「何者為因」？是飲食脂肪導致乳癌嗎？或肥胖女性較容易罹患乳癌？

問的問題愈多，愈接受有交互作用存在，就愈容易陷入簡化論者最不願面對的夢魘。或許這些罹患乳癌且體脂肪較高的女性，其基因就讓她們容易出現肥胖與罹患乳癌，因此沒有這種基因體質的女性或許根本不必擔心脂肪攝取量；或許還有些變數是我們沒有想到的：也許體重較重的女性較少運動，或因為社會偏見而沮喪，進而引發乳癌，她們肥胖或許是因為沮喪，因此吃多動少；或許她們肥胖是因為缺乏健康飲食的教育，這有時又和不易取得醫療、低收入、不易取得新鮮農產品、住在環境毒素濃度較高的社區有關……。

要處理這些不確定性，簡化論者運用統計方式，讓這些可能汙染資料的潛在來源在數學上「維持恆定」，讓這些干擾**神奇消失**。這是說研究者只比較兩個群體中的一小部分，而這兩部分的干擾因素幾乎一樣。當然，這只有在料想得到干擾因素，且多少能加以衡量時才做得到。沒有任何研究是不受時間與經費限制的，因此一定還有其他的干擾因素，是統計的魔法棒沒來得及抵銷的。

然而，科學家愈想釐清某特定健康現象相關的複雜影響因素，研究「結果」也愈沒用。以前述乳癌的例子來說，假設把所

控制得愈完美的實驗，和現實生活的差距也愈大——因為現實環境的變數是很大的。

有想得到的其他影響都加以「調整」，只留下兩個變量：乳癌率與肥胖。如果說肥胖女性似乎較容易罹患乳癌，那麼預防乳癌的方式就會簡化為「減重」——任何聲稱有減重效果的妙方都能成為預防乳癌的辦法。無論肥胖與乳癌的關係實際機制是如何運作，代餐奶昔、低卡飲食法、檸檬汁斷食與各種飲食「瘋」潮皆可獲得「促進健康」的標籤。假設乳癌與肥胖的比率都在攀升，其實是因為吃太多高度加工的食物與動物性食品，及全食物蔬食攝取不足，那麼對許多相信「盡力瘦，防乳癌」的女性而言，這反而促使她們選擇可能增加癌症風險的飲食方式，不是降低。

這就像快樂的人比不快樂的人常露出笑容，於是你發明一種機器在人臉上拉出笑容，以這種方式來治療憂鬱症。笑容固然能代表快樂，笑容與快樂有相關性，而提醒自己常保笑容也可影響心情，但把笑容獨立出來，無視於其他可能導致快樂與憂鬱的因素，簡直荒謬至極。

覺得這些例子**難以置信**？第十一章會談到狹隘的簡化式研究大肆宣傳膳食補充品的好處，對現實世界造成多大的影響。在這種風潮中，研究者利用統計調整法，主張某些營養素不僅代表健康，更能促成健康，完全忽略這些營養有關的其他因素，彷彿那些因素根本不重要、不存在。這種錯誤判斷不僅讓服用維生素補充品的人浪費錢，有時還會造成嚴重疾病或甚至提早死亡。

整體論與簡化論研究比較

整體論者探索真理的方式遭到這麼多當代科學家的批評，是因為帶有模糊與不精準的意味。它不會和簡化式的實驗設計一樣，把因果關係簡化到讓一切看起來無懈可擊、可重複、可量到小數點第五位。

簡化論的定義，就是消除所有的「干擾」因素：除了研究主題之外，任何可能影響到結果的因素都是干擾，但是營養是一種整體現象，不能把它看成是單一變項來研究。研究營養的時候，如果把它視為是單一功能的藥丸，忽略其複雜的交互作用，根本**沒有意義**。

整體論的論點在於，不能只顧一種因素，忽略其他因素。體脂肪、飲食脂肪、教育水準、沮喪、社經地位與其他特徵，都彼此有關，會交互作用，影響身體系統。雖然調整統計數字似乎將現實整理得簡潔好看，卻無法解釋真實狀況——簡化式的研究法不能探索整體現象，只會在過程中犧牲現實與真理。

營養學的新研究典範

流行病學若能發揮得宜，則可從許多不同種類的研究設計來導出結論，就像一群摸象的盲學者，把各自的發現集結起來，對整隻動物的理解也提升。遺憾的是，只有簡化式的研究獲得重視與大量經費，因此整個流行病學的領域嚴重傾向簡化式哲學，但給一個研究大象的人一具電子顯微鏡，就不能預期他告訴你任何大象的特性或社會結構——唯一能全盤了解的方式，就是要有機會去觀察象。

簡化論者曾批評中國營養研究，說這份研究的實驗不嚴謹，並未證明單一因素的獨立影響，或說明適用於個別群體的結果。希望我在這一章已充分說明這批評並不正確，我們不需要知道單一因素對於健康有何影響，因為大自然並非這樣運作的。營養對

我們並不需要知道單一因素對於健康有何影響，因為大自然本來就不是這樣運作的。

健康的影響是全面性的，如果只專注於個別的營養素，就無法徹底了解，也會詮釋錯誤。我們的中國營養研究計畫在設計之初就是採取全方位的觀點，也透過飲食攝取，以及飲食和健康狀況間高度相關的模式，證明飲食與疾病的因果關係。我們提出的證據可是舉世無雙的！

以藥物測試來說，資訊最完整的研究是隨機對照測試，但以營養來說，資訊最完整的研究則是整體論的研究，如此才得以看出複雜得超乎想像的交互作用如何受到影響，以及透過簡單的飲食選擇就能獲致良好的健康。

1. 安慰劑效應是指，病人病況轉佳是因為他們認為自己會變好，這是有史以來記錄過最強大的干預方式研究。部分研究者相信，任何干預法有整整百分之三十的效果，得歸功於病患認為病況會改善的自我應驗預言，因為他們認為自己服用了效果強大的藥物。

Chapter 7

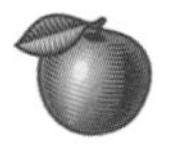

應接無暇的簡化生物學

我們在解釋事物時往往追求化繁為簡，尤其設法降低人的色彩。

—T．H．瓊斯（T. H. Jones），英國詩人

前文談到簡化式的實驗設計如何引導出簡化式答案，排除了生物真正的複雜本質，但現在我們要來好好瞧瞧這令人嘆為觀止的生物複雜性，提到營養的部分更是如此。

這一章要向讀者介紹我的老友——一種稱為「混合功能氧化酶」（MFO）的酵素，它讓我從簡化式思維變為整體式[1]。酵素是出奇複雜又強大的分子，負責人體內每一種化學反應，因此將重心放在**酵素的功能**，最能彰顯營養對健康的複雜影響，也最能凸顯簡化論的科學探究模式，多麼不足以處理這個問題。

花生與肝癌

引言中提過，一九六五年，我在維吉尼亞理工大學當教授

時，第一項正式研究計畫就是分析花生樣本，找出致癌化學物「黃麴毒素」[2]。黃麴毒素是黃麴黴菌所產生的[3]，實驗研究證實，黃麴毒素對大鼠來說是很強的肝癌致癌物[4]。花生在美國人最愛的食物中名列前茅，和牛乳、丁骨牛排不分軒輊。在雞尾酒會中，花生讓眾人的手不會閒著沒事幹，而大家最愛吃的果醬與花生醬三明治裡，花生也擔任要角……。所以，花生發霉後會產生致癌物，光用想的就令人頭皮發麻！研究中另一項怵目驚心的部分在於，只要微量的黃麴毒素就能導致大鼠罹患肝癌，因此黃麴毒素成為目前最強的化學致癌物，至少在大鼠身上如此[5]。

我身處的研究團隊的任務，就是要找出在哪種氣候與地理環境下，最有利黃麴黴菌生長。我們研究了幾種可食用植物，尤其著重花生。

不久，聘僱我到維吉尼亞理工大學的系主任查理‧恩傑爾，要我和他一起和馬尼拉衛生部合作，為菲律賓研擬全國兒童營養計畫，此計畫由美國國務院國際開發署贊助。我們的主要目標之一，就是為孩子們找出一種蛋白質來源，這來源要能在當地種植且相對便宜。我們認為花生是不二之選，蛋白質含量高，多數孩子又愛吃，而且在各種氣候與環境之下都能長得很好。花生只有一個問題：黃麴毒素。

要靠花生來彌補蛋白質不足前，得先了解黃麴毒素汙染的潛在問題，並加以解決。我曾研究過黃麴毒素，因此這項任務自然落在我身上。我在馬尼拉成立了分析實驗室之後，就與菲律賓的同事一起鑽研遭黃麴毒素汙染的主要食物來源。花生是主要汙染源嗎？其他食物呢？若某人吃了黃麴毒素汙染的食物，真的比較容易罹患肝癌嗎？若是如此，該怎麼消滅黃麴毒素，或至少消除其負面影響？惟有如此才能將花生當成**物美價廉**的蛋白質來源，造福窮人。

我們先從市場收集花生產品。有錢人買的去殼花生米十分乾淨，黃麴毒素含量很少或完全沒有（我們最初的樣本，可是來自美國大使館的雞尾酒會）。相反地，花生醬是在馬尼拉等都會中心常見的便宜製品，受汙染的情形很嚴重。我們一開始收集的二十九種花生醬樣本無一倖免，黃麴毒素平均含量為五百ppb（每公斤含有五百微克）[6]，但其中特別高的竟達八千六百ppb[7]。這發現令人捏一把冷汗，因為美國食品暨藥物管理局規定，人類食物的黃麴毒素「安全」含量上限為三十 ppb（之後又下修數值，因為更少量的黃麴毒素即可在大鼠、虹鱒與小鴨身上引發嚴重的毒性反應與癌症）[8]。

為了解花生醬的黃麴毒素含量為什麼與宴會上吃的花生米差異懸殊，我和菲律賓食品藥物委員會（Philippines' FDA Commissioner）成員一同造訪花生醬工廠，答案立刻分曉。工廠先將帶殼花生放到輸送帶一端，從一整排的工人前面經過，最後送進一個研磨器與大型煮鍋。工人在花生經過時先徒手挑出可供雞尾酒會使用的花生，剩下來的就送到研磨器與鍋爐，做成花生醬。良好漂亮的花生裝罐出售，壞花生送到花生醬料槽。我所謂「壞的」，是指變色扁縮的花生，亦即最可能受黴菌汙染的花生。我們檢驗之後發現，那些壞的花生裡黃麴毒素濃度可能高達二百萬 ppb。只要有**一粒花生**受黴菌汙染，整批花生醬就壞了，也讓黃麴毒素濃度飆出可接受的上限外[9]。

我之後獲得國立衛生研究院資助，快速調查可能不慎食用到黃麴毒素的消費者，並很快得知菲律賓和美國一樣，吃最多花生醬的就是孩子。我假設幾乎所有市售花生醬都遭到汙染，於是與同事造訪許多家庭，問問他們是否常食用花生醬，如果是，可否把吃剩的花生醬整罐賣給我們。我們也詢問這些家庭的母親，在過去二十四到四十八小時內，家人大概在哪個時間點吃了多少花生醬，以估算出黃麴毒素的實際攝取量。我們收集每個家庭成員的尿液樣本，可在日後的追蹤研究中衡量黃麴毒素的部分產物，當成吸收黃麴毒素的可靠指標[10]。

因此我估算出黃麴毒素攝取量與排出量，看出黃麴毒素代謝物只出現在吃了受汙染花生醬的人尿液中[11]。我們也發現，若攝取受黃麴毒素汙染的食物，其尿液中排出的黃麴毒素代謝物，在動物實驗[13]中證明會致癌[12]。

MFO、黃麴毒素與癌症

在本研究的整個階段，我和其他研究者一直認為，黃麴毒素對人類來說也是重大致癌物，但我也知道這種對動物而言是強力致癌物的東西，尚未證實也會導致人類罹癌——至少還缺乏獨立的證據。因為小鼠（mouse）和實驗中的大鼠（rat）不同，前者對黃麴毒素的致癌性沒有反應[14]。既然這麼相近的兩個物種對黃麴毒素的反應完全相反，那麼假定人類不受黃麴毒素影響也就不會不合理。顯然我們還需要研究黃麴毒素與癌症的關係：黃麴毒素對人類有影響嗎？如果有，因果機制又是如何[15]？

在探究這些問題時，我先假定MFO酵素扮演某種角色，因英國一組研究團隊的報告證實，MFO和黃麴毒素、癌症有關[16]。MFO能把黃麴毒素轉變成多種致癌性較弱的產物，隨乳汁與尿液排出。MFO運作得愈有效率（即活性愈高），愈能解除黃麴毒素的毒性，意味提高MFO的活性，可能降低肝癌風險。

約在同一期間，研究人員發現MFO的活性可調整，能透過某些媒介（例如藥物）來加速、放緩並改變[17]。我的研究團隊在實驗中發現，增加飲食中的蛋白質，就會提高MFO的活性[18]，遂以為蛋白質可用來大幅提升MFO活性，進而阻止癌症形成。

後來，我在一九六八年讀到第三章談過的印度研究，那份報告顯示的結果正好相反，也就是飲食蛋白質愈高，會「加速」黃麴毒素引發的腫瘤進程[19]。這怎麼可能！蛋白質是大家最鍾愛的營養素，怎麼會導致癌症？而且研究人員採用的是酪蛋白，那正是牛奶所蘊含的主要蛋白質，而牛奶不是最營養的飲品嗎？我得繼續探討這項發現，看能不能複製出一樣的結果，或證明那只是烏龍一場。

同時間，我也在菲律賓孩童身上發現令人不安的現象：攝取較多黃麴毒素的孩童，罹癌率不必然較高，反倒是吃了較多蛋白質，且是「優質」動物性蛋白的**富家子弟**，罹癌率較高。印度蛋白質／腫瘤的研究，加上菲律賓動物性蛋白質／癌症的關聯，開始撼動我的世界。攝取愈多蛋白質，到底會預防癌症或致癌？

要解決這個謎團，關鍵可能就在MFO。這種神奇酵素似乎能透過黃麴毒素引發癌症，也能解除人體內黃麴毒素的毒性，將它排出體外。到底是怎麼回事？飲食蛋白質是加速MFO將黃麴毒素轉變為水溶性的無毒代謝物？或將黃麴毒素變成可怕的致癌代謝物？還是兩者皆然？我們懷疑自己研究的，不只是解除或促進黃麴毒素引發的癌症；我們假設MFO是能啟動癌症、也可關閉癌症的關鍵因素——不光對肝臟如此，在其他組織亦同。

蛋白質這種矛盾的影響，暗示MFO會對我們日常食物有反應。我們最後發現確實如此，有些食物會讓MFO變成高效的抗癌機器，但有些飲食方式卻讓MFO產生致癌產物。

要了解個中原因就得探討營養，以及營養對於酵素的普遍影響。我們不僅要解決MFO與黃麴毒素的弔詭關聯，還要探討簡

我以為蛋白質可以阻止癌症形成，但研究卻指出：飲食蛋白質高，會加速黃麴毒素引發的腫瘤進程，而且研究採用的是牛奶酪蛋白。

化式的營養思維為何無法處理這個問題，致使我們失去手中根除癌症的最大利器。

營養的漣漪效應

如果高中上過生物課，或許曾背過「克氏循環圖」（Krebs cycle），圖上是有氧呼吸的過程。如果那張圖沒讓你打瞌睡，那麼你或許會以為營養是一個線性過程：首先是將碳水化合物、脂肪與蛋白質送進人體，體內細胞取得能量，產生許多有用的代謝物，然後釋放多餘的二氧化碳與水。聯繫這過程中不同階段的箭頭看似很可信，好像無論何時何地，圖上所描述的步驟一定不會變。雖然這模式有助於了解基本知識，卻不符合現實狀況。營養其實比靜態的圖表要複雜得多。

營養素在進入人體的幾兆個細胞後，接下來不會走上一條可預測的路徑。在多數情況下，一種養分一旦進入人體，便會直接或間接走上**多種**岔路以產生產物（代謝物），而每一種路徑又可能會岔出更多路徑。這些路徑不斷發展，促成許多不同活動或機能，例如能量代謝與修補受損細胞。多數路徑最後對於人體是否健康，都有深遠的影響，然而，了解新陳代謝不光是追蹤一種營養素如何沿著一條條獨立的路徑前進；這些路徑分岔後仍會彼此整合，整個過程永無止境。

許多研究機構會在牆上張貼新陳代謝的迷宮圖，當成裝飾，高中的克式循環只是把其中一種圖大幅簡化。我在學術界待得夠久，因此有機會看過複雜至極的圖表，也就是葡萄糖代謝的反應網路圖，這些反應會產生能量，過程如圖7-1所示（這張圖很能展示中間代謝的複雜性，作者是威廉・艾里亞特博士〔Dr. William L. Elliott〕；HealthBuilding.com）。一九六〇與七〇年代，我在維吉尼亞理工大學生化與營養學系的課堂上，常用這張

圖7-1 葡萄糖代謝與其他代謝路徑圖[20]

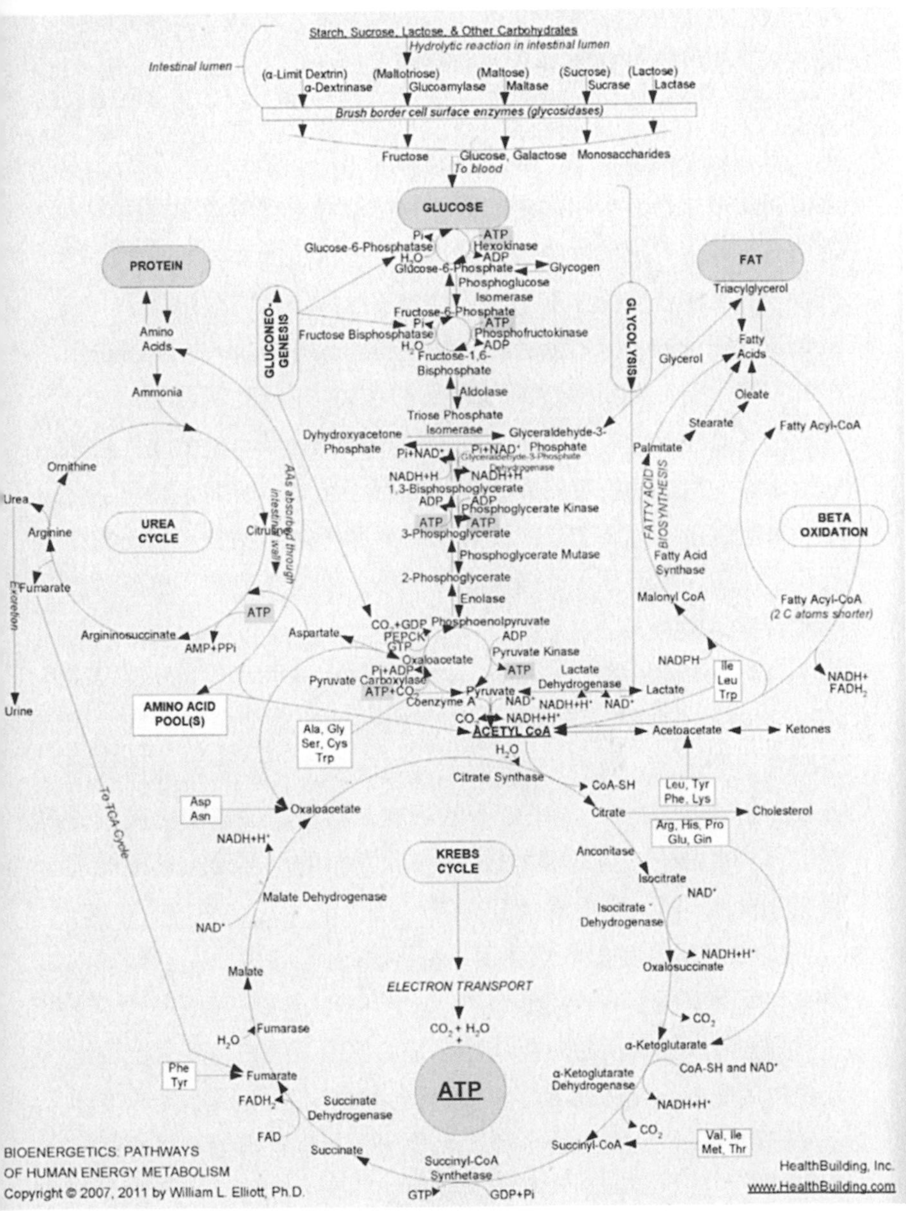

圖的最早版本。這張圖基本上代表的是從葡萄糖萃取出能量的過程，我在基礎生化課程中，得花上十幾堂課才能講完從葡萄糖到圖下方圓形的克氏循環這一大串反應。

很複雜吧？與現在已知的葡萄糖代謝路徑相比，我當初在課堂上用的只不過是皮毛。隨著時間演進，最初那張圖表添加了愈來愈多代謝反應群，包括蛋白質、脂肪區塊與核酸代謝等區塊。不久後，圖上列出的反應大幅增加，要把這張圖塞到一般大小的紙張，那字體會變得非常小，再加下去就無法以肉眼辨識了。繪製新陳代謝圖的人開始創造出一大批分子代謝圖集，原本曾是單純的反應，現在要用好幾頁的圖表才能說明學界的新發現。

這些圖愈來愈專門、愈來愈破碎，每個區域都象徵簡化論者在追求愈來愈小而特定的資訊時，卻**忘了全局**。研究人員花了幾年，甚至幾十年只研究一、兩種反應。漸漸地，隨著知識逐漸深入分子代謝，圖上插入的區塊愈來愈多，卻愈來愈看不出整個體系的智慧與能力。

有個詞和簡化論（reductionism）語出同源：「reductio ad absurdum」（哲學論證中的「歸謬法」），亦即讓一種觀念發展出荒謬的結論。圖7-1不是用超複雜的圖表來說明葡萄糖代謝嗎？那請看看圖7-2，這是更新的版本，科學家又畫出更複雜的圖了，一百四十四頁的圖7-3是其中非常小的一部分，這裡把那個部分放大，讓大家看看多麼複雜。

圖7-2雖是較完整的代謝圖，卻只占人體內數百兆個細胞內的所有反應中極小的一部分。

我之所以強調代謝的複雜性，是希望讀者明白，要完全理解人體對所吃的食物及其所含的營養素如何反應，根本是緣木求魚。光說明這些反應中的一種或幾種，不足以解釋營養到底有何功能。人類百兆個細胞內的代謝反應如同龐大的迷宮，而養分一

圖7-2 擴充後的葡萄糖代謝與其他代謝路徑圖

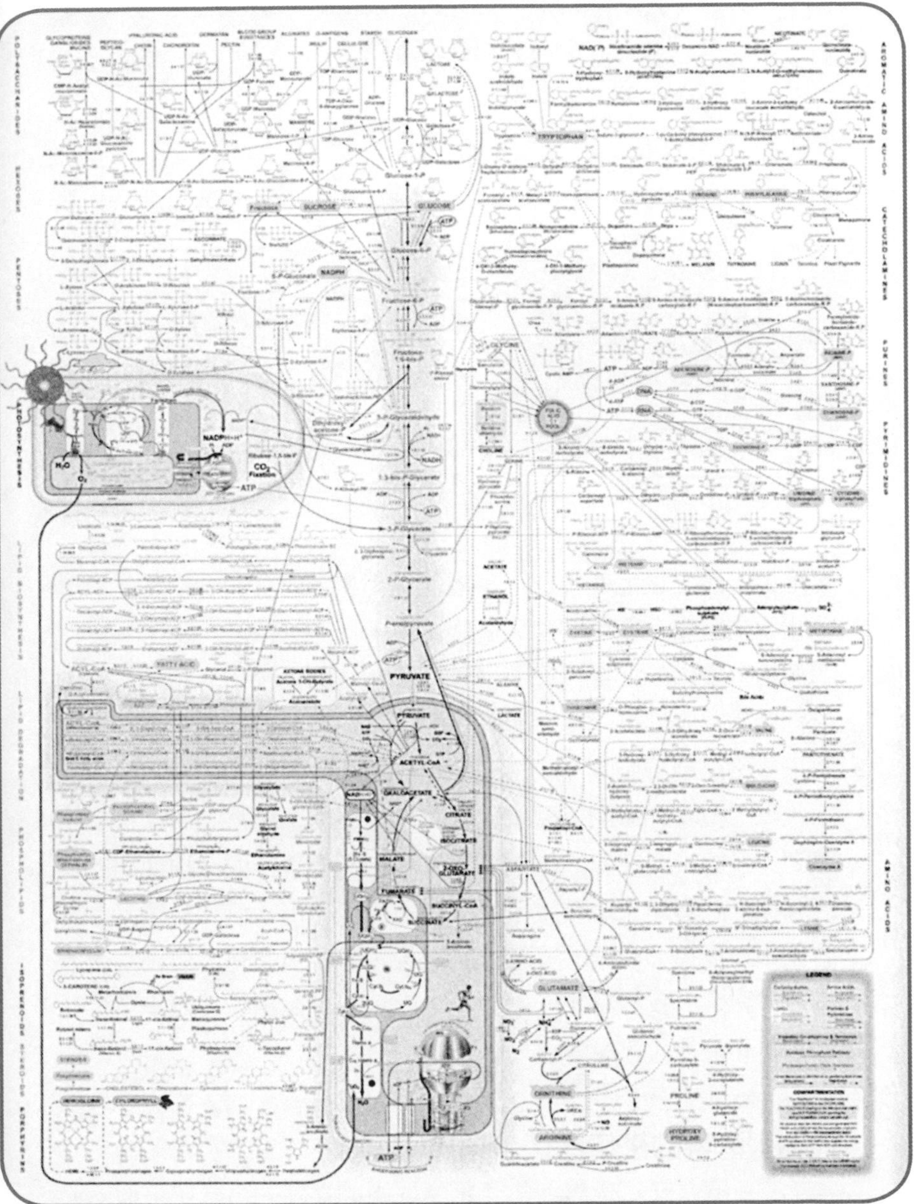

圖7-3 圖7-2的局部放大圖

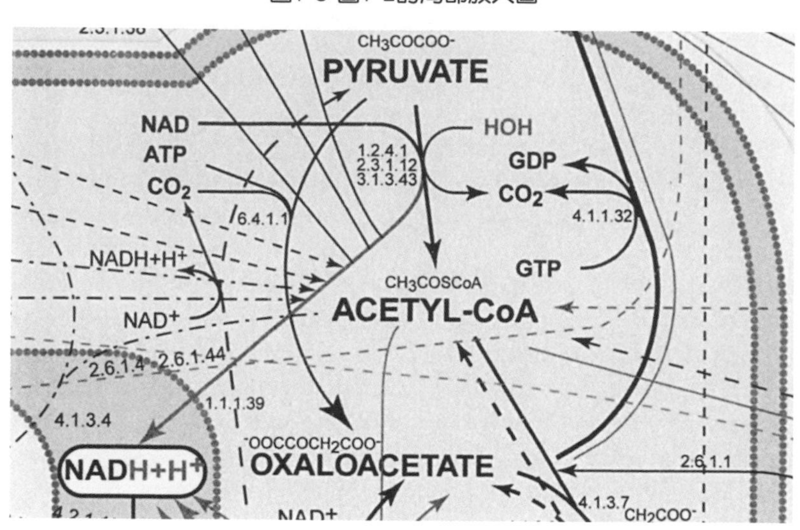

旦進到人體之後，就會在迷宮內彼此影響，也會和食物產生的其他化學物質交互作用。若只著眼於單一反應或機制，都不足以說明個別營養素的影響。每一種養分和相關的食物化學物質，在進入細胞代謝過程後就會透過高度整合的路徑，代謝成多種產物，而那些路徑絕不比圖7-1到7-3單純。

每一種養分通過這麼錯綜複雜的反應路徑迷宮，意味可能牽連到許多健康與疾病的後果。簡化論中一種養分與一種疾病的對應關係雖然廣為人所接受，但完全不正確。每一種和營養素類似的化學物質進入複雜的反應系統之後，都會引發漣漪效應，影響各種代謝庫。我們每吃一口食物，就可能有幾萬甚至幾十萬種化學物質同時進入代謝庫。

代謝與酵素的密切關係

「新陳代謝」是體內所有化學反應的總結，乃維持生命所必需。每一種化學反應都需要**能量**，而體內隨時都有幾十億種反應在發生，這不免令人懷疑，人體哪來那麼多能量去做其他事？新陳代謝的主要產物之一，就是供人體使用的能量，因此代謝產生的能量須超過代謝時所需的能量。幸好人類已經演化出能大幅降低體內化學反應所需能量的分子，稱為「酵素」。

我之前以「酵素」為例，解釋為何不能將完整系統的一部分獨立出來，因為少了脈絡就得不到正確的理解。探討酵素於人體扮演的角色，就能更清楚說明這一點。酵素是存在於所有的細胞內的大型蛋白質分子，透過一連串反應，將「受質」（substrate，例如糖分子）轉變成「產物」或「代謝物」（例如人體用來合成脂肪的葡萄糖相關化學物質）。假設酵素是全自動化的大工廠，我們在這間大工廠建築物的一頭放進小木材（受質），另一頭的出口得到設計精美的沙拉碗（產物）。你當然可以用手工把木材打造沙拉碗，但會花更多的時間與勞力，而工廠則能大幅增加此轉變過程的效率。酵素在細胞內也是一樣，能以少許的能量很快地將受質轉變為產物。酵素所造成的反應（生物學家會說是酵素「催化」的反應），若在缺乏酵素的狀況下幾乎無法完成。就算可以完成，反應的速率遠不及有酵素參與，而且所需能量要大幅提高。

酵素相對而言是很大的分子。一種酵素分子可能是受質分子的一萬到兩萬倍大，因此木材與工廠的比喻在視覺上並不過分。下頁的圖7-4說明受質A如何被轉變成產物B，但是多數反應不會獨立發生，而是會連結到後續反應，如圖7-4所示，B（現在成了受質）被轉變成C（新產物）。一種酵素把A轉變成B，另一種酵素則把B轉變成C。

酵素可依據供給（可取得的受質）與需求（細胞內已存在的產物量），發揮大小不等的力量。工廠生產線可依據原料供給和成品需求來調整，酵素也會調整受質轉換成產物的速度（專業用語叫做「活性」）。事實上，酵素甚至可以**逆轉反應**，讓產物變回受質。簡言之，酵素能控制一項作用是否發生，及發生的速度與方向。

圖7-4 酵素反應簡圖

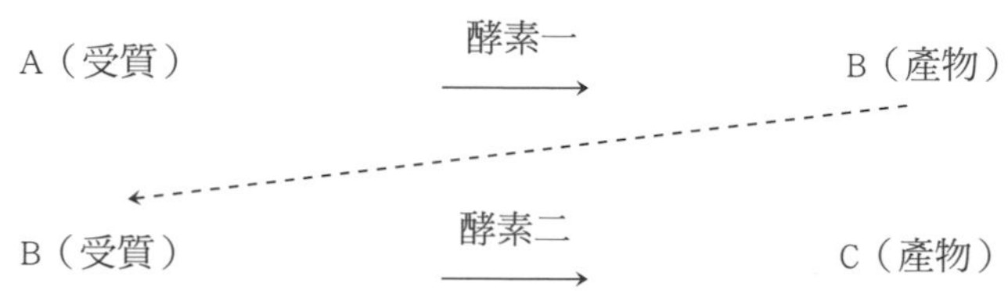

酵素剛形成時是線性的胺基酸鏈，並依照DNA所決定的順序排列好。不過，因為胺基酸彼此間有化學與物理的親和性，於是這條鏈會摺疊成立體形式（如圖7-5所示），就像一串很長的磁珠那樣。

圖7-5 電腦繪製的環ADP核糖水解酶（CD38）模型

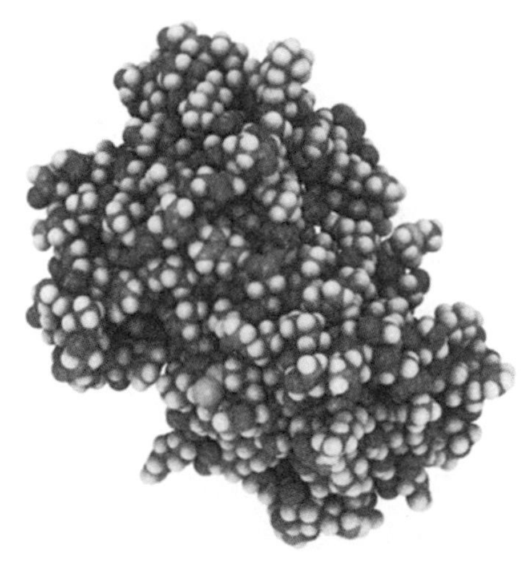

酵素折疊後會改變活性，只要變形，活性就不同了。酵素變形很重要，這會改變酵素的化學與物理特性，而調節反應速度的能力也會隨之變化。

許多研究酵素的科學家在描寫酵素變形的速度多麼不可思議時，不免詩興大發，以下摘自《新世界百科》（*New World Encyclopedia*）的條目就展現出這一點：

「酵素要能發揮功效，須折疊成精準的立體型態，但如此複雜的折疊過程如何發生，依然是個謎。由一小串一百五十個胺基酸所組成的酵素，就能演變出無數的折疊配置，如果每秒鐘測試一千零一十二種不同排列，也要經過一千零二十六年才能找到正確的排列方式……

然而酵素一旦改變性質，只要不到一秒的時間就能重新折疊，並精準做出化學反應……

這足以說明：宇宙萬物的複雜以及和諧，實在十分的令人讚嘆啊！」[21]

作者只以一小部分的酵素分子為例，想描述這難以言喻的現象。酵素反應的速度之快，從軟軟的一條鏈變成精準的一團物體，並且準備發揮功效，只要**不到一秒**的時間，實在令人感到非常吃驚。

除此之外，一種活性酵素能代謝多種不同的化學受質也讓人讚嘆，而能讓酵素調整結構、數量與活性的眾多因素，當然同樣了不起。

這個討論意味著養分代謝與酵素世界的關係相當密切。酵素催化的反應數量之多、網路之密根本難以數計，這又是由數不清的營養素與相關化合物所控制。營養素能控制酵素，而酵素也會對營養素作用，以生產數不盡的產物供身體利用，維持身體正常運作。

MFO能載舟，亦能覆舟

我們再回來談談MFO，以及它在癌症形成的過程中所扮演的角色吧！

在此不免以簡略的方式說明我們的研究，畢竟這主題太廣大又太技術性，無法在一個章節說明完畢。我的目標並不是讓讀者變成MFO專家，而是和讀者分享我五十多年的研究生涯中探索MFO的歷程，希望藉此讓讀者更加了解動物性蛋白質是如何影響癌症的形成，而讀者如果可以更理解MFO的複雜性，便能夠明白整體論（而非簡化論）的營養學以及健康觀點，才是正確的觀點。

MFO是一種特別複雜的酵素，可代謝許多化學物質，其中有些是存在於人體內的正常物質，但有些則是身體未曾見過的。MFO多位於肝臟，也存在其他地方，能代謝固醇類激素（例如雄激素與雌激素等性激素，以及壓力激素）、脂肪酸（輔助免疫與神經系統的化學物質前驅物）、膽固醇（和心血管疾病與細胞膜生長有關）及其他化學物質，使之成為接近人體利用的最終狀態。MFO也會把外來化學物質的毒性解除，讓這些物質快速隨尿液排出。

我在研究生涯非常早期所學到的觀念是，黃麴毒素（和其他致癌物）會被MFO轉化成毒性較低的代謝物，之後隨尿液與糞便排出體外，如圖7-6所示。

圖7-6 過去假定MFO轉化黃麴毒素的模式

黃麴毒素受質 —MFO→ 黃麴毒素產物

然而這模式顯然太簡化了，部分原因在於，前面提到印度學者在一九六八年發表的報告中指出，蛋白質含量高（二〇％）的飲食會在大鼠身上提高黃麴毒素誘發的肝癌罹患率[22]，然而更之前的研究卻顯示，若給予高劑量的蛋白質，則可降低黃麴毒素的急性毒[23]。過去黃麴毒素代謝模式，無法解釋為什麼這些研究結果會互相矛盾。

我和實驗室同仁心想，要說明這矛盾的結果，關鍵應該在於MFO。所以我們先確認高蛋白飲食會增加MFO酵素在大鼠體內的活性[24]，也就是大鼠攝取愈多飲食蛋白質，也能愈快解除黃麴毒素（尤其是黃麴毒素B1）的毒性。這發現是合理的，卻和印度研究人員發現高蛋白飲食會增加癌症的結果正好相反[25]。

我們認為，或許MFO酵素會產生兩種代謝物，一種毒性比黃麴毒素低，可安全排出人體，另一種毒性則比黃麴毒素高，會導致癌症。但為什麼酵素要做這麼**矛盾**的怪事？雖然奇怪，但的確有可能，因為早在我們發現矛盾現象，甚至在MFO被發現之前，科學家認為許多化學致癌物只有在被酵素「活化」之後，才會促成癌症形成，因此像黃麴毒素這種化學物質會產生更毒的代謝物，似乎很有可能。

這項謎題的另一個關鍵，在一九七〇年代初期發現。威斯康辛大學（University of Wisconsin）兩名非常優秀的癌症研究者吉姆（Jim）與貝蒂・米勒（Betty Miller）教授及他們的年輕同事柯林・葛納（Colin Garner），得到明確的證據：MFO將黃麴毒素變成去毒性的代謝物之前，會先形成反應很活躍的中間代謝物，然而這種中間代謝物會促成癌症形成[26]。換言之，MFO會將黃麴毒素變出兩種代謝物，一種毒性已去除的會排出人體，另一種在活化後會促成癌症形成。這就像木材進入工廠後，有幾分之一秒的時間先變成了警棍，之後才會變成沙拉碗成品。

圖7-7 MFO轉化黃麴毒素的新模式，增加了中間產物

黃麴毒素受質 —MFO→ [黃麴毒素環氧化物] → 黃麴毒素產物

這種中間代謝物稱為「環氧化物」，只會存在**幾毫秒**。可惜的是，這幾毫秒就足以讓環氧化物與細胞DNA緊緊結合，引發的**突變**能啟動一系列會致癌的事件。

上面的圖7-7為新的反應圖表，加上了中間環氧化物。

這項新發現更能解釋為什麼高蛋白飲食會促成癌症，卻會降低黃麴毒素的急性毒，正如先前印度研究人員的發現：高蛋白飲食會提高MFO活性，於是增加致癌的中間代謝物及毒性不那麼高的最後代謝物。

另一項關鍵發現，有助於解釋這個矛盾的情形：黃麴毒素本身毒性就十分高，根本不須活化就會阻擋細胞呼吸，導致細胞死亡[27]。高蛋白飲食增加MFO活性之後，也解除了黃麴毒素導致細胞死亡的毒性，如果不考量整個脈絡，這似乎是正面成效。但是問題在於，在此同時MFO也增加會致癌的環氧化物生成，這顯然是負面作用。

我們的反應圖再次更新。圖7-8簡要說明在採取高蛋白飲食時，這些黃麴毒素代謝物的作用（包括毒性較低的代謝物與會致癌的環氧化物）。

我們以為，這已足以解釋當初矛盾的問題，但還有幾個問題尚未獲得解答。

第一，為什麼人體先產生會啟動癌症的環氧化物。或更精準地說：將自然卻危險的黴菌副產品變成同樣危險的致癌物質，這過程究竟是如何演進的？

圖7-8 MFO轉化黃麴毒素的最終修正版

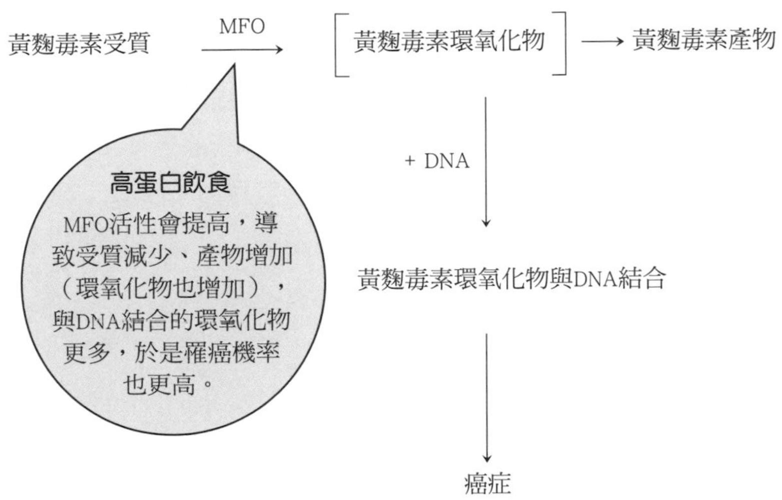

這個問題我仍然沒有答案。不過，身體在面對細胞會被黃麴毒素逼死的迫切危機之下，寧願**先容忍**未來可能罹癌的風險，的確有其道理。

這做法或許並不完美，然而從演化的觀點來看卻是正確的取捨，至少是中性的，不會立刻危及人類的生存繁衍。這表示人體可能有自我修正機制，預防環氧化物造成永久傷害。環氧化物的壽命極短暫，頂多只有幾毫秒，要能造成損害的時間並不長。我們也發現，水能靠著另一種在這過程中很常見的酵素「環氧化物水解酶」（epoxide hydrolase）輔助，把環氧化物結合起來，使之成為可排出體外的無害產物，這樣環氧化物還來不及傷害DNA，就已排出體外。

> 身體在面對細胞會被黃麴毒素逼死的迫切危機下，會寧願先容忍未來可能罹癌——產生具毒性的環氧化物——的風險。

此外，我們也知道人體有修復受傷DNA的奇妙能力。如果能透過適當的營養來支持這項能力，那麼絕大多數的傷害都能復原，避免癌症形成。

第二個問題在於，為何動物性蛋白質會提高MFO的活性？富含動物性蛋白質的飲食會提高身體許多酵素的活性，MFO只是其中之一；動物性蛋白質經常讓人體**過度負擔**。我們目前尚無法回答這現象如何發生，或許未來會有解答。目前的重點在於這現象**的確存在**，而且會危害人體健康。

複雜的人體

讀者或許發現，我最初對黃麴毒素與肝癌的研究，只專注於MFO催化的單一反應，可說是相當簡化式的研究，即使我還考量了其他簡化式反應，那些反應可能對於肝癌是否形成有不同程度的重要性。當時，我專注於單一的酵素（MFO），這酵素有可能催化單一反應，而這反應又與單一受質（黃麴毒素）與單一結果（肝癌）有關。這個思維實在天真至極，日後我在研究飲食蛋白質對癌症有什麼影響的時候，就會證明這機制絕不是只靠MFO的反應這麼單純，而是複雜得多。不過，我是在研究MFO的期間，才意識到人體的生物複雜性多麼難以想像，之前我未曾完全理解到這一點。

先想想MFO呈現出的幾點複雜性：

第一，MFO酵素本身架構很複雜，主要由三大元素所構

人體有修復受傷DNA的奇妙能力，只要用適當的營養去支持該能力，就可能避免癌症的形成。

成，因此稱得上是一個系統，而非蛋白質構成的單一酵素。我們在研究中曾經把個別元素離析出來，再將它們重新排列出不同組合，以了解這些元素對於整體酵素活性產生何種影響[28]；我們也檢視這些組合如何受到飲食蛋白質的影響[29]。結果每一種組合都展現出MFO不同的活性，這廣大連續體的複雜性簡直無邊無際。只要稍微更動化學組成，MFO與其他酵素分子就能變形，進而改變反應速率，但這過程實在太快，我們根本無從記錄或估算到底花了多久時間。

第二，MFO只是一系列酵素中的一種，這些酵素最好以系統來看待。如果改變其中一種酵素的活性，必定影響系統中的其他酵素。如果一種受質產生一種產物，可能促使下個階段合成另一種酵素以輔助後續反應，或是對啟動最初反應的前階段酵素回傳訊號，讓反應放緩。以黃麴毒素的催化作用而言，如我們在前面所說的，環氧化物水解酵素讓MFO產生的環氧化物與水結合[30]，接下來，毒性解除的黃麴毒素代謝物可能和各種產物結合，加快排出體外的速度[31]。酵素與酵素的反應非常廣泛，而且彼此影響。

第三，MFO會代謝多不勝數的體內外化學物質。最令人大開眼界的是酵素能快速調整，以代謝大自然中未曾出現，或人體未曾遇過的合成化學物。MFO彷彿能立刻重新調整配置的工廠，此刻還在生產沙拉碗，但下一刻開始架構起木材，實在令人嘆為觀止。

健康是自然而然發生的

營養學會談論「體內恆定」（homeostasis），亦即人體會不斷**設法**去維持能穩定運作的平衡狀態。體內系統確實如此，例如會保持電解質平衡、體溫、酸鹼值平衡，而各個系統之間也會保持平衡。

這種悉心維護的平衡，就能帶來「健康」。

在細胞中，體內恆定多半由成千上萬、高度活躍的酵素所控制，這些酵素在幾百兆個細胞內通力合作。酵素用來維持體內恆定、保持人體健康，來源就是我們所吃的食物，因此全盤性的營養是維持健康的重要因素。

吃正確的食物，身體自然就能夠盡量維持體內恆定。健康不是靠著簡化式的無數干涉方式來引導或哄騙，而是「自然而然發生的」——即使體內化學作用是那麼複雜（或許，複雜正是原因所在）。

MFO會催化眾多不同的化學物質，卻很容易受飲食改變。我們設法精確指出MFO對癌症的影響時，卻發現即使是小變化也能造成大差異。若攝取正確的食物，MFO能讓我們體內盡量平衡，但如果吃得不正確，MFO很可能致病。而維持人體機能的酵素逾十萬種，MFO只是其中一種；我們在此討論到的受質、中間代謝物與產物，都只是隨時在人體內運作、數量難以估計的化學物質中極小的一部分。

研究MFO的經驗，讓我深刻了解到：每個人都是非常動態的系統，以超快的速度與秩序，在人生中的每個奈秒不停變化，彷彿奏出一首非凡的交響樂。這首交響樂不會因為控制人體行為的種種酵素與代謝「工具」只有幾種被我們發現並命名，就不再神奇。我們必須體認到生物複雜性，才能進一步了解健康。可惜的是，當簡化式科學面對須辨識出的複雜性日益增多，就會變得束手無策，甚至乾脆**忽視**這些元素之間的關聯，因而忽略了體內平衡與健康的核心所在。

1. T. C. Campbell and J. R. Hayes, "Role of Nutrition in the Drug Metabolizing Enzyme System," *Pharmacological Reviews* 26, no. 3 (September 1974): 171-97; T. C. Campbell and J. R. Hayes, "The Role of Aflatoxin in Its Toxic Lesion," *Toxicology and Applied Pharmacology* 35, no. 2 (February 1976): 199-222.
2. 在本章裡，我用AF（黃麴毒素）泛稱所有類別的黃麴毒素，但我在研究中，主要是處理AFB1，這是最常見、致癌性也最高的一種。
3. K. Sargeant, A. Sheridan, J. O'Kelly, and R. B. A. Carnaghan, "Toxicity Associated with Certain Samples of Groundnuts," *Nature* 192 (1961): 1096-97.
4. M. C. Lancaster, F. P. Jenkins, and J. M. Philp, "Toxicity Associated with Certain Samples Of Groundnuts," *Nature* 192 (1961): 1095-96; W. H. Butler and J. M. Barnes, "Toxic Effects of Groundnut Meal Containing Aflatoxin to Rats and Guinea Pigs," *British Journal of Cancer* 17, no. 4 (1964): 699-710; G. N. Wogan and P. M. Newberne, "Dose-Response Characteristics of Aflatoxin B1 Carcinogenesis in the Rat," *Cancer Research* 27, no. 12 (December 1967): 2370-76.
5. Lancaster et al., "Toxicity"; Butler and Barnes, "Toxic Effects."
6. T. C. Campbell, J. P. Caedo Jr., J. Bulatao-Jayme, L. Salamat, and R. W. Engel, "Aflatoxin M1 in Human Urine," *Nature* 227 (1970): 403-4.
7. T. C. Campbell and L. A. Salamat, "Aflatoxin Ingestion and Excretion by Humans," in *Mycotoxins in Human Health*, ed. I. F. Purchase (London: Macmillan, 1971): 263-69.
8. T. C. Campbell, "Present Day Knowledge on Aflatoxin," *Philippine Journal of Nutrition* 20 (1967): 193-201.
9. 同上。在此順便提供一項實用訊息：如果你想避免黃麴毒素，請自己剝花生殼；食用花生時，記得把乾縮變色的花生仁也一併丟掉。
10. 尿液樣本通常比詢問對方吃了什麼，能更可靠地估計出黃麴毒素的攝取量。大家會忘記、高估或低估數量，有時候還會「美化」家庭飲食內容，讓提問者留下好印象，這在許多飲食調查中是非常普遍的問題。
11. Campbell et al., "Aflatoxin M1 in Human Urine"; T. C. Campbell, R. O. Sinnhuber, D. J. Lee, J. H. Wales, and L. A. Salamat, "Brief Communication: Hepatocarcinogenic Material in Urine Specimens from Humans Consuming Aflatoxin," *Journal of the National Cancer Institute* 52 (1974): 1647-49.
12. Campbell et al., "Brief Communication."
13. 同上。這個測試系統是由俄勒岡州立大學（Oregon State University）的羅素・辛胡柏（Russell Sinnhuber）教授推動。
14. Wogan and Newberne, "Dose-Response Characteristics"; R. S. Portman, K. M. Plowman, and T. C. Campbell, "On Mechanisms Affecting Species Susceptibility to Aflatoxin," *Biochimica et Biophysica Acta* 208, no. 3 (June 1970): 487-95.
15. Portman et al., "On Mechanisms Affecting Species."
16. R. Allcroft and R. B. A. Carnaghan, "Groundnut Toxicity: And Examination for Toxin

in Human Food Products from Animals Fed Toxic Groundnut Meal," *Veterinary Record* 75 (1963): 259-63.

17. A. H. Conney, "Pharmacological Implications of Microsomal Enzyme Induction," *Pharmacological Reviews* 19 (1967): 317-66.
18. M. Maso, "Decrease in Mixed Function Oxidase Activity in Rat Liver Over Time," Cornell University: Undergraduate Honors Thesis (1979, T. C. Campbell, mentor).
19. Madhavan and Gopalan, "Effect of Dietary Protein on Carcinogenesis."
20. W. L. Elliot, "Bioenergetics: Pathways of Human Energy Metabolism," HealthBuilding .com, http://www.healthbuilding.com/metabolism.htm. 此圖像的全彩海報尺寸版本可購買於網站 HealthBuilding.com。
21. R. L. Lewis, *The Unity of the Sciences Volume One: Do Proteins Teleport in an RNA World?* (New York: International Conference on the Unity of the Sciences, 2005).
22. Madhavan and Gopalan, "The Effect of Dietary Protein on Carcinogenesis."
23. Madhavan and Gopalan, "Effect of Dietary Protein on Aflatoxin"; Madhavan and Gopalan, "Effect of Dietary Protein on Carcinogenesis."
24. J. R. Hayes, M. U. K. Mgbodile, and T. C. Campbell, "Effect of Protein Deficiency on the Inducibility of the Hepatic Microsomal Drug-metabolizing Enzyme System. I. Effect on Substrate Interaction with Cytochrome P-450," *Biochemical Pharmacology* 22 (1973): 1005-14; M. U. K. Mgbodile, J. R. Hayes, and T. C. Campbell, "Effect of Protein Deficiency on the Inducibility of the Hepatic Microsomal Drug-metabolizing Enzyme System. II. Effect on Enzyme Kinetics and Electron Transport System," *Biochemical Pharmacology* 22 (1973): 1125-32; J. R. Hayes and T. C. Campbell, "Effect of Protein Deficiency on the Inducibility of the Hepatic Microsomal Drug-metabolizing Enzyme System. III. Effect of 3-Methylcholanthrene Induction on Activity and Binding Kinetics," *Biochemical Pharmacology* 23 (1974): 1721-32.
25. Madhavan and Gopalan, "The Effect of Dietary Protein on Carcinogenesis."
26. R. C. Garner, E. C. Miller, J. A. Miller, J. V. Garner, and R. S. Hanson, "Formation of a Factor Lethal for S. *Typhimurium* TA1530 and TA1531 on Incubation of Aflatoxin B_1 with Rat Liver Microsomes," *Biochemical and Biophysical Research Communications* 45 (1971): 774-80.
27. W. P. Doherty and T. C. Campbell, "Aflatoxin Inhibition of Rat Liver Mitochondria," *Chemical and Biological Interactions* 7 (1973): 63-77.
28. J. R. Hayes, M. U. K. Mgbodile, A. H. Merrill Jr., L. S. Nerurkar, and T. C. Campbell, "The Effect of Dietary Protein Depletion and Repletion on Rat Hepatic Mixed Function Oxidase Activities," *Journal of Nutrition* 108 (1978): 1788-97; L. S. Nerurkar, J. R. Hayes, and T. C. Campbell, "The Reconstitution of Hepatic Microsomal Mixed Function Oxidase Activity with Fractions Derived from Weanling Rats Fed Different Levels of Protein," *Journal of Nutrition* 108 (1978): 678-86.
29. J. R. Hayes et al., "Effect of Dietary Protein"; L. S. Nerurkar et al., "Mixed Function Oxidase Activity"; Preston et al, "Effect of Protein Deficiency I."
30. A. A. Adekunle, J. R. Hayes, and T. C. Campbell, "Interrelationships of Dietary Protein Level, Aflatoxin B_1 Metabolism, and Hepatic Microsomal Epoxide Hydrase Activity," *Life Sciences* 21 (1977): 1785-92.
31. K. D. Mainigi and T. C. Campbell, "Effects of Low Dietary Protein and Dietary Aflatoxin on Hepatic Glutathione Levels in F-344 Rats," *Toxicology and Applied Pharmacology* 59 (1981): 196-203.

Chapter 8

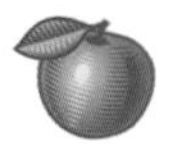

遺傳學與營養學的戰爭

科學家終於發現了導致害羞的基因。要不是它躲在其他基因後面，早在好幾年前就該被發現了。

—強納森・卡茲（Jonathan Katz），美國喜劇演員

無論面對什麼，抱持希望比絕望好。

—歌德（Johann Wolfgang von Goethe）

前一章說明簡化論如何在理論與實務兩方面，皆無法處理複雜至極的酵素系統。我們也看到，簡化式的干預手段多半是沒必要的，因為只要攝取正確的食物，人體內的生化作用**自然**會導向體內平衡，維持人體健康。可惜的是，簡化論者未能多多留意營養，不肯承認操縱酵素活性根本徒勞無功、弊多於利，反而更往上追溯，研究起能夠產生奇妙酵素的模板：去氧核糖核酸（deoxyribonucleic acid，DNA）。

基因醫學可說將簡化論的美夢發揮到極致，對於影響健康與疾病進程整體背景中的混亂因素皆視而不見，只著重於數以百萬

計的微小因子，認為這些因子主宰一切，完全不願承認模糊地帶與隨機性的存在。科學家會指著一種DNA說：「瞧，這會讓你罹患胰臟癌！」即使證據再再顯示，基因和癌症（與其他多數慢性病）的關係不太可能這麼直接，遺傳學家依然指著DNA聲稱：「瞧，這就是你可能在未來四十年內罹患胰臟癌的原因。」遺傳學家歡歡喜喜迎向未來，自以為能辨識有問題的基因，把它們分離出來予以「修補」，一舉克服疾病。

過去五十年來，醫學研究人員漸漸地愈來愈沉迷於了解基因，繪製基因圖譜，進而操縱基因。接下來的兩章會探討對基因著迷的現象，並從經濟與哲學兩方面，解釋這種觀念讓我們犧牲了多少掌握健康的能力。

終結疾病之道，永遠還沒到

數十年來，現代醫學令多數人屢屢失望，但我們仍相信它畫出的美好大餅，期盼有朝一日，世界不再有病痛，沒有人英年早逝。在這片樂土上，不必再擔心癌症、心臟病和糖尿病等疾病的折磨。

要了解這種信念如何產生，只要看看二十世紀醫學大幅躍進的情況就會明白。一九〇〇年，沒有人想得到醫學科學能對付感染、移植器官、以呼吸器維持生命、靠洗腎挽救腎臟衰竭病患、透過核磁共振造影或電腦斷層掃描看見體內狀況……，這一大串進展讓人認為醫學大步向前，未來理當有更卓越的突破。隨著電腦與其他技術進步，人類總有一天會找到救命之道，面對疾病不再束手無策，目前折磨人類的多數疾病也將不是問題。

在醫學體制助陣之下，加上眾人深信科學會進步，導致大家一面倒地相信醫學畫出的大餅，並讓這信念成為對抗癌症與其他疾病的基石。大眾文化更是鼓吹**造神運動**，為尋找癌症「療法」的研究者塑造出無私的英雄形象。

問題是，醫學體制已很久沒獲得真正斬獲。科技進步日新月異，但能促進健康的技術卻付之闕如。已開發國家在二十世紀前半，靠衛生觀念提升，使死亡率大幅下降[1]，而過去五十年來，那些昂貴高深的新科技，卻**絲毫無法壓低**已開發國家的罹病與死亡率。雖然比起五十年前，現今醫學能用更好的設備來挽救有緊急醫療需求的患者，如車禍傷者或心臟病突發的病患，但在預防慢性與老化疾病方面（如心臟病與癌症這類「富貴病」），則和一九五〇年沒什麼差異。然而，我們仍期待醫學能和騎著白馬的騎士一樣，救人一命——或許用藥丸、疫苗、技術等種種干預方式，大家就不必再受疾病糾纏，不用怕疾病隨時上身。

其實我們最害怕的，是不知道疾病何時會找上門。我記得一九七七年曾有一本暢銷書叫《跑步大全》（*The Complete Book of Running*），作者吉姆・菲克斯（Jim Fixx）竟然在一九八四年心臟病猝死，享年僅五十二歲。這件事餘波盪漾，媒體將他的死亡報導成命運捉弄，彷彿證明就算人再怎麼努力實踐健康的生活型態，最後仍敵不過宿命。

我們寄望科學能終結這種突如其來的情形。我們想知道疾病為何會找上某些人，而非其他人；我們想知道如何自保，讓病痛不會無預警上門，令人措手不及。

讀者應該記得，簡化論的世界不容許「不可預測性」——宇宙是一板一眼依循物理原理運轉的，一切理當可了解。如果無法準確預知誰會罹患胰臟癌或心臟病，是因為目前收集的資料還不夠，或是沒有夠靈敏或夠強大的工具，以解開這些謎團。不過別怕，解決之道很快就會出現，而且近在眼前了！問題是，解決之道在過去四十年一直**「近在眼前」**。

基因大震撼

近年來有一當紅學門獨占鋒頭，據說可望解決人類所有的健康問題，說明我們尚不明白的道理——這門學科就是遺傳學。遺傳學自一九五〇年代初開始發展之後，便獲得源源不絕的動力與金援，說我們活在基因時代並不為過。人類基因組圖譜繪製、個別基因排序，都是前衛的醫學技術。DNA就是遺傳密碼的主碼，我們的一生與命運都可用超長且複雜的藍圖繪製出來。每個人發展與本性的祕密全在DNA的雙螺旋結構中，無論外觀、人體機能、個性、先天罹病體質都任其左右。

隨著運算能力與速度的提升，人類也不斷揭開基因的祕密。二〇一二年三月七日《紐約時報》（*New York Times*）有一篇文章宣稱，不久之後，基因排序的費用將與簡單的驗血一樣低廉，並對「**人類壽命有重大影響**」[2]。快速便宜的基因定序，幕後推手是矽谷新興企業的科學家，他們認為，人類無法進一步改善健康，是因為缺乏數據。賴瑞・斯馬爾（Larry Smarr）是加州電信資訊科技研究所（California Institute of Telecommunication and Information Technology）的主任，也是矽谷基因定序先驅「完整基因公司」（Complete Genomics）的科學顧問，他的說法最能反映這種信念：「**人類有史以來，一直無法解讀出自己究竟是仰賴什麼軟體在生存。不過人類一旦從資料缺乏躍升到資料豐富的環境，一切將改觀。**」[3]

這些基因改革派自許為新啟蒙時代的先鋒，但嚴格來說只是簡化式的啟蒙。在改革派的眼中，基因就是人類的軟體。他們認為，好的程式設計師懂得解讀程式碼，精準預測出程式運作，這一點也適用於人類身上。我們總有一天能充分探索基因，接下來便能精準預測自己會罹患何種疾病，甚至每一刻的情感反應。

問題是，這根本**做不到**。基因能告訴我們可能發生什麼事，卻說得含糊其詞或無法說明原因。醫學發展對於基因科技所投入的熱忱與資金愈來愈高，卻只是走進另一條死胡同、一座簡化式的迷宮，無法在預防與逆轉慢性病上有任何進展。

超乎想像複雜的遺傳學

遺傳學和營養一樣，複雜程度超乎想像，然而絕大多數民眾尚未體認到這複雜性，以為基因是滿固定的實體，會決定我們獨有的外表、人體機能及行為表現——實際上可沒這麼單純。

我住在農場時，傑克、榮恩和我兄弟三人各有一輛自動聯合收穫機，我們就是用這種龐大的機械收割作物，幫父親賺錢付我們的大學學費。當年，聯合收穫機就和市場上的其他機具一樣複雜，我已忘記機器上有多少履帶與滑輪，只記得每天上工前，共有一〇三個零件等我上油。我覺得收穫機是一項既有秩序又複雜的工程界奇蹟。然而在收穫機出現之後，又有更多更神奇的工程奇蹟問世，例如愈來愈大的飛機、大型遠洋客輪、會講話的彩色收音機（電視）、衛星與太空站、通訊裝置系統、超先進的實驗室設備，電腦更是隨處可見。這些機器好奇妙，發明這些機械的人腦真了不起！雖然這些工程與科技成就的複雜與秩序令人嘆為觀止，但與分子遺傳學的小天地一比，簡直是小巫見大巫。

遺傳學簡介

或許你還記得高中生物課本上說過，DNA是由兩條平行的

> **想要藉由充分探索基因，以精準預測自己會罹患何種疾病，根本是不可能的事。**

圖8-1 DNA分子

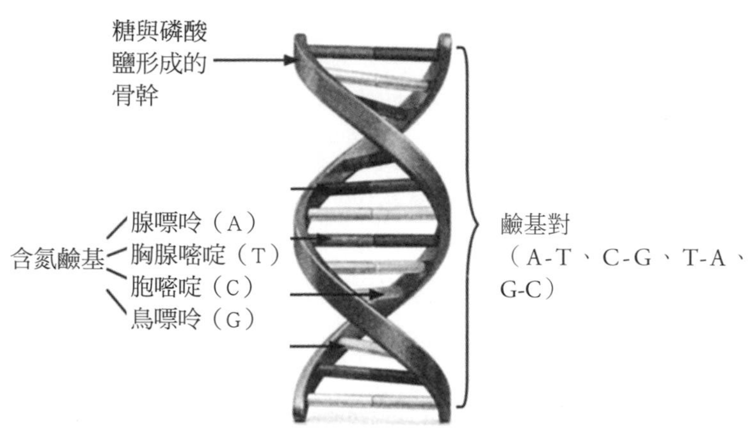

長鏈扭成的雙螺旋體，其骨架為糖與磷酸鹽分子交互排列的長鏈（圖8-1）。

雙螺旋的去氧核糖單元上，有四種精準排列（或稱排序）的含氮鹼基，稱為腺嘌呤（adenine，A）、胸腺嘧啶（thymine，T）、鳥嘌呤（guanine，G）、胞嘧啶（cytosine，C）。這四種含氮鹼基從骨架外緣朝另一股上的含氮鹼基伸出，兩個鹼基朝內連起，將兩股螺旋抓住。兩股面對面的A與T彼此有化學相近性，成為「鹼基對」，而G與C也一樣會構成鹼基對。

DNA分子非常長，而且這四個鹼基排列方式每個人都不相同。鹼基的功能有如文字的字母，可傳達出龐大的資訊[4]。

每個人獨特的DNA鏈中，會有一小段依附到二十三對染色體上。染色體位於人體一百兆個細胞中的所有細胞核，而每個細胞又非常小，就算放在圖釘尖端也綽綽有餘。人體細胞即以DNA作為運作藍圖。二十三對染色體上的鹼基（共有三十億個鹼基）可聚集成群體（約有兩萬五千個群體），這些群體稱為

「基因」。每個基因的鹼基少則一百個，多則數百萬，最後會發出指令，形成獨一無二的蛋白質。

但是，基因不會直接轉譯成蛋白質，而是透過RNA（核糖核酸，ribonucleic acid）這種中間形成物才構成蛋白質（圖8-2），RAN和DNA一樣是長鹼基鏈。

RNA的鹼基排序會成為編碼，決定要將哪些胺基酸選出來結合（人體蛋白質約由二十種胺基酸形成，每一種胺基酸的化學結構都不同），胺基酸結合成長鏈後，就會成為蛋白質。不過RNA鏈上的鹼基並非以一對一的方式為胺基酸編碼，而是三個鹼基為一組形成「三聯體」（triplet）。由於RNA有四個鹼基，能創造出六十四種不同的三聯體組合，這些組合稱為「密碼子」（codon），有些胺基酸含有一種以上的密碼子。

基因研究初發展的時候，科學家是假定一種基因對應一種蛋白質，亦即每一種基因負責一種蛋白質的表現，如果有兩萬五千個基因，就表示有兩萬五千種蛋白質。不過，近年研究發現這假

圖8-2 DNA轉變成活性蛋白質（如酵素）的過程

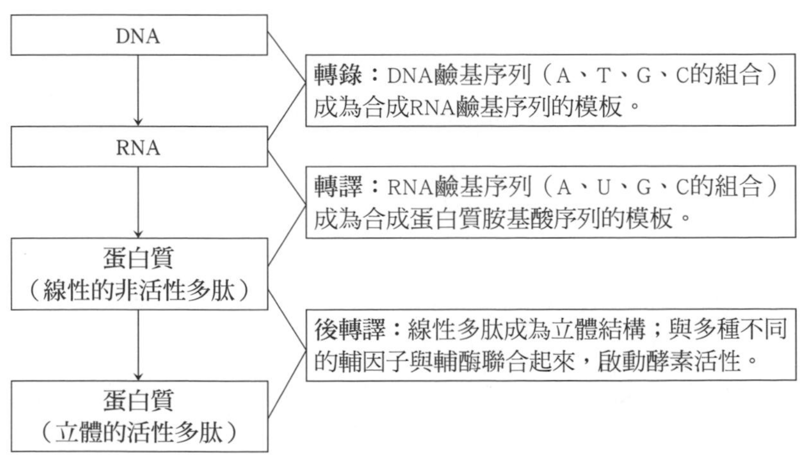

設太單純了！比方說，某些蛋白質是以一種以上的胺基酸鏈所形成，而每一種胺基酸鏈又由不同的基因形成，因此一種蛋白質是由一種以上的基因所共同構成，蛋白質可能有多少組合數量簡直無法估算，複雜性實在超出人類的理解範圍。

另一個難以理解的現象是，雖然人體的每個細胞都有相同的基因主模板，卻能發揮不同功效。肝臟細胞、神經細胞或腸壁細胞在外型與功能上各不相同，其結構與功能差異取決於每個細胞內DNA鹼基的哪個區段被選出來表現。在超過三十億個鹼基中，選擇要使用哪些鹼基，展現出大自然精彩而奇妙的能力。

被簡化的「天命」

再簡要說明一次：DNA鹼基排列中有個頗短的區段叫做基因，會轉錄到相對的RNA排序，之後**轉譯**到胺基酸的排序，製造蛋白質。接下來蛋白質就會成為細胞的結構，也會變成酵素、激素與結構單元，讓細胞發揮作用。DNA透過這些蛋白質的活動，表現出它的「天命」。

這種天命（基因的表現與如何發揮功能）是透過一系列非常複雜卻很有秩序的過程來運作。學者為研究、了解這些過程，往往加以簡化，認為這幾個不同的階段或事件如同骨牌效應，是一件接一件發生的。簡化的思考固然讓每個階段的細節更容易研究與想像，卻不完全靠得住。在現實生活中，這幾個階段或事件是幾乎毫無縫隙地緊密交織整合。

各階段的每一點都可能受到人體的生化作用、飲食、體能活動、醫療、心情與林林總總的變數影響。不僅如此，基因表現的

基因的展現和功能發揮受到非常多變數的影響，隨時都可能變動，科學家妄想用「一個接著一個階段和事件」來解釋，根本不可靠。

各階段也會彼此影響，形成極度複雜的迴圈，讓資訊在迴圈裡來回饋送。一連串事件會以許多方式，在每個非常複雜的階段彼此溝通，正如第七章談到的酵素（酵素本身也是一種蛋白質）一樣。此外，任何活性率的變化可能不只一種原因所造成，比方說DNA合成的蛋白質數量會隨時依據需求而變動，若某種蛋白質已經足夠，其形成速度就會放緩；要放緩一種蛋白質的合成有許多種方法，例如調整DNA變成RNA的轉錄速度，以及RNA合成蛋白質的速度。

科學家設法操作上述系統，彷彿那是人造的機器。我們固然已繪製出人類基因組圖譜[5]，但這只是第一步而已。我們可以任意用神祕的名字來標示這些基因，卻不表示能了解那些標籤代表什麼意思，就算了解，也無法從中看出一個人的個性、偏好、罹病傾向等結構。

遺傳學家的美夢

雖然基因的複雜性難以想像，遺傳學家仍固執己見，大力鼓吹基因研究，認為醫學的未來就在基因。對簡化論者來說，複雜的問題只會促使他們砸下更多時間與金錢，尋求更快速的處理速度、更智慧的電腦程式，或進一步研究。

遺傳學家確信，在未來一、二十年內就能破解疾病的基因起源，一旦破解之後，便能帶動醫療大躍進。識別出基因、了解它在疾病與治療時的角色，可讓醫藥更發達[6]，節省新藥臨床測試的成本。未來研發藥物時只要鎖定某疾病的相關事件，或像近期有人宣稱，臨床測試時只要找出哪些人的基因對藥物有反應，再針對這些人測試，就能把藥物副作用降到最低，成本也能減少。事實上，政府主導了一項十分有企圖心的研究案，稱為「人類基因體計畫」（Human Genome Project），這項計畫在一九九〇到二〇〇三年間繪製出兩萬到兩萬五千個人類基因圖譜。該計畫聲稱，更簡潔的藥物開發過程──**「可望大幅降低美國每年因藥物造成不良反應，使約十萬人死亡與兩百萬人住院的情況。」**[7]

好處還不只這樣。以下是引用自該計畫網站上的說詞，足以說明來自政府的「官方」熱誠：

- 若能更體認到罹患某種特定疾病的傾向，便能小心監測，並在最適當的階段予以治療，發揮最大療效[8]。
- 以遺傳物質製作而成的疫苗，具備目前疫苗的所有好處，卻沒有風險[9]。
- 臨床測試時，只針對對某種藥物有反應的人來做，如此成本與風險可以降低[10]。
- 還有更多效益「能促進健康醫療的成本降低」[11]。

美國國立衛生研究院院長法蘭西斯・克林斯博士（Dr. Francis Collins）與克雷格・凡特博士（Dr. J. Craig Venter），是人類基因組定序這項偉業的功臣。克林斯博士原為該院國家人類基因組研究所（National Human Genome Research Institute）所長，常興致沖沖談起遺傳研究帶來的希望。他和同事認為，每個人都是獨一無二的，**沒有一體適用的醫療方案**，個人該有專屬的預防與治療策略。他想像總有一天，每個人獨特的基因圖譜都可以識別出來，如此不僅可確定疾病風險，還能安排個人化的預防與治療疾病方案。

這前景聽起來令人振奮，遺傳學儼然成為未來醫療的棟樑，能引導全新的醫療實務典範。事實上，遺傳學的確有值得期待的成果；我一點也不認為遺傳研究是在浪費時間，反而相信人類基因體計畫是很吸引人的科學研究。人類是很有好奇心的物種，一旦有了科技的幫助，怎麼可能不去搬動那複雜無比的石塊呢？而透過基因干預方式，一定能幫助人口中〇．〇一％飽受基因缺陷之苦的罕病患者。

然而，遺傳學卻無法解決基本問題，改善整體大眾的健康。我反對的是把解決方式**全部**寄託在遺傳學上，不去思考其他辦法。目前美國每年花在基因檢測與定序的金額高達數千億，卻完全無法解決當前的醫療危機。社會砸下了幾十億的金額投資遺傳學，卻只幫助極少的人口，就算真的解救了那些人，代價也極為龐大。

若能先透過營養，終結人類九成的病痛，避免簡化式的醫療榨乾財政資源，那麼我們就有餘裕去做基因測試與定序。目前有其他辦法可以解決當務之急，也能拯救更高比例的人口。我們現在面臨醫療危機的大風暴，暴風即將來襲，該做的不是重新裝潢大廳，應該在窗外釘木條。

或許我只是嫉妒吧！這就交給讀者判斷了。畢竟遺傳學的新時代已來臨，而營養學的時代沒落了。

營養學的沒落

一九五五年，我剛進入喬治亞大學的獸醫學院。當時，新發現的DNA雙螺旋及它在未來可能發生的影響，令我的生化教授著迷。這項生化與醫學領域的神奇發現也令我醉心，想更深入研究。因此，有天康乃爾大學的教授克里夫．馬凱（Clive McCay）主動發電報給我，要我放棄獸醫到康乃爾大學研究「生化」這門新興領域時，我實在驚喜不已。當時生化是一門新學門，基因研究就隸屬於這個領域，我當然抓住了這個良機。在康乃爾大學就讀研究所時，我正式以營養學為主修，生化為副修。回顧起來，我親眼目睹的不只是一門新興領域的出現，更是科學界看待人類健康的方式大轉變。

從一九〇〇年代初到一九五〇年代初，營養學家站在改善人類健康的前線。二十世紀初，科學家與醫療專家研究腳氣病、壞血病、糙皮病、佝僂症與其他疾病，發現這些疾病似乎與食物有某種關聯，但確切機制尚不清楚。最後，研究者辨識出特定的營養素，並指出若這些營養素攝取不足，就可能導致這些疾病。大約在一九一二年，「維生素」一詞出現，指的是食物中的一種物質，雖然量很少，卻是維持生命所必需。

一九二〇年到一九三〇年代，營養學家辨識出好些營養素，包括從字母A到K的各種維生素，以及DNA模板集結而成，並形成蛋白質的胺基酸。科學家研究起多肽鏈中胺基酸如何定序與排列，對能維持生命的蛋白質特質有何重要性。一九四八年，科學家宣稱他們已發現最後一種維生素，也就是維生素B_{12}。他們觀察到，這些新發現的食物營養素能以化學合成，若僅給予實驗室大鼠這些化學合成的營養素當作飲食，大鼠仍可成長。這下子營養學家認為已經找到營養學的基本粒子，並分門別類，因此我們以後根本不必吃完整的食物，只要吃藥丸就能取得一切所需，饑荒、營養不良都將成為過往雲煙。

一九五六年，我剛開始在康乃爾大學做研究時，基礎營養學的研究交出漂亮的成績單，因此課堂上盡在討論這些研究，然而一般人認為發現營養素更值得振奮——早在多年前就滲透到民眾的大腦裡了。我記得小時候母親要我們每天都吃一匙鱈魚肝油，因為它含有促進健康的維生素A（我還記得魚肝油的味道，超噁）；我也記得當時阿姨曾興沖沖告訴我母親，總有一天我們不必再吃食物，因為裡頭的主要成分都能做成藥丸——媽媽的菜園可以不要啦（我母親當時對這個結論挺不以為然的）！另一種獲得大量讚譽的營養素，就是蛋白質：我們這些酪農深信牛乳對人類有益，富含優質蛋白質，可形成肌肉，還能促進骨骼與牙齒的強健。即使那時候的營養學只聚焦於個別營養素的發現與作用，它依然是門顯學。

諷刺的是，營養學這麼簡化式的本質，為更簡化式的遺傳學開啟大門，令後者成為「人為什麼生病」的最佳解答。那些營養強化的早餐穀片與綜合維他命丸，並未讓十項全能選手與八、九十歲還活力十足的人隨處可見。簡化式的營養學走到盡頭了，遺傳學順勢興起，接替地位。

基因和後天培養，哪個影響大？

營養學與遺傳學爭權奪利，反映出的是先天本性（nature）與後天培養（nurture）長久以來的爭論。我們出生時的「先天本性」（基因），是否注定日後會罹患哪些疾病？或健康與疾病是環境產物（例如攝取的飲食與接觸的毒素）——也就是一個人會保持健康或生病是因為「後天培養」？雙方的爭論（或說愚蠢的吵架比賽）會以各種形式出現，且已延續數千年。亞里斯多德曾說，人的心智是一塊白板，會受到日後引導與經驗填滿，這種看法與當前主流觀點正好相反。現在的主流觀點是，人一出生時就有固定的「基本天性」。

多數研究健康的學者同意，無論是先天本性或後天培養，皆無法單方面決定一個人會罹患什麼疾病，而是兩者都有關。爭論

就是因為營養學這麼簡化式——只聚焦於個別營養素的發現和作用，它才會走到盡頭。

的重心在於，兩項因素各造成「多少」影響。然而無論是基因還是生活型態的相對影響，都無法以精準的數字計算，更不用說營養的確切貢獻到底是多少。

多年前，我便意識到這種不確定性。一九八〇到一九八二年間，我是國家科學院十三名專家委員之一，當時我們要提出一份以飲食、營養與癌症為題的報告[12]，可說是這類主題中第一份官方報告。報告的其中一個目標，是評估有多少比例的癌症是由飲食造成，並與其他因素造成的癌症比例加以比較，包括基因、環境毒素和生活型態等等。這麼一來，便能知道該如何透過飲食來預防癌症。

對我們這些計畫研究者來說，估算飲食可預防多少比例的癌症很值得關注。因為大約在一年前，媒體報導過現已裁撤的美國國會科技評估局（Office of Technology Assessment of the U.S. Congress）曾請人提出一份報告[13]，撰寫者是牛津大學的優秀學者理查・道爾爵士（Sir Richard Doll）與理查・畢托爵士（Sir Richard Peto）。他們主張，三五％的癌症可透過飲食預防。這麼高的預估值很快成為熱門議題，因為它甚至高於不抽菸能預防三〇％癌症的預估值——多數人根本不知道飲食這麼重要！

然而，委員最後發現，要提出飲食預防癌症的**明確數字**比例根本不可能。當初我被指派要為這項風險評估報告撰寫初稿，卻很快發現這麼做沒什麼意義，任何估計飲食能預防多少比例的數字，都可能把話說得太死，無法傳達出不確定性。至於如何表達眾多因素對癌症風險可能造成的綜合影響，也很傷腦筋，舉例來說：要是不抽菸能預防九成的肺癌，正確飲食能預防三成癌症（那份報告不就證明了），而避免空氣汙染又能預防一五％的癌症，那到底該怎麼算？難道就把這些數字加起來，最後的結論是讓預防肺癌的機率達到一三五％嗎？

委員會發現這樣比較並不妥當。過於講究精準，把風險加總起來並不正確，因此拒絕在報告中納入健康飲食到底能降低多少比例的癌症風險。我們也得知，前述英國學者為科技評估局撰寫的報告[14]，其實並未對飲食預防癌症的比例提出明確數字；媒體引用的三五％是不夠嚴謹的報導。原作者是去飲食健康相關社群進行調查，發現估計值的範圍甚廣，從一〇％到七〇％不等。看起來，斬釘截鐵的三五％根本不是定論，只是這個範圍內的合理中間值，然而一〇％到七〇％會讓大眾更搞不清楚，更不願意嚴正看待飲食對癌症進程的影響，愛怎麼詮釋就怎麼詮釋。

委員會不願對未知風險提出明確數字是明智之舉，可惜這項美意並未獲得大眾重視。現在仍有人以訛傳訛，提出過於明確的錯誤主張，以為牛津大學的報告證明有三分之一的癌症可透過飲食方式預防。明確的數字往往來自**過度詮釋**，尤其這樣的主張往往出自於個人或專業上的私利。其實過了幾十年，飲食和健康研究界，對於任何精準數字仍莫衷一是。

問題的根本在於，風險不是客觀的現實，會隨著我們得到的知識而改變。舉例來說，電視轉播華盛頓國民隊棒球賽時會顯示一個叫做「賭盤勝率」（odds of winning）的數字。如果國民隊在四局下以五比二領先，這場比賽的賭盤勝率可能是七九％，但如果對手在五局上敲出全壘打，賭盤勝率可能降到六五％；要是國民隊在第八局轟出滿貫全壘打，這個比率又會攀升到九七％；但如果九局上對手又大反攻，國民隊的優勢又會降低，賭盤勝率也跟著下降。賭盤勝率的難處在於隨時會變，無法確定。每一次投球、下注的人想將風險明確量化，以方便對棒球賽結果下注時參考。同樣地，許多人因為關心自身與所愛的人身體健康，也想知道明確的比率，才能放心地認為自己能常保健康，不會罹患慢性病。但他們不需要會誤導人的「明確」數字，因為這數字根本

預測不了任何事情。我們提出的報告，重要之處並不在飲食可以預防多少比例的癌症，而是飲食為一項重要因素。

如果我們無法提出某估值或一個可能的估值範圍，那該怎麼辦？捏造事實嗎？我認為，大家其實仍相信自己對癌症原因與預防的原有認知，而這項認知又源於他們認為先天本性重要，還是後天培養重要。由於如何預防癌症仍無明確答案，因此最後仍回歸個人對癌症到底是先天或後天的偏見。

拋開基因的宿命論

我們在有意無意間，已認為疾病是先天造成或後天影響了，而這預設立場對於健康觀念影響深遠，恐怕超出想像。我們只是聽天由命，或認為命運掌握在自己手上？如果認為先天基因已主導自身的健康發展，就沒必要追求健康，但如果認為自己可跳脫出生時的宿命，就有理由往健康之路邁進，追求常保健康。

醫學研究人員在先天以及後天的對立中，多半站在先天這一邊，堅信基因是疾病的主因。他們誤以為遺傳學能讓我們更容易診斷疾病、預測疾病，只要去找出錯的基因或DNA裡可能致病的基因排序即能解決問題。這種信念在健康科學中相當普遍，稱為「基因決定論」（genetic determinism）。根據這項理論，我們可以在基因及基因是否致病的後果間，簡單畫出代表因果關係的線條。換言之，基因的運作相當獨立，只顧著做自己的事，不太受到環境或生活型態的影響，圖8-3便簡單呈現這個過程。

另一種和基因決定論相反的信仰體系，我稱之為「營養決定

你應該關心的不是飲食到底可以預防多少比例的癌症，而應該是——飲食是影響癌症的一個重大因素。

圖8-3 基因決定論

健康或疾病的發生，主要由「健康」或「致病」基因決定，而致病基因是存在於子代基因組，以及在生活受損卻未修復的基因。

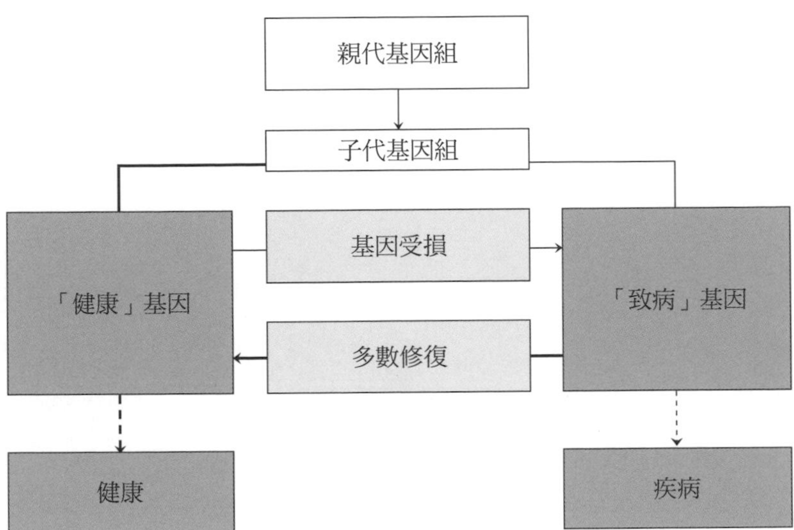

論」，也就是營養會控制基因表現，開啟健康基因，抑制致病基因，造成健康或生病的身體（如下頁的圖8-4所示）。我根據自己和其他人多年來的研究，採信這論點。

當然，還有許多非關營養的生活型態因素，可以控制基因表現。也有戴薩克斯症（Tay-Sachs disease；譯註：缺乏某種酵素而無法代謝神經節甘脂，使之聚集並逐漸毀壞腦部與神經細胞，病童可能會有聽力、視力障礙與四肢麻痺，壽命僅約五歲）這類無法透過營養改善，頂多只能緩解部分症狀的疾病。營養並非萬靈丹，無法將已截去的肢體長回來，但我還是主張營養攝取是影響基因表現的主要因素，且在絕大多數例子與長期觀察下，良好的營養所帶來的影響比一切都重要，甚至超過最複雜、昂貴的基因干預法。

基因是健康與疾病的起點，也是各項因素中的「天生」部

圖8-4 營養決定論

健康或疾病的發生先從「健康」或「致病」基因開始，但是營養攝取能控制這些基因是否表現。良好的營養可以阻擋致病基因的表現，讓健康基因發揮。

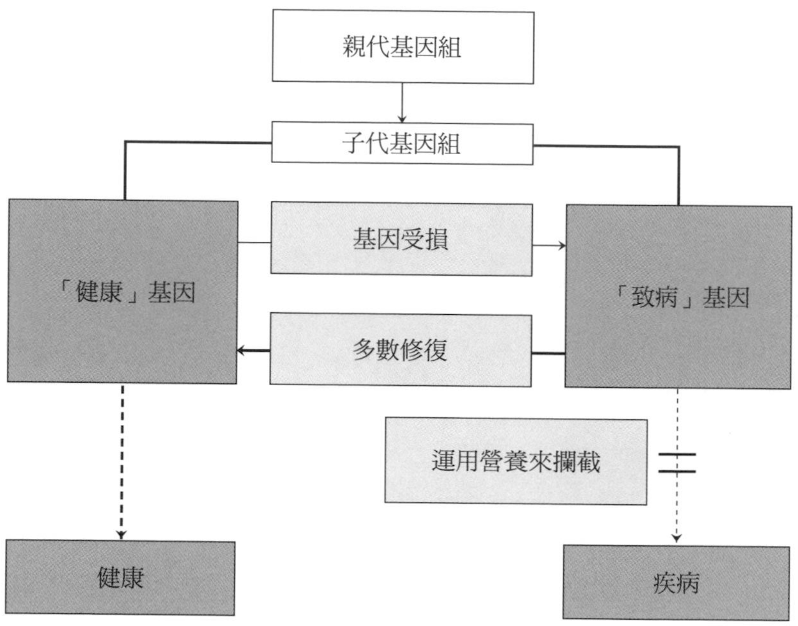

分，但營養與其他生活型態因子（「後天培養」的部分），卻能控制這些基因是否表現，以及如何表現。後天培養（亦即營養）對健康或生病的影響，遠大於先天基因。

基因決定論的信念認為我們未來究竟是健康或生病，在出生的那一刻已經決定——隨著年齡增長，不斷往何種疾病的方向前進，皆肇始於受孕那一刻的基因藍圖。這種觀念更會讓人認為我們無法預防癌症之類的重大疾病。相反地，認為癌症與相關疾病取決於攝取適當的營養，則能帶來希望，鼓勵大家採取更健康的行為。我們之後會看到這種觀念並非一廂情願，而是有大量且完整的證據支持。

接下來，我們要探討在降低基因受損與異常並予以修補時，營養學與遺傳學的做法有什麼不同，而以簡化式的方法處理疾病時，把焦點放在何處往往會影響預防癌症等慢性病的能力。

1. 數個世紀以來，助產士早已深知醫療衛生的重要性，然而醫療體制開始重視起衛生，卻要等到路易・巴斯德（Louis Pasteur）、羅伯・柯霍（Robert Koch）、愛德華・詹納（Edward Jenner）等人說明微生物的存在及傳染機制。這又說明了簡化論的陷阱：在科學家有辦法分離並衡量事情之前，大家就當作這些事情不可能存在，如果有提出不同看法的人，他們會被視為無知與迷信。

2. John Markoff, "Cost of Gene Sequencing Falls, Raising Hopes for Medical Advances," *New York Times*, March 7, 2012, http://www.nytimes.com/2012/03/08/technology/cost-of-gene-sequencing-falls-raising-hopes-for-medical-advances.html.
3. 同上。
4. 用只能形成兩種鹼基對的四個字母（A-T或C-G），似乎無法產生許多文字，但是包含兩種鹼基構成的串列其實就有十六種不同排序，而由四種鹼基對構成的串列則有六十四種不同排序。此外，一種鹼基對理論上可在排序中使用的次數並沒有限制。想像一下，假使一個字母連續排八到十次，之後又跟著一個或數個第二種字母，接下來又是幾個第一種字母、一個第三種字母和幾個第四種字母。這樣可能排出的組合幾乎是無限多。
   如果你還不覺得這樣有什麼了不起，可以這樣思考：在一個DNA的分子長度中，共有三十億個鹼基（三十億，不是三百萬）。如果這串長鏈上的每個鹼基彼此之間相隔一公釐，總長可延伸到一千八百二十四哩（兩千九百三十五公里），比帝國大廈還高出六千六百倍！鹼基排序看似隨機，實際上並非如此。想像一下，這三十億鹼基中的其中幾十個，就像珍珠一樣串成項鍊，而我們將項鍊拿起來，讓珍珠從一端落下，集合成一堆，混合之後設法再以之前的順序串回。如果只是幾十個都看起來很難，想像一下三十億個會是什麼狀況。
5. 其實我們在此稍微投機取巧了。我們的遺傳物質中有九五%是科學家尚不了解的，因此遭標示為「垃圾DNA」，被扔到一旁不予理會。直到最近，遺傳學家才開始認真看待這些DNA，認為那些其實都是人類以前還沒有能力解碼的重要資訊。
6. U.S. Department of Energy Office of Science, "Gene Therapy," Human Genome Project Information, last modified August 24, 2011, http://www.ornl.gov/sci/techresources/Human_Genome/medicine/genetherapy.shtml.
7. 同上; J. Lazarou, B. H. Pomeranz, and P. N. Corey, "Incidence of Adverse Drug Reactions in Hospitalized Patients: A Meta-analysis of Prospective Studies," *Journal of the American Medical Association* 279, no. 15 (1998): 1200-5, cited on U.S. Department of Energy Office of Science, "Pharmacogenomics," Human Genome Project Information, last modified September 19, 2011, http://www.ornl.gov/sci/techresources/Human_Genome/medicine/pharma.shtml.
8. Lazarou, Pomeranz, and Corey, "Incidence of Adverse Drug Reactions."
9. 同上。
10. 同上。
11. 同上; U.S. Department of Energy Office of Science, "Pharmacogenomics," Human Genome Project Information, last modified September 19, 2011, http://www.ornl.gov/sci/techresources/Human_Genome/medicine/pharma.shtml.
12. Committee on Diet, Nutrition, and Cancer, *Diet, Nutrition, and Cancer* (Washington, DC: National Academies Press, 1982).
13. R. Doll and R. Peto, "The Causes of Cancer: Quantitative Estimates of Avoidable Risks of Cancer in the United States Today," *Journal of the National Cancer Institute* 66, no. 6 (1981): 1192-1265.
14. 同上。

Chapter 9

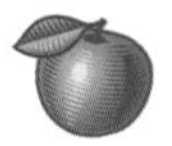

戳破DNA的健康神話

當前人類最悲哀的地方，在於科學知識增加的速度，比社會增長智慧的速度快。

—以撒．艾西莫夫（Issac Asimov），科幻作家暨生化教授

人人都會生病，生病多半沒什麼大不了，如同醫師作家路易斯．湯馬斯（Lewis Thomas）有段雋永名言：「醫師們心中有個天大的祕密，除了他們的妻子之外，大部分的人都不知情。那就是，多數身體的狀況會自行改善，通常到了早上就會比較好了。」

人體應付任何疾病的速度其實頗快，不太需要外來干預，採行全植物蔬食的人更是如此。

如果生病時沒能自行痊癒，我們通常會去診所求醫，嚴重的話就上大醫院，這是當代生活大家習以為常的事。然而，多數人並不了解疾病，以及疾病從何而來，也就是——我們為什麼會生病？DNA在疾病中又扮演何種角色？

致病的基因從何而來？

第八章稍微提過基因是健康或生病的起點。基因是所有生物反應的起源，人體的形成與機能（也就是生命本身）都源自於這些反應。有些基因讓我們保持健康，有些會導致疾病。

多數基因是健康的，否則人類不可能存在那麼久。這些基因形成細胞、器官與骨骼，使我們皮膚割傷或擦傷後會癒合，也讓我們覺得蘋果味道是甜的、有毒的山鼠李是苦的，但有少部分的基因會引發疾病。

所有的疾病皆起源於基因，以及基因的組合。我們所說的「疾病」，是**基因**與**環境因素**透過人體產生交互作用後的最後階段，例如：感冒是基因對某種微生物的反應而產生某些症狀；被紙割傷時會流血與凝結，是因為基因在人體生理設定了這反應，如果基因導致罹患血友病，表示一旦出血就不易凝固。基因和環境的交互作用不光會造成感冒這種短期疾病，或像血友病這種健康問題，基因在回應飲食等各種環境刺激時，也會啟動癌症、心臟病與糖尿病等慢性病，長期下來更是明顯。

健康的基因來自於我們的父母親，那麼致病的基因來自哪裡呢？有兩種來源：其中一部分來自於父母與他們的祖先，這些基因在我們還是胚胎時就存在了；其他會致病的基因原本可能是健康的，卻在生命過程中突變而受損。

一般認為，這些突變多肇因於會汙染環境的非自然合成化學物，如之前談過細胞的氧化反應會導致突變。不過，除了這些化學物質，還有別的媒介也會導致基因受損：某些本來就存在於大自然的化學物質及其他環境因素（如宇宙輻射、過度日曬、植物與微生物中的多種化學物質），就算少量也會造成基因突變。這些天然與非天然的化學物質，會共同導致基因持續小幅度受損。

幸好，人體已把修補損害變成例行公事。細胞受損後的修復能力其實運作得不錯——細胞非得發展出這種能力不可：以前的人也和我們接觸到同樣的自然化學物質，加上那時候醫療沒這麼發達，若細胞修復能力不彰，根本無法活著繁衍後代。然而，這種修復過程並非完美無缺。在人的一生，有很小一部分的基因受損以後無法修復，而且可能在組織更新的時候，複製出一代又一代的受損細胞。

令人吃驚的或許是，小部分基因受損可能不是壞事。有些基因突變是好的，能促成人類演化，因為帶有這些突變基因的載體比沒有突變的更能大量複製——演化就是靠著突變達成的！雖然少量的損害對人類整體而言是有益的，但是對個人來說可就不妙了，因為這些突變的基因往往會造成疾病。

有鑑於此，學者在研究長期受損的基因所導致的慢性病時，有雙重目標。

第一是盡量預防這種傷害，第二是盡量多多治療此傷害所造成的後果（也就是疾病）。然而，在這兩方面，遺傳學家目前表現得都不出色，以後可能也沒什麼指望……。

當今遺傳學處理的是少數致病基因所造成的後果。遺傳學的出發點是假設：終有一天，我們能找出、辨識這些受損的基因，並運用這項資訊讓疾病的診斷與治療更簡單。

只是，遺傳學往往沒有仔細考量如何在一開始就預防基因受損。這學門假設，基因工程透過修補或替代會致病的特定基因，就能夠預防疾病，但這其實是癡人說夢，因為DNA的複雜性實在超乎我們想像。

遺傳學常常把重點放在找出受損的基因，卻從不去仔細考量：如何在一開始就預防基因受損。

癌症的進程

長期以來，癌症學家是這樣解釋癌症的：要不就是與生俱來的基因引起，要不就是致癌物或個人在生命過程中的其他因素，使基因遭到損害，進而引發癌症；而且，不同癌症是從不同的基因發展出來的。

假使基因受損後未能修補或是替代，所遭到的損害將會永遠成為細胞遺傳密碼的一部分，在細胞內代代相傳。各世代細胞會累積成細胞團，之後成為腫瘤團，理論上這速度是快得無法阻止的。這觀念假設癌變過程是固定的，幾乎無法逆轉。如果細胞與受損基因複製，我們也束手無策，結果就是罹患癌症。如果受損基因愈多，罹癌機率愈高；受損基因愈少，罹癌機率也跟著愈低（圖9-1）。

圖9-1 癌症發展的傳統解釋模式

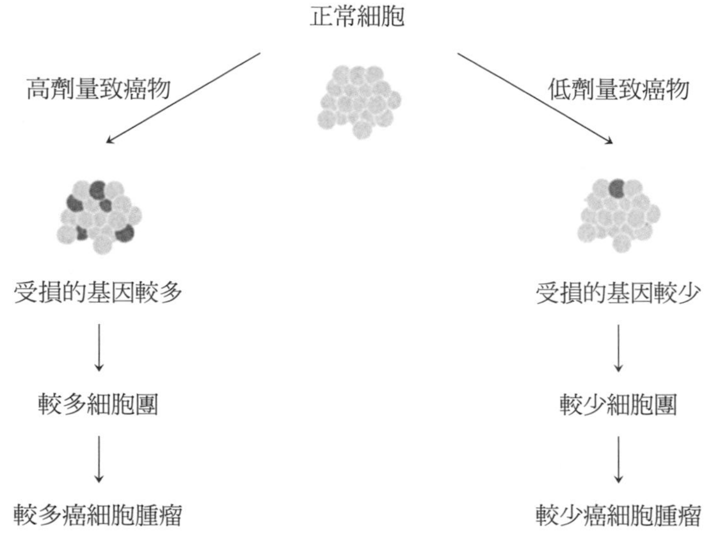

然而研究顯示，受損的DNA是否會發展成癌症，還牽涉到其他環境因素。我的實驗室在研究黃麴毒素時，發現即使讓小鼠或大鼠接觸B型肝炎或高劑量的黃麴毒素，刻意損害牠們的基因，使其有罹患肝癌的傾向，但只有**攝取大量動物性蛋白質的**，才會罹患癌症。換言之，營養的影響大於環境，即使環境特別惡劣也一樣。就算這些老鼠的DNA已經受損，也未必會造成癌症（圖9-2）。

從人類受試者身上也可以證明，我們所攝取的食物與食物提供的營養，遠比遺傳背景更能決定一個人是否罹癌，這一點在《救命飲食》有深入討論[1]。四、五十年前展開的人口研究顯

圖9-2 癌症發展的修正解釋模式

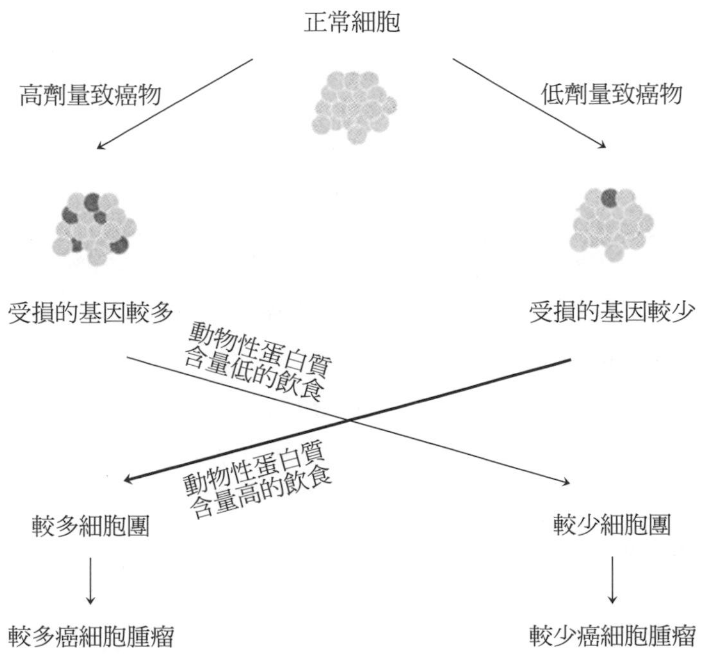

示，一個人移民到新的國家時，即使基因沒有改變，但是罹癌率會和所移入的國家一致。這清楚表示，至少有八〇％到九〇％的癌症（可能接近九七％至九八％），和飲食與生活習慣有關，而不是基因。此外，將同卵雙胞胎的罹癌率加以比較，會發現雙方雖然有相同的DNA，但多數不會罹患相同癌症。如果罹癌只是基因所造成，那麼雙胞胎罹患同樣癌症的比率應該接近一〇〇％（罹患相同癌症的雙胞胎是相對少數，而且部分原因可能是飲食習慣相似導致）。

簡言之，適當的營養不僅能預防傷害，甚至影響人體對受損的基因如何反應。適當的營養通常可舒緩疾病症狀，甚至完全預防，有時不需另行醫治。在我的動物實驗中，癌症進程可以靠改變營養來逆轉。學者也找到愈來愈多的證據，說明全植物蔬食可關閉致癌基因。

一切再再表示，癌症的運作絕非如癌症學家所假定的那樣。我們對於一件事情如何運作的看法，會深深影響我們如何解決這件事。

抗癌戰爭的武器

我愈是研究黃麴毒素與飲食，愈相信黃麴毒素並非如多數學者所言，是造成肝癌的禍首。事實上，我相信一般公認的癌症「起因」，若放在飲食缺乏大量動物性蛋白質的狀況下，根本無關緊要。遺傳、化學致癌物（例如黃麴毒素）、病毒都不重要，而營養不僅重要，我與其他學者的實驗甚至明白顯示：**營養就是癌症的開關**。

我們抗癌的策略主要有兩種預防方法：藉由替代或操縱，來控制致癌基因的表現，並且擺脫所有可能觸發基因突變的環境物質。第八章曾談到，為什麼光操縱基因沒有效，然而清除環境中的毒素也不是答案。第一個原因是，**這根本做不到**。我衷心支持消除環境中人為的毒素，但就算有辦法做到，大自然還是有許多誘發突變的現象是無法防範或排除的，例如日照與氡。第二個原因更重要，**環境中突變原（導致DNA突變的物質）的影響，多半可透過適當的營養來克服**。可惜這些發現無法阻止政府砸下更多時間與金錢找出可能會造成基因突變、導致癌症的致癌物，而不是去鼓勵全植物蔬食。

無論你身處何處，都會聽到要避開某種可能致癌的因子，例如有毒化學物質、病毒、手機、陽光⋯⋯。《紐約時報》最近有篇文章的標題是「這樣就安全了嗎？」（Is It Safe to Play Yet?），文中敘述許多年輕父母為了讓孩子在健康的環境長大，常成為驚弓之鳥，把家中的化妝品、洗髮精、清潔劑、塑膠杯與塑膠瓶、合板家具甚至黃色橡皮小鴨，全部扔出去[2]。

媒體又不時報導生活中又有哪些致癌物，例如蘋果常用的殺蟲劑亞拉（alar）、微波爐、居家附近的電線等等，致使恐慌加劇。還不只呢！又有人說，在個人與公共環境中，無論是食物、飲水、化妝品都有愈來愈多化學添加物（有些是刻意添加，有些則不是），這簡直是火上加油。最後，我們又得知原來這大約八萬種的化學物質中，只有一小部分（約兩千種）是經過致癌性的檢驗。

社運人士大聲疾呼，應對抗「癌症集群」，他們的舉動是正確的。所謂的癌症集群指的是，某些地區的人罹患特定癌症的比率高得異常，原因可能是有毒廢棄物或其他不良物質，被扔到這些低收入社區，而非附近較富有的地區。每個社區都為了「別扔到我家後院」而彼此爭鬥，希望有毒產物離自己愈遠愈好。《永不妥協》（*Erin Brockovich*）與《法網邊緣》（*A Civil Action*）之類的電影，讓我們認為應該購買瓶裝水或安裝廚房濾水器，以避免家中出現汙染物。

這種疲勞轟炸的結果，就是四處蔓延的恐慌變成消極態度（「算了，反正也不能怎樣」），或是偏執的舉動（「不如住到防毒罩裡吧」），最後仍無法減少癌症風險。

我並非表示阻擋毒物大量出現是多此一舉，我很清楚這點，因為我曾長期接觸戴奧辛，導致幾十年來發聲有問題：戴奧辛對人類而言，是毒性最強的化學物質之一，我在一九六〇年代於麻省理工學院做博士後研究時，將家禽飼料用油中的戴奧辛分離出來，協助發現戴奧辛[3]。就個人而言，我們應該盡量減少接觸致癌物；就整體社會而言，在核准新技術與物質，或使之普遍出現在水、空氣與土壤時，寧願過度謹慎也不該輕易放行。

但是致癌物檢測**已成為一種打不死的產業，而不是為大眾健康把關**。致癌物檢測始於一九五〇年代，當時人們發現蔓越莓使用的殺蟲劑中含有有害化學物，這檢測發展到了今天已成為好幾億美元的方案，總成本根本難以估算，因為它還衍生出法規與癌症控制方案。但我估計，一定有幾百億的金錢白白浪費。雖然減少環境毒素是值得肯定的目標，但是政府採行的方式根本無效，而且會產生誤導。

美國政府對付「可能致癌物」（也導致浪費時間與金錢）的主要武器，是致癌物生物檢驗方案，這項方案耗費鉅資，研究數以百計的化學物質，想找出哪些物質會導致人類罹癌。

什麼都危險卻束手無策

一九五八年，美國政府在《食物與藥物法》（*Food and Drug Act*）的〈食品添加物修正案〉（*Food Additive Amendment*）增加一條規定：若發現某種物質會致癌，則不得將此物質加入食物中。這項法條必然衍生的後果是，政府須設法判斷哪些化學物質會致癌。於是，政府規劃了一項專案計畫來負責這件事，稱為「致癌物生物檢驗方案」（carcinogen bioassay program，簡稱CBP）。乍看之下這是好事一樁，因為一旦找出哪些東西有害，就能防止它進入我們的食物。

問題是，這項方案背後的假設是簡化式的。它認為環境毒素必然會導致癌症，加上方案的研究與檢測方式設計不佳，讓整體效度值得存疑。這項方案使我們忽略重要而且容易處理的癌症起因，反而去留意自身無法控制的次要因子，因此成果非常有限，也使得能創造出更豐碩成果的資源遭到瓜分。

研究法上的漏洞

CBP是透過動物實驗（大小鼠），在動物約兩年的壽命間測試可疑化學物的致癌力。如果給予動物某種化學物質之後，有夠多動物罹患癌症，表示該物質為致癌物。如果有證據支持此實驗結果和人類的關聯有統計顯著性，則可稱為人類致癌物，雖然這統計顯著性往往**遭到質疑**。

CBP指出的一些人類致癌物，包括戴奧辛、甲醛、石棉、DDT（殺蟲劑）、多環芳香烴（PAH，存在於煙燻食物與香菸）、亞硝胺（存在於培根與熱狗）、多氯聯苯（製造變壓器時會產生）、苯（存在於溶劑、石油與香菸），還有我在實驗室的研究主題——黃麴毒素。

CBP評估一種化學物質的致癌風險時，首先會進行動物測試。研究人員先選定動物（大鼠或小鼠），接著就為這些動物注射高劑量的可疑致癌物，其劑量大約是人類接觸量的一千到一萬倍。若動物有明顯的比例罹患癌症，此物質便會被歸為致癌物。

讀者或許已發現這邏輯有兩個漏洞：

首先，這是假設超高劑量的化學物質若能引發癌症，那麼低劑量也能引發癌症，或許頻率不高、致命程度沒那麼大，或許也沒那麼快，但最後仍會導致癌症。以科學術語來說，這種假設稱為「劑量降低內插」（high-dose to low-dose interpolation），但這樣推論的不確定性很高，因為我們無法確知極高劑量是否和人類常接觸的極低劑量間，呈現線性關係。如果高劑量是像被汽車撞，而低劑量是被火柴盒做成的車子撞呢？在大鼠實驗上，高劑量的糖精會導致膀胱癌罹患率小幅提升，但是這個量相當於一個人每天要喝上一千兩百瓶健怡可樂。很蠢吧？沒錯。別忘了我們先前提過，少量自然化學物質所造成的傷害，人體多半可以自行修復。

第二，這個方法假定的是其中一種物種（大鼠）的反應，和另一種物種（人類）的反應一樣。這叫做「物種外推」（species to species extrapolation），是非常大幅跳躍的思考。由於法律規定不得以人體測試致癌物，這當然是正確的規定，因此我們無法將苯或多氯聯苯使用在人體測試上，看看是否會提高罹癌機率。這麼一來，科學家只能假設對大鼠有毒的東西也會毒害人體。問題是，有些物質雖然會導致大鼠罹癌，卻不會使小鼠罹患癌症。

一九八〇年時，我在重要期刊《聯邦彙編》（*Federation Proceedings*）上，質疑CBP實驗與推論蘊含的合理性，尤其是假定對大鼠有毒性的物質對人類也有毒性。為了探討物種外推是否正確，我將小鼠與大鼠的實驗結果加以比較。當時檢驗了一百九十二種化學物的致癌性，其中七十六種有致癌性，但又只有三十七種（約四九％）對兩種物種皆能致癌。於是我的結論是：「如果兩種這麼接近的物種，對應性都這麼低，那我們怎麼能預期某種實驗室動物的結果，也能應用到關係更遠的人類？」

換言之，如果只有不到一半的化學致癌物會影響大鼠與小鼠兩者，那麼對人類來說，對應比率應該更低。

此外，CBP只著眼於人為的化學物質，忽視大量來自環境中的致癌物，亦即自然發生的化學物質，例如黃麴毒素。我們無法決定是否要讓這些物質進入環境裡，總之它就是存在。由於無法光靠著立法，禁止食品公司在食物中加入這些自然存在的物質，於是CBP就假裝這些物質不存在。

這一切都顯示，即使政府投入大量的時間、力量與金錢檢測可疑致癌物，但我們仍無法信賴CBP的發現。大家在缺乏有用資訊的情況下，只能擔心「**什麼都危險，卻束手無策。**」對於有知識有力量的人來說，**不該這麼認命吧！**

致癌物的誘導

魔術師要誘導觀眾時，會先引開觀眾的注意力，讓他們沒注意到戲法的重點所在，例如他在右手藏了一張撲克牌，那麼他就用左手表演，或請志願者洗牌、開信封之類的轉移他們的注意力。這麼一來，魔術師右手掌心的藏牌技巧就不必完美無瑕，反正沒有人在看他的右手。

CBP可能在無意間成了大魔術師，讓人沒注意到證據顯示什麼因素才真正影響罹癌與否——吃太多不適當的食物。大部分的人假定，化學致癌物會誘發基因突變，是人類罹癌的禍首，雖然這假設是不充分的。在這種模式下，營養根本不重要。當前所有資源都投入簡化式的研究，探討特定化學物質對大鼠產生的特定影響，根本不去考慮更全方位的證據，以判斷簡化式研究是否有

> **不停檢測可疑致癌物轉移了人們的視線，讓大家忽視證據顯示的真正罹癌原因——吃太多不適當的食物。**

理。而在有限的資源下，我們缺乏足夠的人力與經費，研究其他解決癌症的方式。之前看過，簡化式研究往往**作繭自縛**，學者牛角尖愈鑽愈深，離可行性與適用性愈來愈遠。

CBP顧著以不可靠的假設來做研究，每年耗費數億經費，卻讓人忽略癌症更可能的成因。然而，計畫參與者卻不在意費用，更嚴重的是，他們不在乎自己提出的資訊誤導了大眾，使大眾更為恐慌無助。

為什麼不願意承認營養的影響

在一九八〇與一九九〇年代，很少人像我這樣聲嘶力竭大喊：「**別只顧著化學致癌物，快研究營養！**」我的團隊透過動物實驗與中國營養研究的人類群體調查，不斷找到證據，顯示決定是否罹癌的主因是飲食，而不是基因或致癌物。

在一九八〇年代初期，我把我的發現告知CBP前身「全國毒理學檢測計畫」（National Toxicology Program，NTP）的參與人。負責該方案的研究機構位於北卡羅萊納州三角研究園區（Research Triangle Park），聽了我的報告之後，他們便在阿肯色州的致癌物檢測實驗室安排大型專案，其中一項目標就是研究營養在實驗性的癌症中，扮演何種角色。這項計畫的主持人是榮恩・哈特博士（Dr. Ron Hart）。他開始以鼠類進行大量研究，看看熱量攝取對於實驗中的癌症有何影響。幾年後，我請哈特博士到康乃爾大學的研討會，說明他的研究發現，他還帶了許多已發表的報告與我分享。他的研究成果既廣泛又嚴謹，更重要的是，他研究中所顯示的營養運作原則，和我們發現蛋白質的運作方式很相似。從他的熱量攝取研究、我們的蛋白質與其他營養素的研究，皆可清楚看出：決定罹癌與否的主因是飲食的營養構成，而不是化學致癌物。

同期間，我的實驗團隊也發現大量證據，證明動物性蛋白質與脂肪的致癌力。正如我在一九八〇年於《聯邦彙編》所言，若依據CBP的生物檢驗標準，那麼牛奶蛋白質就可視為是致癌物，因為攝取牛奶蛋白質會導致癌症，而一旦停止攝取，癌症就停止或緩解。我當時的結論是依據其他人在一九四二到一九七九年間的飲食蛋白質與癌症研究，還有我實驗室的初期研究結果。那時我們尚未進行最有說服力的研究，證明蛋白質的這種影響，尤其是在介入實驗中，牛奶蛋白質會導致癌症，一旦減少攝取量或以其他方式取代，癌症就會停止。

我也在那篇文章中指出，有更可靠、更便宜的方式檢驗化學物質是否會致癌，也就是安氏測試法（Ames assay）。這是加州大學柏克萊分校的布魯斯．艾姆斯教授（Bruce Ames）開發出的辦法，成本不到CBP的百分之一，即可評估化學物質誘發基因突變的能力，也能獲得更有意義的結果。

簡單來說，安氏測試法是將可疑的化學致癌物注入大鼠肝臟萃取物，之後放進培養皿，看看是否會產生突變。若呈陽性，表示可能會發生癌症與其他突變原所引發的疾病，之後科學家會建議大家避免接觸這些化學物質；若食物、水或土壤可能遭到這些化學物質汙染，則應該一併避免接觸。

不出所料，質疑CBP的研究方法被認為有瑕疵，使我成為癌症研究圈裡不受歡迎的人物。CBP方案中，安排多種研究、投資數億美元的各機構，都不同意我的質疑，也不認為營養可能可以預防與治療癌症。把營養實踐與癌症放在一起討論，不僅是火上添油，更是**撒下一撮炸藥**。

會引起這麼大的反彈，我認為有以下三個原因：

第一，研究界受限於典範，堅信化學致癌物是人類罹癌的主因，且這些致癌物在大鼠的生物檢驗中是最好辨認的，即使證據顯示，這些實驗根本無法明確評估究竟什麼會導致人類罹癌。先前提過，一旦科學家在某種典範內運作，就不容易看到質疑該典範的證據，更遑論要他們接受。

第二，把癌症歸因於基因或環境毒素，與歸因於營養失衡是不同的，後者像在「**責怪受害者**」。如果基因與致癌物是導致人類罹癌的主因的話，那麼癌症的發生便不是人力所能掌握，而是宿命，是否罹癌只是造化，個人不需負責。不過，如果營養失衡比化學致癌物更能導致人體罹癌、飲食能夠開啟或關閉癌症，那麼個人就必須對罹癌多少負點責任。負起責任其實不是壞事，而是表示擁有能力——只要透過選擇食物，就能掌握自己的健康，不必聽天由命。只是，對於有罹癌親友的人來說，這力量聽起來很刺耳！

第三，這牽涉到太多人的工作職涯與體制結構。美國七萬五千名實驗病理學家中，有四分之三和以生物檢驗法來測試致癌物的方案有關，這是在北卡羅萊納州所舉辦的研討會中，毒理學檢測計畫主任告訴我的估計值。這些人不想聽到自己的努力根本是用錯方向，或他們拿了錢做事，所得到的結果對促進大眾健康卻沒什麼助益。

為CBP大力辯護的人，多認為癌症是從基因開始的，甚至癌症進程也是基因造成，而化學致癌物就是造成基因突變的最重要媒介。相反地，營養的影響通常只被視為次要，頂多能調整癌症的發展，卻不是肇始的原因。這說法理論上是對的，就像要鋪一

承認癌症跟營養失衡有關，表示我們必須對罹癌多少負點責任，但對罹癌患者和其親友來說，這點聽起來很刺耳！

塊草坪需要草的種子，但是澆水、剷除野草與陽光供給，只能調整草坪的發展。沒錯，你需要種子才能種出草坪，就像基因突變才會出現癌前病變，但任何耕種過的人都明白，如果一塊地荒廢得夠久，鳥和風也會幫忙播種。同樣地，我們處於隨處是致癌突變原的世界，許多突變源自於大自然的陽光、病毒與黴菌，除非住在防毒罩裡，否則很難避免這些致癌物或其所帶來的突變；話說回來，防毒罩的塑膠也可能含有突變原。更有效的預防方式，是從突變是否發展為癌症的決定因素著手，也就是營養。

禁絕致癌物不是唯一方法

CBP的倡導者仍和以往一樣持續鼓吹，並駁斥所有與之觀點相左的證據。這群科學家依然沒有正視營養。他們就算承認營養有其重要性，往往也陷入簡化式的陷阱，開始研究起個別的重要營養素。現今的主流觀點仍在強調化學致癌物，將之視為癌症主因，尤其重視它對基因造成的影響。

近來有一名長期擁護CBP的學者及兩名公共議題倡導者甚至提議，把目前動物生物檢測期間從兩年延長為三年。他們建議納入出生前（亦即孕期）對致癌物接觸，並加上一年的期限以觀察後代狀況，寄望能發現更多致癌物。他們在二〇〇八年的報告中聲稱：「**以生物檢測來檢驗化學致癌物，長久以來已公認是有效預測人類潛在癌症風險的方式。**」但他們所引用的資料都來自於自己的小圈圈[4]。另一名研究人員想研究每種潛在致癌物的活性模式，把方案時間縮短，更加精準[5]。然而，雙方所提出的新檢測方式都需要大量的新資金投入，且仍著重於化學致癌物，認為這是人類癌症的禍首。

雖然CBP採用的方式不可靠又浪費，但找出某些有害的化學物質並加以禁絕，這目標基本上是良善的。若能重新安排，改採**短期的**檢測法，不再那麼曠廢時日、浪費金錢就更好了。如果我以前沒長期接觸戴奧辛，我的人生會更健康，不會那麼痛苦！但這不能是預防癌症時唯一或主要的武器，否則注定一敗塗地。

1. K. K. Carroll, L. M. Braden, J. A. Bell, and R. Kalamegham, "Fat and Cancer," supplement, *Cancer* 58, no.8 (1986): 1818-25; B. S. Drasar and D. Irving, "Environmental Factors and Cancer of the Colon and Breast," *British Journal of Cancer* 27, no. 2 (1973): 167-72; J. Higginson, "Etiological Factors in Gastrointestinal Cancer in Man," *Journal of the National Cancer Institute* 37, no. 4 (October 1966): 527-45; J. Higginson, "Present Trends in Cancer Epidemiology," *Canadian Cancer Conference* (Honey Harbour, Ontario: Proceedings of the Eighth Canadian Cancer Conference, 1969): 40-75; J. Higginson and C. S. Muir, "Epidemiology in Cancer," *Cancer Medicine,* edited by J. F. Holland and E. Frei (Philadelphia: Lea and Febiger, 1973): 241-306; J. Higginson and C. S. Muir, "Environmental Carcinogenesis: Misconceptions and Limitations to Cancer Control," *Journal of the National Cancer Institute* 63, no. 6 (December 1979): 1291-98; E. L. Wynder and T. Shigematsu, "Environmental Factors of Cancer of the Colon and Rectum," *Cancer* 20, no. 9 (September 1967): 1520-61.
2. Michael Tortorello, "Is It Safe to Play Yet?" *New York Times*, March 14, 2012, http://www.nytimes.com/2012/03/15/garden/going-to-extreme-lengths-to-purge-household-toxins.html.
3. C. Campbell and L. Friedman, "Chemical Assay and Isolation of Chick Edema Factor in Biological Materials," *Journal of the American Association for Agricultural Chemistry* 49 (1966): 824-28. 我接觸戴奧辛時，距離一九八〇年代開始採行全食物蔬食已經很長一段時間了。
4. J. Huff, M. F. Jacobson, and D. L. Davis, "The Limits of Two-Year Bioassay Exposure Regimens for Identifying Chemical Carcinogens," *Environmental Health Perspectives* 116 (2008): 1439-1442.
5. S. M. Cohen, "Risk Assessment in the Genomic Era," *Toxicologic Pathology* 32 (2004): 3-8.

Chapter 10

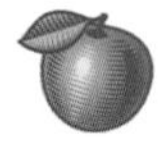

不關心健康的簡化式醫學

若想解決問題，思考方式不能和提出問題時一樣。

—愛因斯坦（Albert Einstein）

前面幾章談到簡化論如何扭曲我們從事科學的方式，尤其是和人體運作相關的科學。如果這種情況波及的只是生物課本與有機化學的期末考，固然令人遺憾，但不至於釀成悲劇。問題在於，科學理論與大眾對於科學的理解，會決定醫學的教學方式、經費取得與獲得何種報酬。

本章要探討的是，簡化論如何染指我們看待疾病、加以治療的每個層面。

本書一開始就指出醫學的基本謬誤：美國的「健康照護」體系根本與健康沒什麼關聯，應稱為「疾病照護」體系較適當，因為它只在**事後**去控制疾病，既昂貴又效果不彰，民眾只得容忍並抱著不切實際的期待，渾然不知還有更好的辦法。許多醫學專業人士與政客大開支票，允諾改善健康照護體系與降低成本，但他們的提議只治標不治本，沒有處理問題的起因——簡化式醫療運作體系。

盲醫師的疾病照護體系

第四章提過瞎子摸象的寓言。假設有人委託盲醫師負責照顧大象的健康，那會演變出什麼情況？

沒有任何一個盲醫師去監測整頭大象，而是各自專注於自己的「專業」領域，例如腿部、象牙、象鼻、尾巴、耳朵與腹部。假設大象吃了發霉的花生，開始出現肝癌，那麼這幾個盲醫師根本不會發現，因為他們負責監測的部分尚未明顯受到影響。等癌細胞達到臨界質量，症狀才紛紛出現，於是「象鼻醫師」先發現大象食慾降低，接下來「尾巴醫師」聞到大象腸子出問題，最後「耳朵醫師」感覺到也測量到大象發燒……。

盲醫師對大象的認知受限於互不相干的個別部分，無法看出導致症狀的根本原因，善加處理。他們的治療方式只回應已發生的問題，而非事先預防——「事後反應」也是我們疾病照護體系的最大特色。

由於盲醫師只知道症狀，不知道原因，因此在治療症狀時就以為這是整個問題的所在。鼻子醫師可能用糖燻烤發霉花生，想刺激大象食慾。尾巴醫師無法介入大象的胃腸運作，乾脆給這頭可憐的動物包超大號的活性碳尿布，說現代醫學無法治療這種症狀。耳朵醫生可能用冰枕放到大象發燒的耳朵旁，等牠耳溫回復正常時就說「治癒了」。我們的疾病照護體系也是這樣，只管治

我們的「健康照護」體系根本與健康沒什麼關聯，它僅在事後控制疾病，應該改叫「疾病照護」體系。

療症狀，**把症狀當作病因**，因此介入方式往往完全忽略真正的根本原因，也使得症狀可能反覆出現。

沒生病就沒辦法處理！？

若面對急診室的外傷，那出事之後才反應當然合理。我們總不能到處先幫人在腿上打石膏，或在脖子上先圍護頸，以防哪天他們騎機車摔傷。不過，若你仔細想想，會發現整個醫療系統的運作都和急診室一樣——「醫療」僅供已出現不適、被診斷出有某種疾病的人使用。此外，這個體系也把病人訓練成：問題沒出現，就不找醫師。

這對突發性的外傷固然有理，畢竟事情沒發生以前是無法處理的，然而美國醫療幾乎完全是事後反應。醫護人員在治療任何疾病與處理疾病進程時，好像疾病都是趁人不注意時突然冒出來的。癌症病患像前一天還沒事，隔天就罹癌，或某天你的動脈完好，隔天就進手術室進行三重繞道手術。

我們都知道這樣不合理，等生物過程已發展到有臨床症狀出現時，問題其實已存在好幾個星期、好幾個月，通常是——已經好幾年。然而，醫界的簡化式指南、部分負擔與十分鐘的醫師問診，不鼓勵病人在疾病完全發展之前，先讓自己的健康達到最佳狀態。「等你真正生病時再說，」已成為現行體系下，醫師與醫院的座右銘，「除非你的症狀超越亞臨床（編註：無明顯臨床症狀和生化異常）的階段，且造成疼痛、機能喪失或值得憂心的檢驗結果，否則我們無法幫你做些什麼。在這之前先保持冷靜，繼續吃標準美國飲食。」

治標不治本

車禍發生後，趕緊將傷者從方向盤前移開，送到急診室固定斷了的肋骨是正確之舉。當務之急並非處理開車時傳簡訊、酒駕或交流道出口斜坡設計不良等導致車禍的根本問題，這些可等傷者狀況穩定之後再說。同樣地，如果有人因為心臟病發、中風或糖尿病昏迷送醫，首要之務在於緩解最嚴重的症狀，讓病人撐過這一天。

然而，現在醫界卻僅止於處理症狀。大家不去處理疾病的原因，只管**治療結果**，甚至說服自己，這些個別的後果本身就是原因。高血壓嗎？那最好先用降血壓劑把血壓降低，防止高血壓導致心臟病，我們對於什麼導致血壓那麼高沒興趣。罹患癌症？那就用化療來毒死癌細胞，把它們趕盡殺絕，我們才不管腫瘤可能是因為飲食中攝取過多動物性產品（第八、第九章談過，簡化式的遺傳學讓我們更以為自己完全無能為力：癌症肇因於基因，根本無法避免）。心臟病？那就在動脈裝個支架，以後血流會更順暢，至於什麼導致動脈堵塞就不重要了⋯⋯。醫療實務在面對問題時幾乎只治標！

讀者看得出來這樣多麼不合理，會產生什麼反效果嗎？若只著眼於症狀，就會持續忽視實際原因，使得症狀更來勢洶洶地復發。如果你忘了澆水導致草坪枯黃，你不會把草坪漆成綠色，就認為問題解決了吧？可是醫療體制往往就是這樣想的！

讓情況更惡化的治療方式

光靠著一層綠油漆，當然無法解決草皮根部缺水的問題，且這種「解決方式」可能導致情況惡化。一般油漆含有甲醛、揮發性有機化合物（VOC）、汞、鎘、鉛、苯等化學物質，會殺死促成土壤健康的蚯蚓與細菌。揮發性有機化合物產生的氣體，會傷害吃蟲的鳥。你於是明白，光是靠著處理草皮枯黃的表面症狀，忽視整體環境，不僅不能解決問題，甚至使情況更糟。

我們都知道，西方醫學在治療疾病時只專注於特定病痛，藥物的療效若如果專門，愈受到推崇。藥物多由化學構成，對疾病形成路徑中的特定事物起作用，這事物或許是一種關鍵酵素、激素、基因或基因產物。化療藥物最能反映出目標極為狹隘的現象，它的設計是阻斷疾病形成路徑中非常特定的階段[1]，好像導致癌症的其他階段都不重要。盡量設定精準目標的做法，通常被視為良好的科學。不過，看看雜誌上的藥品廣告，只要翻到廣告背面，就會發現講究精準、效用特定的藥物，往往伴隨許多不良的副作用，甚至會致命。這藥物就像有毒的綠色油漆，鎖定了疾病進程中的特定節點，卻導致人體其他部分大亂。

仰賴不自然的藥物

藥物原本多來自於植物。數千年以來，人類與動物都知道某些植物的生物特性具有療效。世界上有許多運用傳統方式的治療者，會運用完整的植物讓病患的身體恢復平衡——他們認為植物的「靈魂」能發揮療效。

若從現代醫學的角度來看，傳統療法大有問題。首先，傳統療法認為整棵植物有靈魂，為了尊重靈魂，必須完整使用；而珍視植物的整體性，認為完整的植物有其特點，在西方科學看來是迷信與無稽之談。如果植物有療效，那麼發揮療效的化學物質一定可以離析出來。我們的任務不僅在於找出這個物質，更要知道如何創造它，進而在無菌的環境下大量生產。

藥學家會設法找出植物中具療效的「活性成分」化學結構，並將這些成分獨立出來[2]。藥廠在合成這種不自然的新化學結構時，設法強化藥效、降低毒性（即副作用），至少製藥界如此說服我們[3]。然而，事實恰恰相反！自然化學物質的結構改變得愈多，就愈傷身，所有藥物會出現意料之外的副作用，皆起源於此。藥物的副作用又因為不自然的用藥時機與劑量而更嚴重，因為大自然原本有一套規律，控制生物超高的複雜性，但是藥物**打亂了**這套規律。

接下來的情形就會變成這樣：一旦人體發覺有外來化學物質侵入、遭到毒害，就會提高警戒，要酵素大軍將外來化學物質變成較無害的代謝物，排出人體——其中一種酵素就是MFO。第七章談過，MFO負責許多生物活動，包括藥物的代謝與排出。

諷刺的是，鎖定體內特定反應、講求特殊功效的藥物，都會刺激MFO酵素系統的反應。如我們所見，在討論生化反應時，鎖定攻擊目標是沒用的。因此運用這些化學物質來治病的策略，有點像越戰時惡名昭彰的「焦土戰術」，只會留下大量無辜死傷的殺戮戰場。

另一方面，副作用愈來愈嚴重了。為了處理化學治療方式所造成的傷害，可能要用到第二種藥物，甚至第三、四種，去收拾前一項用藥所造成的後遺症。隨著時間過去，藥物劑量通常要提高，因為人體解毒的能力增加了，於是藥物還來不及發揮功效，人體就已解除藥物的毒性並排出體外——而我們，竟然將這種藥物愈下愈重的狀況視為理所當然！

什麼是「疾病」？醫學界說的才算數

簡化式研究鼓勵科學家鑽研非常小部分的知識，並且給予獎賞，使疾病治療體制中瞎子摸象的問題相當嚴重。然而醫療體系的語言與運用方式又強化了簡化傾向，因為這些語言讓人更不容

> 自然化學物質的結構改變得愈多，就愈傷身，所以，大部分的藥物都會出現意料之外的副作用。

易把身體視為完整的系統，忽視其中所有的元素會彼此互動、彼此影響。

或許最清楚的例子就是「疾病」（disease）這個字。我們在運用這個字時，是表示什麼意思？醫學界所辨識出的各種疾病，確實為一個個的實體嗎？或者，將各種症狀歸類為新的疾病，實在失之武斷？

疾病的分類歷史，至少可追溯回至一六六二年，當時英國人開始將人的死因記錄起來，集結公布[4]。當時共有八十一種疾病，之後這份列表經過多次修正，目前已來到第十版，稱為「疾病及有關健康問題國際統計分類系統」（International Statistical Classification of Diseases and Related Health Problems），簡稱為國際疾病分類第十版（ICD-10），由聯合國世界衛生組織持續更新維護。多年以來，許多「新」的疾病與疾病次分類陸續添加進來，至今已經大約有八千項條目，實在比當初的八十一種複雜太多了。

然而，只要回顧歷史上的疾病分類，就能看出人們對疾病的理解及分類法是多麼武斷。

舉例來說，十九世紀西歐有許多女性被診斷出「歇斯底里症」（Hysteria），這個字就透露出疾病理論本身不夠嚴謹，因為當時的人認為這是子宮失調所引起，子宮的希臘文就是hysteria。歇斯底里症的症狀包括暈眩、緊張、性慾過剩或缺乏（！）、水腫、易怒、食慾不振，以及「惹麻煩的傾向」等。讀者一定會懷疑：難道男人就沒有這些症狀嗎？

幸好將女性診斷為罹患歇斯底里症已是過往雲煙，但這個疾病是怎麼消失的？人類顯然仍會出現這些症狀，也沒有人因為治癒歇斯底里症而獲頒諾貝爾獎，只是醫師不再把這些症狀歸類為子宮失調。症狀是真實存在的，然而「疾病」卻會受到文化與性別偏見的影響而改變。說到底，疾病只是用來描述一群症狀的理論模式。

相對地，醫學體制有時候也會否認某種疾病的存在，亦即一群症狀之間的關聯，即使表示有這些症狀的人為數不少。當代的例子包括慢性疲勞症候群、慢性肌肉骨骼疼痛（chronic musculoskeletal pain）與纖維肌痛（fibromyalgia）。許多醫生一聽到這些疾病名稱就會翻白眼，並以單一的診斷來解釋：這些人有「慮病症」（hypochondria）。醫師不認為這是疾病，是因為這些症狀無法歸類出特定、簡化的「潛在病理」，例如感染或免疫反應。換言之，如果醫師無法透過客觀的檢驗來提出可靠的診斷，那就不是真正的疾病。

看出這邊的繞圈邏輯了嗎？

所謂的疾病，是**醫學體制以獨斷的方式稱之為病**才算數。

為疾病命名、監控疾病發生的最初目標，是要察覺人體健康的變化模式，為新起的流行病進行預測。命名系統也可以讓病歷標準化，如此一來，病人更換醫師或討論遺傳疾病時，醫療人員較容易彼此溝通。

適當的疾病分類系統，從醫學實務到學術圈都很重要——尤其是流行病學研究，但把每種疾病視為各自獨立的實體，會導致視野狹隘，讓人以為每一種疾病都有獨自的起因、獨有的解釋機制及特殊治療方法（通常是透過特定藥物）。

疾病的分類與治療方式，並非嚴守單一的因果模式。醫療人員有時會發現，某種疾病可能不只一種原因，治療的藥物也可能不只一種。

比方說，許多癌症可能由基因、環境毒素、病毒等因素所造成，原因可能是其中一種，也可能是共同影響。多數醫師在治療細菌感染時，所運用的抗生素可能不盡相同，但同樣有效，止痛劑、降血壓劑的情形也是如此。這種思考方式絕對超越醫學界單一原因對應單一疾病的世界觀，然而多數從業人員認為這種例子只是例外，不是常規，而狹隘的思考模式也讓大家不去注意可能有更自然、更有效的治病方式。這相當可惜，因為認真思考病因、機制與結果之間有何重疊部分，可望幫助更多醫療專業人員打破狹隘的疾病典範。

營養正是整體性醫學的一環

今天醫界無論是從業人員或研究者，都不認為探討健康與疾病在全球的普遍機制是嚴謹的科學。要讓營養醫學加入「正統學門」俱樂部之前，他們會想知道這麼龐雜的系統，對某種疾病發揮作用的精準細節。之後，他們會堅持要辨認出食物的「活性成分」，不接受食物本身就對人有好處。當然，他們是緣木求魚，至少談到營養時是如此。營養究竟如何運作我們尚不得而知，因為我們無法辨識出所有的部分、功用及如何達到這成果，只知道**「確實」**有用。

醫學界最常引用的信條，就是沒有「一體適用」這一回事。這反映出他們的無能，可悲地拒絕接受複雜現象以及其中蘊含的意義。

即使我們不願承認這一點，但大自然在安排生物機能時，做得比我們好多了。一旦我們接受人體是個無比複雜的系統，有能力常保健康，那麼「一體適用」的哲學就有道理。「一體」可視為是完整的蔬食，食物中數不盡的各部分和諧地共同運作，如同

> **醫學界最常引用的信條，就是沒有「一體適用」這回事，因為他們不願接受人體其實是個無比複雜的系統，有能力常保健康。**

一首交響樂；「適用」可視為食物中的各部分能處理各種疾病。雖然一體適用的方式牴觸講究精確鎖定目標的藥物治療典範，卻在講究整體的營養學典範中非常合理。

我們也可從另一種角度來思考。營養失衡所導致的疾病之多，甚至比疾病照護系統目前發現的疾病還多。相反地，良好的營養是治療這些疾病的方法。營養失衡是這些疾病的根源，這是摸象的盲醫師所不知道的。

利用營養來解決疾病看起來相當符合常識，我們可以稍微探討以營養學為本的醫療體系，和今天簡化式醫療體系有什麼不同（圖10-1）。

圖10-1 疾病控制與營養的比較

疾病控制（簡化式）	營養（整體式）
事後反應	事前預應
著眼症狀	著眼病根
治療個別症狀	系統性治療
運用不自然的化學藥物	運用天然食物

疾病控制是事後反應的，營養醫學則是在疾病發生之前就進行預防；疾病控制著眼於症狀，營養則處理潛藏於症狀之下的根源；疾病控制鎖定人體的特定部位，以個別、獨立的簡化式方式來治療，營養則將資源提供給全身，讓身體選擇所需，維持與恢復整體健康；疾病控制使用人體視為毒素的合成藥物，而營養則是採用人類在演化過程中已經吃了幾十萬年的食物，不會有什麼副作用。

醫學已演變為**「在健康惡化到出現『疾病』時攝取外來化學物」**的同義詞，醫療實務是採取化學手段來對待我們的身體。這些各自獨立的化學物質（甚至外來化學物質）永遠有發揮的機會，但應該在其他方法都無效時才運用——簡化式的疾病控制應該是追求健康的最後一步，不能是唯一方式。

1. Y. Singh, M. Palombo, and P. J Sinko, "Recent Trends in Targeted Anticancer Prodrug and Conjugate Design," *Current Medicinal Chemistry* 15, no. 18 (2008): 1802-26; Y. H. Lu, X. Q. Gao, M. Wu, D. Zhang-Negrerie, and Q. Gao, "Strategies on the Development of Small Molecule Anticancer Drugs for Targeted Therapy," *Mini Reviews in Medicinal Chemistry* 11 (2011): 611-24; R. Munagala, F. Aqil, and R. C. Gupta, "Promising Molecular Targeted Therapies in Breast Cancer," *Indian Journal of Pharmacology* 43, no. 3 (2011): 236-45; H. Panitch and A. Applebee, "Treatment of Walking Impairment in Multiple Sclerosis: An Unmet Need for a Disease-Specific Disability," *Expert Opinion on Pharmacotherapy* 12, no. 10 (March 2011): 1511-21; J. Rautio, H. Kumpulainen, T. Heimbach, R. Oliyai, D. Oh, T. Järvinen, and J. Savolainen, "Prodrugs: Design and Clinical Applications," *Nature Reviews: Drug Discovery* 7, no. 3 (2008): 255-70; P. Ettmayer, G. L. Amidon, B. Clement, and B. Testa, "Lessons Learned from Marketed and Investigational Prodrugs," *Journal of Medicinal Chemistry* 47 no. 10 (May 2004): 2393-2404.
2. 這讓製藥公司開始關注於熱帶雨林的保存，因為熱帶雨林可能蘊含有用的藥物，但這可能是唯一的正面副作用。
3. Singh et al., "Recent Trends."
4. Gale Encyclopedia of Public Health, "International Statistical Classification of Diseases and Related Health Problems," Answers.com, accessed November 11, 2012, http://www.answers.com/topic/icd.

Chapter 11

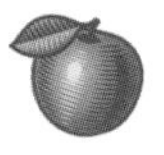

補充品不是萬靈丹

科學是靠著一次又一次的葬禮而前進的。

—無名氏

各位身邊應該有注重「另類保健」的友人吧？他們對醫療與製藥業抱持懷疑態度，於是把自己的生命寄託在營養補充品上，不僅服用叫得出名字的特定維生素與礦物質，還有其他「天然」補充品，例如保健食品、益生質、益生菌、omega-3脂肪酸，以及五花八門的全食物濃縮品。過去三十年來，補充品產業大幅成長，截至二〇〇八年，全球膳食補充品的銷售金額預估為一八七〇億美元[1]。美國成年人服用膳食補充品的比例達六八%，有五二%的美國人表示自己「定期」服用[2]。如今若有人問起「最美國」的東西是什麼？把蘋果派拋到一邊吧！現在已經是綜合維生素的天下了。

看到這裡，讀者應該能發現這又是簡化式典範在作祟——即使它被貼上「天然」、「另類」的標籤。第十章談過，當代醫學最大的問題在於：將**「把成分獨立出來」**的不自然化學藥物，當成對抗疾病的主要武器。然而，在健康照護體系中，醫護人員不是唯一接受這種簡化做法的人，天然保健的提倡者往往也落入簡化式的意識型態陷阱，誤以為將化學物質從自然脈絡中離析出來後仍具有良好功效，甚至優於完整食物。補充品廠商和處方藥製造者的差異，在於沒去合成藥草中所謂的「活性成分」，而是從據說能促成健康、達到療效的食物中萃取出活性成分，裝瓶販售。不過，和處方用藥一樣，這些活性成分一旦脫離了完整的植物，效果就不完善，甚至無法預測。

簡化論者的花招大概是這樣：柳橙有益人體健康→柳橙富含維生素C→維生素C對人體有好處——即使那只是從柳橙萃取出來、在實驗室合成製作的藥丸，或在早餐餅乾中增加的「強化」成分。事實上，沒有證據顯示這些做法是正確的，且後文將會談到，多數補充品不僅無法改善健康，甚至有研究指出，**補充品可能對人體有害**。

自掌嘴巴的蘋果研究

蘋果是個不起眼的東西，然而大家都聽過這句俗諺：「**一天一蘋果，醫生遠離我。**」這項真知灼見可是經過各種科學研究的支持與證明——蘋果有益人體健康。為什麼蘋果能促進健康？食物成分表上說，一顆普通蘋果富含維生素C、維生素K、維生素B_6、鉀、膳食纖維與核黃素，也含有些許維生素A、維生素E、菸鹼酸、鎂、磷、銅、錳和其他眾多營養素[3]。不過，我們真能靠著這麼一大串名詞，就明白蘋果為何重要嗎？

劉瑞海博士是我的朋友與同事，他對這問題很好奇，於是和研究團隊開始尋找答案。

劉教授是一九八〇年代初期，中美打開情感與思想交流的大門時，第一波留美的中國學者。我曾在中國做過研究，早期參與過一項美、中、英首度跨國出資的研究計畫，計畫名氣愈漸響亮，讓劉瑞海找上了我，請我協助他進入康乃爾大學。他說，我家是他造訪過的第一個美國家庭，而他在康乃爾大學的食品營養系做博士研究時，我是他的研究指導委員之一。學成後，潛力十足的他有機會申請系上的助理教授，還請我幫他寫推薦函。不久之後，他向國立衛生研究院申請研究經費，並在激烈競爭中脫穎而出，遂展開重要的研究計畫。他日後的表現十分亮眼，現已獲得終身教職，累積了非常多研究成果，並成為這個領域中非常著名的研究者與教學者。

劉教授在學術生涯的早期，曾研究過蘋果的健康效益。之所以會研究這領域，其實與他的家世背景有關。劉教授的父親是知名中醫，自幼便協助父親調製中藥。他從小在重視人類健康的家庭長大，所處的文化向來以整體觀來看待醫療。中醫為病患看診時會以**整個人**來思考，認為人的身體、心理、社會與環境等各方面密不可分，而在開立藥方時，通常會使用多種植物，且是運用整株植物的整體效用；在中醫的藥方裡，植物占了九五％。劉教授受過西方生物醫學教育，懂得簡化式思考，但他還熟悉中醫哲理，沒有遺忘整體性思考。

劉教授的團隊在研究蘋果時，把焦點放在維生素C與其抗氧化效用。他們發現，一百公克的新鮮蘋果（約半杯）所含的類維生素C抗氧化性，相當於一千五百毫克的維生素C，亦即一般維生素C補充品的三倍。而他們分析一百公克完整蘋果的化學成分時，卻只找到五・七毫克的維生素C，遠低於相同重量的蘋果裡相當於一千五百毫克類維生素C的抗氧化性。所以一百公克的完整蘋果中類維生素C的抗氧化性，竟然是將其中的維生素C分離出來後的兩百六十三倍！換言之，我們稱為維生素C的這種化學物質，效用竟然不到蘋果中類維生素C抗氧化性的百分之一，簡直微不足道！蘋果中剩下九九％以上的抗氧化性，得歸功於其他和維生素C類似的化學物質，因此**整顆蘋果**中的維生素C能發揮的潛力，比單獨服用維生素C或同時服用其他類似化學物質要有效得多。

從第六章的說明來看，這研究成果確實合理。營養的過程相當深奧且講究完整性，而身體運用特定營養素的方式和其他一起攝取進來的營養素息息相關。如果只單單服用維生素C片，就忽視了其他能讓維生素C發揮功效的「配角」。即使在藥丸中納入許多配角，就像有些廠商會在維生素C片中加入生物類黃酮，仍是假定蘋果擁有、藥丸沒有的東西不重要。

劉教授將研究成果發表在知名學刊《自然》（*Nature*）[4]，引來媒體廣泛的注意。在那篇文章中，研究團隊提出結論：「**新鮮水果的天然抗氧化物，可能比膳食補充品（維生素C）有用得多。**」完全以簡化式研究設計進行的研究（衡量蘋果裡的維生素C含量）竟然說明了簡化式工具的謬誤，這是一個非常發人深省的發現。

劉教授的後續研究，更清楚說明像蘋果這麼單純的食物，其複雜性多麼令人咋舌。他一發現蘋果發揮維生素C的效用時竟超出蘋果「應有」的能力時，開始思考：究竟是什麼機制導致這麼大的差異？而他的研究團隊，也開始努力尋找：哪些化學物質產生其他類似維生素C的活性？教授與研究生珍奈爾．柏伊爾（Jeanelle Boyer，現已是博士）將他們與其他人的研究做一總

> 100公克的完整蘋果中類維生素C的抗氧化性，竟然是將其中的維生素C分離出來後的263倍！

結，說明蘋果簡直是個寶藏[5]，裡頭有許多類似維生素C的化合物，諸如只存在於植物中的抗氧化物槲皮素（quercetin）、兒茶素（catechin）、根皮苷（phlorizin）、綠原酸（chlorogenic acid）等，且以許多形式存在於蘋果裡。我們可以繼續列出一長串蘋果與其他水果中的化學物質，但都可能只是冰山一角——蘋果裡的世界之大，是從外觀看不出來的！

必須留意的是，類維生素C的化合物名單雖然可不斷延伸，但是它們擁有的眾多重要生物效應可能和抗氧化性有關，也可能無關。

劉教授與研究團隊進行了四種以上的實驗室檢測，判斷出各種生物效應，包括：阻止細胞增生的能力（可能阻止甚至逆轉癌症）、降低血清膽固醇（影響心血管疾病與中風）、阻斷有害的氧化作用（會影響癌症、老化、心血管疾病與其他許多退化過程）……。他當然還做了其他健康機能的檢測，以上只是幾個例子而已。

蘋果裡的化學物質數以百計，可能影響數千種反應與代謝系統[6]。類維生素C的化學物質數量之多、密度之高，再再證明蘋果有益健康，不是光靠著維生素C或其他單一化學物質造就的。就算衡量兩顆蘋果的維生素C含量，其中一顆為第二顆的兩倍，也無法認定第一顆的健康價值是第二顆的兩倍。一顆蘋果裡的維生素C含量無法告訴我們蘋果有多少的抗氧化能力——我在第六章討論營養的複雜性時就已說過，營養素結合後的效果，不等於各個營養素的總和。

除此之外，我們所吃的食物中有多少營養素會被攝取與實際利用，又取決於身體的「**感覺**」，因此，即使知道一顆蘋果中的維生素C含量，甚至所有類維生素C的營養素含量，也沒有什麼意義。

這種難題不光是出現在類維生素C的抗氧化物或任何其他蔬果，任何從完整食物分離出來的養分，都有同樣的問題。許多食物及人體循環中有益健康的化學物質可以歸為同類，每一類別含有許許多多的類似物（analog），這些類似物具有相似活性，但效力大不相同。

問題並不在於我們「不能」精確回答某食物中到底含有多少某營養素，也不在於能否計算出到底需要多少量最有益人體機能（雖然這目前的確超出我們的理解範圍）。真正的問題在於，我們問錯問題，這些問題根本誤解了營養的整體性本質。**「我們攝取到多少維生素C？」**這個問題並不正確，而是該問：**「該吃什麼樣的食物，才能常保健康？」**

採取簡化式思考的人就看不出蘋果可以促進健康，只認定就算蘋果對人有好處，也一定不是整顆蘋果都有用。在那些人眼中，蘋果中一定有一小個部分或某種化學物質帶來這種好處，因此我們得從蘋果萃取出這種東西，並且精確算出一個人每天需要多少量。

在簡化式微觀的營養管理下，健康飲食有難以掌控的風險，因為簡化思考者認為，個別營養素一定要攝取特定劑量才行。然而，在大自然裡，根本沒有獨立的β-胡蘿蔔素，我們是無法從胡蘿蔔切出一片β-胡蘿蔔素的。

遺憾的是，這**無法阻止**補充品產業持續嘗試。

補充品產業的迷思

簡化式思考隱含兩部分假設：

第一，健康食物中一定有單獨的活性成分。

第二，我們可以把這個成分從整體食物中分離出來，而且效果不變。

這種觀念就是補充品產業的基礎。業者幻想，我們的營養需求可以靠粉末、藥丸或方糖似的東西來滿足，業者不斷分析據稱有益健康的食物，以萃取並合成出其活性成分。

在前面的章節，我們討論過醫藥界用來治療疾病的藥物，是將化學物質分離出來或加以合成，完全不考慮這些化學物質的天然來源。「天然療法」界顯然也是採取這種方式，然而，其效果不僅不比主流醫學好，補充品和那些經過正式測試的醫藥一樣可能有害。

你或許很難接受「**補充品無效，甚至有害**」吧？看來補充品產業的宣傳能力超越了製藥產業——畢竟，補充品是「天然的」，而營養素就和食物所找到的一樣，不是嗎？在瑜伽雜誌、自然生活用品展售會與附近的健康食品店，皆有天然補充品的廣告。脊椎按摩師可能會建議你服用一些藥丸，甚至會賣給你。你或許在社會、政治甚至精神層面，都認同補充品業，然而服用這些分離出來的營養素，根本不是自然的做法。問題不在於你是否喜歡天然補充品的行銷手法，而是這些維生素與相關補充品對你的長期健康**有何影響**。

個別營養素補充品無法發揮預期功效的例子很多，有時還會造成反效果。或許有些個別研究顯示，維生素補充品在短期內帶來的健康效益具統計顯著性（想必長期也有好處），但如果將大量的研究集結來看，則幾乎沒有證據顯示定期服用維生素補充品能促進健康。

學者經過長期努力，想證明營養補充品能夠降低心血管疾病[7]、癌症[8]與總死亡率[9]，最後往往徒勞無功，又耗費巨資。反倒有些優秀的研究顯示，簡化式補充品不僅沒有好處，甚至還有害。以下以維生素E、β-胡蘿蔔素與omega-3脂肪酸這三種最常研究的補充品來說明。

維生素E

一九二二年，科學家在綠葉蔬菜中發現維生素E[10]，之後許多研究發現，維生素E是許多生化機能所不可或缺的，意味這種營養素能帶來廣泛的健康效益。血液中維生素E含量愈高，許多疾病的罹患率確實較低。維生素E是脂溶性而非水溶性，因此可在含有脂肪的環境下（例如細胞膜）發揮作用，保護細胞膜與細胞內的酵素，不受氧化作用的傷害[11]。

維生素E補充品近年非常普遍，據信可預防心血管等各種疾病[12]。於是有人認為，既然理論上食物中的維生素E對健康非常重要，那麼將維生素E分離出來做成的補充品必然有用——天然保健人士多將維生素E藥丸視為「神奇營養素」。

然而，即使從理論上來看，這種想法也不成立。首先，維生素E和本書中所探討的其他營養素一樣，很少獨立發揮作用，而是深受其他營養素的影響，包括硒、含硫胺基酸與多元不飽和脂肪酸。如果將維生素E從植物中萃取出來，就像派出一名將軍到戰場，但部隊沒跟過去。不僅如此，維生素E**其實不是一種維生素**，而是八種形式類似卻不完全相同的類似物[13]。這些類似物有許多相同功能，效力卻大不相同[14]，且是針對不同組織發揮不同作用的[15]。

維生素E補充品的市場自一九九三年大幅擴張，因為當時有研究發現，血液中維生素E含量高，與主要冠狀動脈疾病較少有關[16]。然而這項研究衡量的是來自食物中的維生素E，且這項研究的設計是要尋找關聯，而非因果關係，因此作者提出血液中維生素E含量過低是心臟病的原因，是稍嫌武斷的結論。作者甚至更跳躍地指出，「**維生素E『補充品』可能降低冠狀動脈心臟病的風險。**」（我以雙引號來強調）。為了提高可信度，作者提醒道，需更多測試才能建議大家廣泛使用維生素E補充品，但許多人忽視這項提醒，只把這項研究詮釋為維生素E補充品能預防心臟病。

媒體大肆宣傳這項研究，促成維生素E補充品的市場在過去二十年來大幅成長。然而，大家對於維生素E的興趣也引來更多研究，結果卻不相同。許多隨機對照實驗顯示，維生素E補充品無法降低心血管疾病[17]、癌症[18]、糖尿病[19]、白內障[20]或慢性阻塞性肺病[21]的風險。這些研究的範圍很廣，可信度高，其研究規模與廣度（探討多種疾病）、研究數量，以及和研究者期待相反……，再再說明維生素E補充品的效果並不像簡化式思考者預期的那樣，能和含維生素E的食物展現相同功效。對於某些族群的人來說，維生素E補充品可能有效果，對大多數的人來說卻沒有益處。

根據近期的研究，以上說法還**太輕描淡寫**。近期有一項研究，回顧七十二次隨機試驗與近三十萬名受試者，發現服用維生素E補充品（還有維生素A及下文要討論的β-胡蘿蔔素），和整體死亡率偏高有關[22]。沒錯，維生素E補充品不僅無法讓人更健康，甚至導致英年早逝。

維生素E補充品的倡導者對這些研究結果的反應，其實不出意料。有些人會質疑這些研究的實驗設計，或懷疑對實驗結果的詮釋[23]，科學家有這種反應是合理且良性的，畢竟科學家的任務在於從不完美的資料中找出有效的結論。然而，負責任的科學家不會忽視許多研究皆一致質疑起維生素E補充品的效用。

其他學者指出，新近研究中檢測的是維生素E的前四種類似物（生育酚〔tocopherol〕），但應該著重於其他弟兄（三烯生育醇〔tocotrienol〕），因為在某些系統中，三烯生育醇活性較高，應該也較有好處[24]。然而，這個觀點卻沒有提到，活性較高的類似物也更可能造成傷害。

還有些維生素E補充品的倡導者表示，應找出使用此補充品後效益大於風險的族群，包括基因有缺陷的人[25]，但這種策略依然忽視全食物蔬食可能有相同的效果，且成本較低，也沒有心臟病[26]與死亡[27]等副作用。

維生素E在脫離了原本的植物環境、裝瓶販售之後，效用就消失了。要推翻愈來愈多的證據很難，但從那些貌似合理研究的誇大說詞中，是無法得知這一點的。

Omega-3脂肪酸

Omega-3脂肪酸和維生素E一樣，對人體機能很重要。它和所有的「必需」營養素一樣，人體無法製造，須從飲食中攝取。必需的omega-3脂肪酸有三種：α-亞麻酸（ALA）、二十二碳六烯酸（DHA）與二十碳五烯酸（EPA），不過，在適當飲食下，例如飲食中omega-3脂肪酸含量相對於omega-6脂肪酸與總脂肪而言是足量時，DHA就不算是必需營養素。這三種Omega-3脂肪酸存在於某些植物、某些魚類與可食海藻中。

Omega-3脂肪酸似乎有抗發炎的功效，有助於降低風溼性關節炎和心血管疾病的風險。幾項小型研究發現，omega-3脂肪酸可以改善糖尿病的臨床生物標記，例如葡萄糖耐受度[28]、血液三酸甘油脂[29]、高密度脂蛋白濃度（HDL，亦即血液中好的膽固醇）[30]，這意味omega-3脂肪酸可能可以預防糖尿病。

Omega-3脂肪酸是主流營養醫療界的寵兒，為了確保人人獲得充分的omega-3脂肪酸，媒體鼓勵民眾多吃魚類，尤其是脂肪高的鯷魚、鯡魚、鮭魚、沙丁魚和鮪魚。媒體很少提到，以ALA形式存在的omega-3脂肪酸也存在於某些堅果與種子，人體可將其轉變成其他形式，因此根本不必吃魚。

我們也常常聽人說要服用omega-3脂肪酸補充品。補充品廠商所販售的omega-3脂肪酸多為魚油膠囊的型態，並且主張自家產品的「純淨」，不像那些富含脂肪的魚類可能有過量的汞、多氯聯苯與其他會危害人體健康的汙染物。知名健康網站WebMD甚至警告孕婦與孩童，許多種類的野生魚類都不該吃，養殖魚類更完全別碰。因此要攝取omega-3脂肪酸，補充品是較聰明的妙方。事實上，根本不是這麼回事。

有學者將八十九份的龐大研究加以摘要，做出的結論是**「omega-3脂肪酸對於整體死亡率、合併心血管疾病與癌症的影響『並不』明顯」**[31]（雙引號強調部分為我所加）。另一項為期十五年，以近二十萬人為對象的大型研究[32]則顯示，增加omega-3脂肪酸的攝取量（多半是從魚類攝取，但是也有從補充品攝取的），其實和第二型糖尿病的風險增加有關；攝取愈多的omega-3脂肪酸，受試者愈有可能罹患糖尿病。這項研究總共有近一萬名第二型糖尿病的案例，隨著omega-3脂肪酸的攝取量增加，糖尿病病例的趨勢也跟著上升，此關聯不太可能只是隨機巧合。

大量攝取omega-3脂肪酸，果真會增加第二型糖尿病的風險？那麼，為什麼早期的小型研究卻顯示omega-3脂肪酸可能預防糖尿病？該如何解釋這項差異？其實細讀這些研究，會發現並沒有歧異。早期的小型研究是**短期的**，只探討與糖尿病有關的生

大翻盤！科學研究表示：大量攝取omega-3脂肪酸，其實會增加，而不是降低得到第二型糖尿病的風險。

物標記，這和糖尿病的最後發生率不一樣。短期的研究發現，只著眼於複雜的茫茫大海中獨立的一項因素。然而補充品廠商就是仰賴這些急就章的簡化研究，不去等待有意義的長期研究結果，這樣才能說服大眾他們的產品有效。

β-胡蘿蔔素

根據短期效果促下判斷的經典例子，還有維生素A的前驅物「β-胡蘿蔔素」。β-胡蘿蔔素存在於植物中，人體攝取之後可將其轉變為「真正的」維生素A，它自然存在於綠葉蔬菜，以及紅色、橘色與黃色的鮮艷蔬菜中，例如彩椒、胡蘿蔔與南瓜。一九七〇年代，科學家發現β-胡蘿蔔素是很強的抗氧化物[33]，可阻擋會導致癌細胞增加的自由基活動。此外，富含β-胡蘿蔔素的蔬果和降低肺癌風險有關[34]。整體來說，這些觀察正好證實β-胡蘿蔔素可能可以預防肺癌，或許還能預防其他癌症。

然而十年之後，芬蘭一項以吸菸者為對象的研究顯示，服用β-胡蘿蔔素補充品六年半，肺癌死亡率會提高四六%[35]，這是重大且具有統計顯著性的影響。此外，服用此補充品者心血管疾病的死亡率增加二六%[36]。由於這項研究的副作用實在太大，不得不提早中斷。沒錯，β-胡蘿蔔素補充品會大幅提高死亡率，致使測試提前結束，以免更多人死亡。

值得注意的是，在同一項研究之中，假使從食物中攝取同樣基準的β-胡蘿蔔素，則和降低肺癌風險有關。這個差異非常明顯，食物之中的β-胡蘿蔔素和降低肺癌風險有關，補充品中的β-胡蘿蔔素卻和提高肺癌風險有關，其他大型研究也確認了這項發現[37]。

此後大家形成共識：β-胡蘿蔔素補充品無法減少癌症或心血管疾病的罹患率[38]。

執迷不悟的補充品推手

大量的研究顯示，β-胡蘿蔔素、維生素E與其他抗氧化維生素的各種機制，「應該」能預防心臟病與癌症，但檢測藥丸中的個別營養素時卻找不到這些效益。雖然學者開始接受這些研究發現，也不再推薦服用β-胡蘿蔔素、維生素E或omega-3脂肪酸的補充品，然而他們還是固執地秉持舊有信念，主張雖然這些研究的結果令我們失望，但我們仍應該保持信心，透過個別的化學物質來預防疾病。怎麼會這麼執迷不悟呢？

愈來愈多嚴謹的研究一致顯示，個別的營養補充品根本沒有好處，然而營養補充品產業及他們所僱用的學者，卻只顧著把簡化式的洞愈掘愈深。有些人想更進一步研究植物中新的抗氧化化學物質，盼望它們比目前已知的一大堆化學物質更有用[39]；還有些人認為，應該依個別狀況，選擇其他臨床生物標記，或許這樣能發現目前已知的抗氧化物還有其他健康效益。

換句話說，既然目前研究的抗氧化效果似乎與明顯的健康成效沒有關聯，那就看看其他的生物標記，也就是其他中間效應，或許那些效應能夠預期到減少罹病率、延長壽命等眾人關心的焦點。然而，運用生物標記的目的，是因為它在衡量生化反應時有經濟快速的優點，不必曠日廢時去追蹤研究參與者好幾年，看看他們發生什麼事——生物標記只是一種替代手法，我們不能光靠著生物標記的研究，就判斷補充品對人體健康的真正功效。

學者對於維生素E、β-胡蘿蔔素與其他個別抗氧化物效果不如預期的反應，實在令我**心寒**。許多學者明知研究指出個別的營養素無效[40]，承認了抗氧化性相當複雜，也認同維生素補充品在某些情況下會產生毒性，卻仍不放棄死胡同般的研究方式，反而提出更多技術細節，盼望能做更多、更複雜的補充品研究。經過這麼多年、這麼多研究，他們還是沒看出來，研究新抗氧化類似物的特定健康功效，根本昂貴又徒勞無功。他們以為某天終能大海撈針地證明簡化式補充品比自然營養素有效。但我很懷疑。

在一九八〇年代中期，營養補充品產業開始發展時，我曾有三年時間依國家科學院的請求，向美國聯邦貿易委員會（Federal Trade Commission）多次作證，說明當時的證據是否支持維生素補充品有益健康的主張。我那時的證詞就反對業界的健康主張，原因之一是可靠的證據並不存在，第二則是從我當年的生物學觀點來看，這些主張沒有道理。我以前的觀點在經過了四分之一個世紀後仍未改變，也和本書所說明的一樣：營養素很少獨自起作用，就算能獨自起作用，效果也不盡相同。我們花了納稅人天文數字的錢來做研究，現在總算得到可以力挽狂瀾的證據了。

請務必了解，我並非表示對部分服用補充品的人來說，營養補充品完全沒有功效，尤其是補充品的化學成分與整顆植物差不多的補充品，例如乾燥藥草複合物。這些產品在某些情況下，可能對某些人有用，但我認為，「舉證責任」是那些提出健康主張的人該負的；我說的「舉證責任」，是指通過同儕審閱的客觀研究結果。此外，如果主張甚至推論這些「天然補充品」是最佳的健康選擇，卻未能說明經常攝取完整的全食物蔬食（亦即這些產品的來源）效果更好、價格更便宜，也是不妥當的。

攝取愈來愈多補充品的危機，不僅是明文記載的**健康反效果**。更重大的危機在於，熱愛補充品這種靈丹，會讓人以為不必採取正確的飲食方式——要是能大啖熱狗和冰淇淋，出問題時又能靠藥丸挽救，何必吃蔬菜呢？營養補充品在簡化式的健康觀裡，就像放進煤礦坑中的金絲雀——雖然製藥業採取的手法依然勢力強大，但營養補充品在研究上已站不住腳了。補充品產業把工廠生產出原本為食物的片斷，當成促成健康的手段，要能合理化這手段，只能採取簡化式的研究方法，偏頗地仰賴生物標記與個別化學物質的意義，拒絕著眼真正的健康成效。

1. C. Thurston, "Dietary Supplements: The Latest Trends & Issues," *Nutraceuticals World*, April 1, 2008, http://www.nutraceuticalsworld.com/issues/2008-04/view_features/dietary-supplements-the-latest-trends-amp-issues/.
2. 同上。
3. "Apples, Raw, with Skin," *Self*NutritionData, accessed November 11, 2012, http://nutritiondata.self.com/facts/fruits-and-fruit-juices/1809/2.
4. M. V. Eberhardt, C. Y. Lee, and R. H. Liu, "Antioxidant Activity of Fresh Apples," *Nature* 405, no. 6789 (June 22, 2000): 903-4.
5. J. Boyer and R. H. Liu, "Review: Apple Phytochemicals and Their Health Effects," *Nutrition Journal* 3, no. 5 (2004), http://www.nutritionj.com/content/3/1/5.
6. 同上; K. Wolfe, X. Z. Wu, and R. H. Liu, "Antioxidant Activity of Apple Peels," *Journal of Agricultural and Food Chemistry* 51, no. 3 (January 29, 2003): 609-14.
7. C. D. Morris and S. Carson, "Routine Vitamin Supplementation to Prevent Cardiovascular Disease: A Summary of the Evidence for the U.S. Preventive Services Task Force," *Annals of Internal Medicine* 139, no. 1 (2003): 56-70.
8. U.S. Preventive Services Task Force. "Routine Vitamin Supplementation to Prevent Cancer and Cardiovascular Disease: Recommendations and Rationale," *Annals of Internal Medicine* 139, no. 1 (2003): 51-55.
9. 同上。
10. H. M. Evans and K. S. Bishop, "On the Existence of a Hitherto Unrecognized Dietary Factor Essential for Reproduction," *Science* 56, no. 1458 (1922): 650-51.
11. D. Farbstein, A. Kozak-Blickstein, and A. P. Levy, "Antioxidant Vitamins and Their Use in Preventing Cardiovascular Disease," *Molecules* 15, no. 11 (2010): 8098-8110; B. B. Aggarwal, C. Sundarum, S. Prasad, and R. Kannappan, "Tocotrienols, the Vitamin E of the 21st Century: Its Potential against Cancer and Other Chronic Diseases," *Biochemical Pharmacology* 80, no. 11 (2010): 1613-31.
12. C. H. Hennekens, J. M. Gaziano, J. E. Manson, and J. E. Buring, "Antioxidant Vitamin-Cardiovascular Disease Hypothesis Is Still Promising, But Still Unproven: The Need for Randomized Trials," *American Journal of Clinical Nutrition* 62 (1995): 1377S-1380S.
13. B. C. Pearce, R. A. Parker, M. E. Deason, A. A. Qureshi, and J. J. Wright, "Hypocholesterolemic Activity of Synthetic and Natural Tocotrienols" *Journal of Medicinal Chemistry* 35, no. 20 (1992): 3595-3606.
14. 同上。
15. A. Augustyniak et al., "Natural and Synthetic Antioxidants: An Updated Overview," *Free Radical Research* 44, no. 10 (2010): 1216-62.
16. E. B. Rimm, M. J. Stampfer, A. Ascherio, E. Giovannucci, G. A. Colditz, and W. C. Willett, "Vitamin E Consumption and the Risk of Coronary Heart Disease in Men,"

New England Journal of Medicine 328, no. 20 (May 20, 1993): 1450-56; M. J. Stampfer, C. H. Hennekens, J. E. Manson, G. A. Colditz, B. Rosner, and W. C. Willett, "Vitamin E Consumption and the Risk of Coronary Disease in Women," *New England Journal of Medicine* 328, no. 20 (May 20, 1993): 1444-49.

17. H. D. Sesso, J. E. Buring, W. G. Christen, T. Kurth, C. Belanger, J. MacFadyen, V. Bubes, J. E. Manson, R. J. Glynn, and J. M. Gaziano, "Vitamins E and C in the prevention of cardiovascular disease in men," *Journal of the American Medical Association* 300, no. 18 (2008): 2123-2133; "Vitamins E and C"; I. M. Lee, N. R. Cook, J. M. Gaziano, D. Gordon, P. M. Ridker, J. E. Manson, C. H. Hennekens, and J. E. Buring, "Vitamin E in the Primary Prevention of Cardiovascular Disease and Cancer: The Women's Health Study: A Randomized Controlled Trial," *Journal of the American Medical Association* 294, no. 1 (2005): 56-65; E. Lonn et al., "Effects of Long-Term Vitamin E Supplementation on Cardiovascular Events and Cancer: A Randomized Controlled Trial," *Journal of the American Medical Association* 293, no. 11 (2005): 1338-47; D. P. Vivekananthan, M. S. Penn, S. K. Sapp, A. Hsu, and E. J. Topol, "Use of Antioxidant Vitamins for the Prevention of Cardiovascular Disease: Meta-analysis of Randomised Trials," *Lancet* 361, no. 9374 (June 14, 2003): 2017-23.
18. I. M. Lee et al., "Vitamin E in the Primary Prevention"; E. Lonn et al., "Effects of Long-Term Vitamin E"; V. A. Kirsh et al., "Supplemental and Dietary Vitamin E, Beta-Carotene, and Vitamin C Intakes and Prostate Cancer Risk," *Journal of the National Cancer Institute* 98, no. 4 (February 15, 2006): 245-54; S. M. Lippman et al., "Effect of Selenium and Vitamin E on Risk of Prostate Cancer and Other Cancers: The Selenium and Vitamin E Cancer Prevention Trial (SELECT)," *Journal of the American Medical Association* 301, no. 1 (January 7, 2009): 39-51.
19. S. M. Lippman et al,, "Effect of Selenium"; S. Liu, I. M. Lee, Y. Song, M. Van Denburgh, N. R. Cook, J. E. Manson, and J. E. Buring, "Vitamin E and Risk of Type 2 Diabetes in the Women's Health Study Randomized Controlled Trial," *Diabetes* 55, no. 10 (October 2006): 2856-62.
20. W. G. Christen, R. J. Glynn, H. D. Sesso, T. Kurth, J. MacFayden, V. Bubes, J. E. Buring, J. E. Manson, and J. M. Gaziano, "Age-Related Cataract in a Randomized Trial of Vitamins E and C in Men," *Archives of Ophthalmology* 128, no. 11 (November 2010): 1397-1405.
21. I. G. Tsiligianni and T. van der Molen, "A Systematic Review of the Role of Vitamin Insufficiencies and Supplementation in COPD," *Respiratory Research* 11 (December 6, 2010): 171.
22. G. Bjelakovic, D. Nikolova, L. L. Gluud, R. G. Simonetti, and C. Gluud, "Antioxidant Supplements for Prevention of Mortality in Healthy Participants and Patients with Various Diseases," *Cochrane Database of Systematic Reviews* 3 (March 14, 2012): CD007176. DOl: 10.
23. Y. Dotan, D. Lichtenberg, and I. Pinchuk, "No Evidence Supports Vitamin E Indiscriminate Supplementation," *Biofactors* 35, no, 6 (2009): 469-73; J. Blumberg and B. Frei, "Why Clinical Trials of Vitamin E and Cardiovascular Diseases May Be Fatally Flawed," *Free Radical Biology & Medicine 43*, no. 10 (2007): 1374-76.
24. Aggarwal et al., "Tocotrienols."
25. Farbstein et al., "Antioxidant Vitamins."
26. Lonn et al., "Effects of Long-Term Vitamin E."

27. Goran Bjelakovic, Dimitrinka Nikolova, Lise Lotte Gluud, Rosa G. Simonetti, and Christian Gluud. "Mortality in Randomized Trials," *Journal of the American Medical Association* 297, no. 8 (2007): 842-857; E.R. Miller, R. Pastor-Barriuso, D. Dalal, R. A. Riemersma, L. J. Appel, and E. Guallar, "Meta-analysis: High-dose Vitamin E Supplementation May Increase All-cause Mortality," *Annals of Internal Medicine* 142 (2005): 37-46.
28. S. O. Ebbesson et al., "Fatty Acid Consumption and Metabolic Syndrome Components: The GOCADAN Study," *Journal of the Cardiometabolic Syndrome* 2, no. 4 (2007): 244-49.
29. E. Lopez-Garcia, M. B. Schulze, J. E. Manson, J. B. Meigs, C. M. Albert, N. Rifai, W. C. Willett, F. B. Hu, "Consumption of (n-3) Fatty Acids Is Related to Plasma Biomarkers of Inflammation and Endothelial Activation in Women," *Journal of Nutrition* 134, no. 7 (2004): 1806-11; R. J. Deckelbaum, T. S. Worgall, and T. Seo, "n-3 Fatty Acids and Gene Expression," supplement, *American Journal of Clinical Nutrition* 83, no. 6 (2006): 1520S-25S.
30. S. V. Kaushik, D. Mozaffarian, D. Spiegelman, J. E. Manson, and W. Willett, "Long-Chain Omega-3 Fatty Acids, Fish Intake, and the Risk of Type 2 Diabetes Mellitus," *American Journal of Clinical Nutrition* 90, no. 3 (2009): 613-20.
31. L. Hooper et al., "Risks and Benefits of Omega 3 Fats for Mortality, Cardiovascular Disease, and Cancer: Systematic Review," *BMJ* 332, no. 7544 (2006): 752-60.
32. Kaushik et al., "Long-Chain Omega-3 Fatty Acids."
33. C. S. Foote, Y. C. Chang, and R. W. Denny, "Chemistry of Singlet Oxygen. X. Carotenoid Quenching Parallels Biological Protection," *Journal of the American Chemical Society* 92, no. 17 (1970): 5216-18; J. E. Packer, J. S. Mahood, V. O. Mora-Arellano, T. F. Slater, R. L. Willson, and B. S. Wolfenden, "Free Radicals and Singlet Oxygen Scavengers: Reaction of a Peroxy-radical with β-carotene, Diphenyl Furan and 1,4-diazobicyclo(2,2,2)-octane," *Biochemical and Biophysical Research Communications* 98, no. 4 (1981): 901-6.
34. R. Peto, R. Doll, and J. D. Buckley, "Can Dietary Beta-Carotene Materially Reduce Human Cancer Rates?" *Nature* 290, no. 5803 (1981): 201-8.
35. G. S. Omenn, "Chemoprevention of Lung Cancers: Lessons from CARET, the Beta-Carotene and Retinol Efficacy Trial, and Prospects for the Future," *European Journal of Cancer Prevention* 16, no. 3 (2007): 184-91.
36. G. S. Omenn et al, "Effects of a Combination of Beta Carotene and Vitamin A on Lung Cancer and Cardiovascular Disease," *New England Journal of Medicine* 334, no. 18 (1996): 1150-55.
37. Omenn, "Chemoprevention of Lung Cancers."
38. A. Saremi and R. Arora, "Vitamin E and Cardiovascular Disease," *American Journal of Therapeutics* 17, no. 3 (2010): e56-e65; Farbstein et al., "Antioxidant Vitamins."
39. Augustyniak et al., "Natural and Synthetic Antioxidants."
40. 同上; Farbstein et al., "Antioxidant Vitamins"; Aggarwal et al., "Tocotrienols"; Dotan et al., "No Evidence Supports Vitamin E"; A. R. Ndhlala, M. Moyo, and J, Van Staden, "Natural Antioxidants: Fascinating or Mythical Biomolecules?" *Molecules* 15, no. 10 (2010): 6905-30; E. M. Becker, L. R. Nissen, and L. H. Skibsted, "Antioxidant Evaluation Protocols: Food Quality or Health Effects," *European Food Research and Technology* 219, no. 6 (2004): 561-71.

Chapter 12

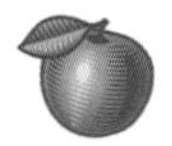

錯誤營養的世界衝擊

我們如何對待大地，就是如何對待自己。

—西雅圖酋長（Chief Seattle）

第二部已探討簡化式的營養學與飲食政策，及簡化思考導出的結論如何透過飲食，影響每個人的健康與生活品質，然而，簡化式的營養觀還影響波及其他領域，例如社會政策。社會政策原非我的專業領域，但我曾多次擔任知名食品健康政策專家委員會的成員，當然思考過飲食建議對社會與文化的實際影響。因此，我有責任說明簡化式思考如何影響探討社會問題的觀點，以及簡化式思考蒙蔽的營養資訊（亦即蔬食比葷食優良）對世界有何衝擊。

若把最嚴重的社會、經濟與環境問題視為一個個的點，再把這些點連結起來，就能漸漸看出營養既是問題的起因，也是可能的解決之道。飲食不僅是人體攝取大自然產物或人造替代品的過程，也會深深影響我們對待自然與人類的方式。

食物造成的全球悲劇

每年七月四日的週末，我的第二故鄉北卡羅萊納州德蘭市（Durham）會舉辦很棒的手工藝與音樂節，為保護當地的一條河川募款。來自全國的樂團會齊聚美麗的州立公園進行表演，許多小攤子販售手工製作的珠寶、陶瓷與服飾；社運與環保人士大力倡導太陽能、清理河川計畫、反核等種種運動；小吃攤所使用的餐巾與餐具皆可生物分解……。總之，這堪稱是最有環保意識的活動。

只有一項例外：大家塞進肚子裡的食物。這裡有裹著合成糖漿與糖衣的油炸漏斗蛋糕；巨大的火雞腿、漢堡、雞胸肉與裹玉米粉團的熱狗，皆來自大量使用荷爾蒙與抗生素的集約飼養場；炸薯條的油鍋裡滿是經過基因改造的烹飪油……。我們都知道在河流中傾倒廢棄物、造成汙染是壞事，卻接受自己的身體遭到汙染，好像飲食方式對於環境沒有影響。

許多環保人士的投入是有目共睹、值得嘉許的，但一講到他們的飲食就不是這麼回事。這其實是可以理解的，許多受歡迎的「食物」（更適當地說，是像食物的東西）會**令人上癮**。大家和食物的情感關係之深厚複雜，絕非白熾燈泡或塑膠袋可比擬，而且，即使是最高瞻遠矚的社運人士，往往也戴著簡化式眼鏡，看不出個人的食物選擇和資源回收、使用節能燈泡一樣重要（我認為甚至更重要）。

本章開頭引述西雅圖酋長的話：「**我們如何對待大地，就是如何對待自己。**」讀者以前可能聽過這句話，或某些衍生這段話的版本。環保人士常很引用這句話，提醒大家不能將森林砍伐殆盡、汙染水、將毒素排到空氣中，否則最後受害的仍是自己，但大家似乎沒發現，反過來說也是如此：我們吃什麼，對環境也有重大的衝擊。說得更清楚些，大量食用動物性食品會導致土壤流失、地下水汙染、森林砍伐、使用化石燃料與深層地下水枯竭等環境問題。

大衛・皮曼托博士（Dr. David Pimentel）是我康乃爾大學的同事，曾記錄過畜牧生產系統如何浪費珍貴資源與摧毀環境。他估計，動物性食品需要的土地與水，是生產相等熱量植物性食品的五到五十倍（會隨著不同環境而改變，例如動物種類，以及是否在牧場上以草飼養）。在世上許多人飽受饑荒之際，竟有人如此沒有效率地運用資源，實在是一樁悲劇。

皮曼托博士的發現[1]包括：

- 生產動物性蛋白質所消耗的化石燃料，是植物性蛋白質的八倍。
- 美國飼養牲畜所消耗的穀類是全國人口的五倍，然而穀類並非這些牲畜的自然飲食。
- 生產一公斤的牛肉需要十萬公升的水。相較之下，一公斤小麥僅需九百公升，一公斤馬鈴薯只要五百公升。
- 一項聯合國出資、由兩百名專家組成的研討會[2]提出結論，熱帶地區有八成的森林砍伐，是因為需要新的耕地，其中多用來種植畜牧用牧草與飼料。

因此，崇尚動物性蛋白質的飲食方式會衍生許多環環相扣的問題。簡言之，生產動物產品的工業體系是**無法永續的**，因為它耗損自然資源的速度（例如乾淨的水與健康的土壤）超過補充的

> **生產1公斤的牛肉需要10萬公升的水。相較之下，1公斤小麥僅需900公升，1公斤馬鈴薯只要500公升。**

速度，而且動物性飲食所帶動的經濟活動，還會造成環境毒素、毒害大家仰賴維生的空氣等副作用。

這個情況相當嚴重，每一個問題都足以用一本書的篇幅來說明，卻都只是冰山一角。如果讀者想了解得更仔細，我強力推薦J・莫里斯・希克斯（J. Morris Hicks）的優秀之作《健康飲食，健康世界》（*Healthy Eating, Healthy World*）。本文只以四大問題為主，決策人士或媒體通常不認為這四個問題和飲食有關。其中兩個是當今最大的環境危機，亦即全球暖化與美國深層地下水資源枯竭；另外的兩個問題則是以暴力殘害世上最脆弱的兩大族群——動物與窮人。以下將說明簡化式思考如何讓人坐困愁城，整體式思考則可望一舉解決這些問題。

全球暖化至少有51%是畜牧業造成的

先談談目前最大的生態危機：全球暖化。如果讀者嚴正看待以下數字，就會發現從葷食改蔬食，比任何方案更能遏抑全球暖化，甚至加以逆轉。

美前副總統艾爾・高爾（Al Gore）在《不願面對的真相》（*An Inconvenient Truth*）這部深具影響力的紀錄片中，提出一段相當智慧的批判：暖化問題幅度之大，是片中所提出的方式所無法處理的。諸如以省電燈泡代替白熾燈泡、將暖氣調低幾度、將汽車輪胎充飽氣等舉手之勞，或許會讓你自認行為可嘉，但其實**解決不了什麼問題**。該影片衍生的「氣候危機」網站（ClimateCrisis.net），洋洋灑灑列出許多減碳的祕訣，例如每年垃圾減量一〇％，即可減少五百五十四・三公斤的排碳量。不過稍微計算一下，會發現剩下九〇％的垃圾代表每年仍排放出四千九百公斤的二氧化碳。同樣的事情即使刻意少做一點，根本無法逆轉全球暖化，何況人類已排放的二氧化碳會在大氣層**吸熱好幾百年**。這就像一群人坐在往懸崖邊緣直衝的巴士上，而我們能想出的最好對策，竟是叫大家把手臂伸到窗外，以增加風阻。或許該有人跳到駕駛座踩煞車才對吧！

二〇〇六年時，聯合國糧農組織（Food and Agriculture Organization）提出一份報告，凸顯出動物性食品與全球暖化的關聯[3]。這份報告的內容很值得注意，因為該組織就是掌管全球畜牧業的主要組織。即使在「球員兼裁判」的偏見危機下，這份報告的結論仍是，食用動物性食品造成全球暖化的一八%，比工業、交通所排放的廢氣還多[4]。這已是多年前的資訊，可惜現在仍未能廣為人知。

在討論全球暖化的時候，提到食物的機會相對較少，但只要提到就會講到這一八%。然而，更新近的報告卻顯示，食物造成的暖化估計值應該更高。羅伯・古德蘭（Robert Goodland）長期擔任世界銀行總裁的資深環境顧問，他和世界銀行集團的同事傑夫・安亨（Jeff Anhang）判斷，全球暖化至少有「五一%」是畜牧業造成。

最知名的溫室氣體，也是媒體、社運人士以及決策者最注意的，就是二氧化碳。然而，二氧化碳不是唯一的溫室氣體，也無法明顯反映出大家減少溫室氣體的努力。若想力挽全球暖化的狂瀾，從**甲烷**（CH_4）著手更有希望。以分子來說，甲烷儲熱能力比二氧化碳高出二十五倍，更重要的是，甲烷在大氣層的半衰期為七年，在大氣層消失的速度比半衰期長達一個世紀以上的二氧化碳要快得多。若消除甲烷來源，就能開始大幅減緩溫室效應；相反地，如果停止排放二氧化碳，已排出去的二氧化碳一樣會在未來幾十年，繼續造成全球暖化。

一旦甲烷在大氣層累積二十年，其導致全球暖化的能力會是二氧化碳的「七十二倍」[5]。甲烷多半與工業化的畜牧生產有關，這表示減少肉類消耗（亦即畜牧業的主要推手），或許是減少全球暖化最快的方式。我們目前的方案顯然把重心全放在減少二氧化碳，但根本是在做白功。

如果對甲烷的新評估正確，意義將非常重大。真不明白為何沒有更多環保人士注意到這一點？他們不想挑戰畜牧業嗎？或許得請生物工程師設法關住**牛放出的屁**，安全地加以處理，若做不到這一點，我們就不該繼續生產並食用這種會放屁的機器[6]。

即將到來的水資源浩劫

我在撰寫本書時是二〇一二年的八月，美國多數地區正面臨一個世紀以來最嚴重的乾旱。科學家可以辯論旱災和全球暖化的關係，但不容否認的是，雨水供給不足，農作物來不及發芽就死亡，因此要生產足夠糧食供國人食用，就得用到大量的地下水。問題是，可使用的地下水多半已被牛肉生產耗盡（別忘了生產每一公斤的牛肉，就需要十萬公升的水），不然就是被牛肉生產過程中的廢物汙染了，例如飼育場必須使用大量的水，以沖洗大量的糞便。

奧加拉拉地下水層位於美國中西部八個農業大州地底（南達科他州、內布拉斯加州、懷俄明州、科羅拉多州、堪薩斯州、奧克拉荷馬州、新墨西哥州與德州），此含水層已深受畜牧用農業的威脅。此地下水層經過一、兩千萬年累積而成[7]，目前含水量約與五大湖中排名第二的休倫湖相當。這片廣大的農業區域是世

甲烷儲熱能力比二氧化碳高25倍，一旦在大氣層累積20年，導致暖化的能力是二氧化碳的72倍——甲烷多半和牲畜的屁有關。

上數一數二的豐收區，民生、工業與農業用水幾乎全仰賴奧加拉拉地下水層。奧克拉荷馬州非營利組織「科爾永續農業中心」（Kerr Center for Sustainable Agriculture）的大型報告指出：「從奧加拉拉地下水層汲取的水，近九成用來灌溉美國五分之一以上的耕地[8]。」

地下水的消耗速度，絕不該超過雨水的補充速度，奧加拉拉地下水層的狀況卻反其道而行。大量用水的畜牧業耗水速度遠超過補充速度，因此這古老的蓄水層自一九五〇年代以來，蓄水量估計已減少了九%。換言之，目前的用水狀況根本是在醞釀環境浩劫[9]。

不僅如此，奧加拉拉蓄水層還被種植牲畜飼料的化學物質汙染[10]，最明顯的就是硝酸鹽。生產牲畜飼料的商業肥料就有硝酸鹽，對孕婦與孩童都有毒性[11]。對美國中西部集約飼養場生產的肉說不，能為數萬名種植美國糧食維生的農人保住生計，也能為吃這些食物的數億人口改善健康。

食物也會造成動物虐待

吃動物性食品的另一項惡果，就是造成動物虐待。為了提高動物性食品的生產效率，畜牧方式往往讓動物遭受更多苦難。

許多人會改採蔬食，是出於關心動物權利。讀者在本書第一部會看到，我倡導蔬食並不是因為動物權。我同意人類應避免對動物採取不必要的暴力行為，但其實我是在研究過程中透過動物實驗（這對許多動保團體來說是罪大惡極），才會秉持今天的立場，動物實驗也啟發我對這個議題的重視。就我而言，我反對任何不必要的暴力，無論是針對人、對環境或任何有知覺的生命。尊重任何型態的生命，是我追求的目標。

然而，目前對於動物的暴行比以往更嚴重，令我相當憂心。我目睹了「集中型動物飼養經營」（concentrated animal feeding operation，簡稱CAFO）的興起，刺激我關心動物受虐的問題。「集中型動物飼養經營」一詞是畜牧業發明的花俏詞語，說的其實就是「集約飼養」（factory farming）。集約飼養和我年少時的畜牧方式有哲學上的差異：我們家的人認為，動物是有知覺的生物，能感覺到舒適與痛苦，但集約飼養的畜牧業者受商業模式影響，將牲畜視為**無生命的生產單元**，和任何工廠的原料一樣。我在一九六〇年代晚期剛踏上學術生涯之際，維吉尼亞理工大學農學院的院長振奮表示，他擔任一項計畫的顧問，最後那計畫演變成「集中型動物飼養經營」。這其實勢所難免，畢竟集中型動物飼養的飼主，得講求經濟規模才生存得下去。那位農學院院長描述著技術先進的自動輸送帶，能將最營養的飼料精準地送到每隻動物的口中，還有自動化機械讓擠奶過程更簡便，及最奇妙的裝置可更有效率收集母雞下的蛋。根據他的說法，這一切能讓飼主賺更多錢。

牛是最溫順的動物，不僅有情緒，而且會表達。在過去，牠們有十五、二十年的壽命，春夏秋季會在草原上度過，冬天則在鋪了稻草的穀倉度過，然而在集約飼養法中，乳牛的壽命只有三、四年，亦即產乳期的高峰。乳牛一旦能開始產乳就被關進擁擠至極的角落過活或等死，無法再踏上青青草地。我在紐約上州慢跑途中，常看見龐大的集約飼養場裡，牛群把頭稍稍探出露天建築，彷彿非常思念外頭蒼翠的草原。

通常小牛的尾巴會被剪掉，只留下三十公分左右，這叫做

正常來說，牛的生命有15、20年的壽命，然而在集約飼養法中，乳牛的壽命只有3、4年，亦即產乳期的高峰。

「去尾處理」，如此擠奶人就不會被沾了髒牛糞的尾巴掃到——我還清楚記得被牛尾打到的情形。剩下的這一小截尾巴根本無法發揮驅趕牛背上蒼蠅的作用，如果蒼蠅影響了牛隻情緒，導致牛奶減產，那麼飼主就會用驅蟲噴霧噴乳牛，這噴霧又會進入我們在超市買到的牛乳中。

多數集約飼養的牛會被注射生長激素，以提高牛乳產量，這樣也會增加乳房大小，有時會大到引發疼痛不堪的乳腺炎，這時需要注射抗生素以減少感染，於是我們購買與食用的牛奶中就有更多抗生素、殺蟲劑、血與細菌——人類喝下了多麼**了不起的組合飲品**啊！

現在的牧場情景與以往大相逕庭，而且每況愈下。雞隻在籠子裡，腳被籠子底部的鐵絲網圍住，被迫站在同個地方！無法移動；飼主會運用不自然的燈照週期，刺激母雞多下蛋，以提高利潤。豬會在所謂的分娩架產下小豬，剛出生的小豬與母豬中間以鐵欄杆隔開。

這些動物一輩子活在臭氣薰天的地方！走進擠滿數千隻家禽的雞舍，我們會被刺激得眼睛發燙流淚。不光是動物本身躲不掉惡臭，住在集約飼育場附近的人也無法逃。我這輩子鏟過的牛糞夠多了，對那股氣味再熟悉不過，然而今天的牛糞中，卻多了一股我年輕時沒聞過的刺鼻藥味。

美國畜牧業走向集約的變革，受苦的不僅是動物。我度過童年的那種家庭式牧場已快速遭到市場淘汰。現在到鄉下走一趟，會發現原本美麗的穀倉只剩下木板骨架，雜草叢生。「擴大，否則淘汰」的方向，讓多數未集約化的牧場破產，而政府對於集約飼養的補貼，則模糊了此畜牧方式在經濟與環境上根本無法永續的事實。

如果你認為吃動物很天經地義的事，請別忘了二十一世紀的美國食品供應業，是動物活在極不自然的環境下，最後死於非命所造就的。

剝削窮國養富國

動物性飲食波及的不光是動物與農人。在發展中國家，小規模農業演變成工業規模的畜牧生產時，許多小地主被迫放棄他們仰賴維生的自給農地。原本農地上所生產的糧食，他們再也負擔不起。

我曾在世上幾個赤貧區域工作，親眼目睹肉類生產如何在經濟上奴役最貧窮、最無力反抗的人。

馬尼拉與太子港的貧民窟有極度飢餓的孩子在乞討食物，然而他們社會上的精英卻大啖牛排，那些牛排是靠著掠奪窮人的土地來生產的。我看過多明尼加共和國一大片最好的土地，它從當地農民手中被奪走，交給美國與德國的大企業養牲畜，以生產便宜的漢堡肉供祖國使用。我聽過他們如何「取得」這些「最好的土地」來養殖牛隻，小地主最後只能被迫深入山區，辛苦地勉強種植糧食。

只要稍微觀察工業化的動物性蛋白質生產過程，就能明白這多麼不合理了！

世界上每年有數百萬人死於飢餓及相關疾病，我們仍莫名奇妙地堅持**沒有效率**的過程，將植物透過動物轉化成「食物」。把植物拿去餵養日後將成為肉品的動物，而不是直接供人食用，意味著浪費近九成原本可供人食用的熱量。除此之外，「低醣」飲

貧民窟有極度飢餓的孩子在乞討食物，而社會上的精英卻大啖牛排——那些牛排是靠著掠奪窮人的土地來生產的。

食倡導者喜歡說，沒有碳水化合物的動物性食品應占健康飲食的八成。然而，集約飼養的動物所消耗的熱量遠超過人類，若從這個觀點來看，全球饑荒的問題和生產與分配的關係不深，而是人類自己的飲食偏好所造成的。

集約飼養與大型畜牧業也侵蝕了其所使用的土地，讓貧窮國家未來難以翻身。

拉丁美洲最貧困的國家就是如此絕望，他們每天砍伐雨林，將林地用來種植供牛食用的穀類。幾年後，土壤不再肥沃，原本的表土在風吹雨打之下所剩無幾。工業化的農業可透過大量使用含氮肥料與殺蟲劑，勉強提高穀類產量，但幾十年之後只剩下死亡的泥土與生物沙漠，得**耗上千年的時間**才可能恢復。

另一方面，引發災難的跨國企業根本不必付出代價，他們只要找得到其他肥沃土地，把農場搬走即可，而承受苦果的往往是居住在當地的農人。

有心解決人類饑荒的全球問題，有許多方式可選擇：在臉書上為抗貧活動的動態更新按「讚」，也可以捐錢給信賴的救援組織；可以線上簽署請願書，也可以當募款志工，甚至加入倡導或救援團體，實地參與濟貧……，但最重要的行動，就是對剝削自給農地，使之成為不永續飼料場的肉品生產體系說「不」。那體系只會讓富人更富，留下悲慘、勞苦與饑荒的廣大人群。我們可以拒絕食用集約農場的肉類與乳製品！

一次解決所有問題

我們面臨的不是一個問題，而是許許多多的問題。我們不切實際地煩惱一個接著一個的問題，卻沒發現這些問題和我們選擇吃進口中的食物有何關聯。我們找許多專家來解決每個問題，彷彿問題是各自獨立的，因此更看不出其間的連結與整體性。我曾有幾次接獲邀請向環保團體說明，環境與健康議題間有什麼清楚的關聯。

選擇以蔬食替代葷食可以減少許多痛苦，不僅只有我們身體上的病痛[12]，也可減少動物在集約飼養時承受的痛苦，還能減少全球人類受饑荒之苦。有鑑於此，在貧窮國家促進、推廣與鼓勵種植完整的蔬食，絕對比簡化論者設法處理彷彿各不相關的個別問題，要來得經濟有效。

眼前的種種問題是彼此相關，而非各自獨立的。想想，銀河系是由許多星團所組成，彼此以萬有引力連繫起來；社會問題也一樣，只不過將問題聚起來的力量並非萬有引力，而是**飲食選擇**罷了。

各個問題能透過全食物蔬食來解決的程度固然各不相同，但重要的是，我們要積極採取相同行動，以更好的飲食方式來影響所有的問題。我敢說，沒有任何飲食方式或是生活型態策略，能夠比在日常生活中採用全食物蔬食更全面且更有效地減少社會問題了！

無法解決這些問題的唯一解釋，其實和無法解決健康危機一樣——就是典範造成大家沒有能力、沒有意願著眼於更為廣大的脈絡！

一旦我更深入思索大家看不出來的典範意義，我愈感受到典範如何在細微之處發揮強大力量，掌控眾人思想；我更努力思索簡化論在典範中的角色，愈覺得簡化論讓人更難察覺到典範及其局限。簡化論的心智牢籠限制了我們為自己、為彼此、為地球上其他有感覺的生命做更偉大的事，我們必須學著去找出許多看似無關的活動與事件之間，有什麼樣的自然網絡連結。唯有如此，才能為似乎無解的問題找到答案，無論是如何解決全球暖化、全球饑荒，或是帶著同理心，更有效地治療社會大眾最恐懼的健康問題。

1. D. Pimentel et al., "Environmental and Economic Costs of Soil Erosion and Conservation Benefits," *Science* 267, no. 5201 (1995): 1117-23; R. Segelken, in Cornell University news release (Ithaca, NY: 1997); D. Pimentel in Canadian Society of Animal Science Meetings (Montreal, Canada: 1997).
2. Food and Agriculture Organization of the United Nations, "Deforestation Causes Global Warming," news release, September 4, 2006, http://www.fao.org/newsroom/en/news/2006/1000385/index.html.
3. H. Steinfeld, P. Gerber, T. Wassenaar, V. Castel, M. Rosales, and C. de Haan, *Livestock's Long Shadow: Environmental Issues and Options*, Food and Agriculture Organization of the United Nations: Rome (2006), ftp://ftp.fao.org/docrep/fao/010/a0701e/a0701e00.pdf.
4. 同上。
5. R. Goodland, "Our choices to overcome the climate crisis," NGO Global Forum 14 (Gwangju, Korea, 2011).
6. 我應該指出，並非所有的畜牧方式都會造成全球暖化。證據顯示，管理良善的牛群放牧其實有助於維護土壤，改善草地肥沃度，進而減少碳排放。("What's Your Beef?" National Trust, http://www.nationaltrust.org.uk/servlet/file/store5/item842742/version1/What's%20your%20beef.pdf, 2012. 雖然這份報告的結論中對於肉類的健康影響並不正確，但是對於碳固存的研究敘述，顯然有證據支持。
7. David E. Kromm, "Ogallala Aquifer," *Water Encyclopedia*, accessed November 11, 2012, http://www.waterencyclopedia.com/Oc-Po/Ogallala-Aquifer.html; Manjula V. Guru and James E. Horne, *The Ogallala Aquifer* (Poteau, Oklahoma: The Kerr Center for Sustainable Agriculture, 2000), http://www.kerrcenter.com/publications/ogallala_aquifer.pdf.
8. Manjula V. Guru and James E. Horne, *The Ogallala Aquifer*.
9. 同上。
10. 同上。
11. 同上。
12. Neal D. Barnard, *Foods That Fight Pain: Revolutionary New Strategies for Maximum Pain Relief* (New York: Three Rivers Press, 1999): 368.

Part III

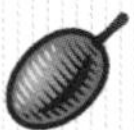

黃金法則扭曲健康真相

第二部說明簡化論典範是心智牢籠，讓科學界、政府與產業中最聰明優秀的人，對於我們面臨的大問題束手無策。不僅如此，簡化論正是諸多問題的起源，也導致問題更惡化。簡言之，簡化論的科學無法帶來健康成效。

但仔細觀察簡化式典範的牢籠，就會發現這座監獄的大門其實沒上鎖，我們隨時可以自由跨出來，以整體論的觀點看待世界。在歷史上曾出現過許多典範，發揮影響後又淡出，由更能反映現實、促進大眾福祉的其他典範取代。證據顯示，目前簡化論典範並不正確（諷刺的是，這些證據就是靠簡化式科學取得），那為何大家仍走不出那扇門？答案是長期以來健康資訊受到某些產業掌控，其利益與大眾福祉不一致，只關心獲利，不在乎大健康。大眾採取全食物蔬食的可能性，令這些產業深感威脅。

接下來幾章要探究掌控資訊的團體。首先是明顯的利益團體，如製藥、醫療與食品產業，其動機顯然是賺錢。但也要注意隨之起舞的人——我所處的學術界就深深妥協，學者受到鼓勵，進行簡化式研究，不在乎對社會是否有用，或對健康重不重要。我們也會看到缺乏科學概念的媒體「盡責」地報導某些營養能促進健康，但這些功效是有限或根本不存在的。之後，再檢視政府如何屈從於被產業收買的遊說者。最後要探討為疾病研究提供經費，卻又破綻百出的專業機構，如美國癌症協會（American Cancer Society）與美國營養及營養師學會（Academy of Nutrition and Dietetics）。

Chapter 13

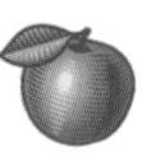

誰隱瞞了事實

維持現狀，是風險最大的行為。

—鮑伯・艾格（Bob Iger），迪士尼執行長

我研究生涯有很長一段時間曾一廂情願地以為，只要把全食物蔬食有益健康的事實分享出去，就足以讓同事、決策人士、記者與商人改變立場。我深信演化的法則，認為一旦大家知道事實並親身經歷，必能改變世界。

回顧起來，我實在天真得誇張，簡直和簡化思考的同事一樣沒能認清事實。許多例證可說明人類貪戀權力，害怕失去權力，我竟以為光分享事實就能改變。我以為總有一天，只要看見鐵證如山，在我心中屬於同一掛的美國營養及營養師學會與美國癌症協會，就不得不承認全食物蔬食是健康生活、社會與地球的基礎。科學家會團結一致，倡導明智的飲食與社會政策，讓大眾受惠。記者能傳播這好消息，並發揮才華，訴說改變飲食的故事來啟發人心。政府官員會趕緊把不明智的食物補貼政策喊停，擬定真正有益健康的營養指南與方案，幾年後就能大幅減少七〇%至九〇%的健康照護支出。產業領導者會擔當起有遠見的企業家之責，在員工餐廳和健康保險規劃中，運用全食物蔬食為出發點，吸引健康快樂的員工並留住人才，創造競爭優勢，企業也從中受惠。

雖然支持蔬食的證據堆積如山，但上述的美好事蹟**完全沒有發生**。蔬食的營養價值仍遭到邊緣化甚至汙衊，無法發揮降低疾病罹患率、肥胖與飆升的醫療費用等功效。記者仍然吹捧基因療法，認為那才是救贖之道，完全忽視多吃蔬果、少吃肉與加工食品的好處。乳製品、肉類、糖與其他加工食品的遊說者不僅擬定政府法規，還掌控大量和營養相關的訊息。學校的營養午餐方案凸顯出政府不夠努力灌輸大眾健康飲食的觀念，有些公司面對醫療保險費用的危機反應竟是減少負擔金額，並將職務委外，不去解決問題根源。

我指的刻意隱瞞蔬食的真相，其實並不是什麼龐大的邪惡陰謀。我所批評的許多人，其實真心相信所屬機構的公關說詞。許多牧場主人、酪農與高果糖玉米糖漿製造者，自認提供優質熱量給世上的飢餓眾生。許多科學家和一般大眾一樣，對於營養與人類健康的觀念是見樹不見林，於是，許多記者跟著報導簡化式研究，還自以為訴說完整的事實，殊不知只是單薄、誤導、缺乏脈絡的片段。許多政府官員雖然私下承認蔬食大有好處，卻怕得罪資金雄厚的業界，毀了自己的政治前途，只得放棄推廣蔬食。

問題並不在於人類墮落或邪惡——**墮落的是體制**。我在學術界任職了大半輩子，和多數同事一樣，對學術界慷慨、客觀與民主的傳統感到光榮。我過去以為常親身體驗這些高尚情操，後來卻發現自己像住在井底，沒看出金錢利益影響到科學運作的每個過程。

體制的特色在於具有彈性，容易恢復，我是吃了苦頭才學到這一點。我付出好幾年的歲月，把最好的科學資訊分享給決策人士、商人與消費者，卻無法對整個體制帶來什麼影響。你可以稍微調整體制中的細節，照你的意思去修正科學觀念，但如果整個體制的目標不變，所產生的結果仍會與過往一樣。以健康照護體制來說，其合理目標是促進眾人健康。這是大家明講的目標，卻不是真正目標。要發現任何體制的真正目標，必須觀察這個體制的作為，而不是表面說詞。

如果健康照護體制目標是健康，就會以促進眾人健康的方式運作，即使做法看似不靈活、鬆散、緩慢，但體制內的各元素會以各種方法、科技與介入方式連結起來，鼓勵我們往常保健康的方向前進。這和目前的情形截然不同。我們的健康體制目標並非健康，而是犧牲大眾利益，獨惠幾個產業。

沒錯，**利益**才是當今健康照護體制的核心目標，於是一切跟著變質。

理想的健康照護體制

我說的「健康照護」體制，指的不僅是醫生、護士、醫院、藥物或是手術儀器，而是社會上所有影響健康的事物，包括農業政策、學校營養午餐計畫、汙染防治法令、大眾的營養教育、資助科學研究的優先順序和強制繫安全帶等。聽起來或許複雜得難以管理與改造，甚至顯得相當瑣碎，但是如果真有某個體制以改善大眾健康為主要目標，自然會採取上述的各個要素與政策，促進大眾健康。

> **現今健康照護體制的核心目標，其實並不是他們表面上所說的「大眾的健康」，而是「利益」。**

我受的訓練是營養生化學，會以營養學的敘事方式來思考世界，我認為在健全的現代社會，養分是來自於資訊。以追求健康的體制為例，這體制的養分就是關於健康的資訊。健康資訊是個人、政府、非營利組織、企業與媒體所吸收的主要科學產物。圖13-1簡要說明資訊如何在健康照護體制中移動。

在理想社會中，「資訊循環系統」背後的動力，是期待社會各層面的人都過著健康生活。這個目標會主導流入資訊循環系統的，是對大眾健康深有影響、值得研究的問題。科學家會以無比

圖13-1 理想的健康照護體制假想圖

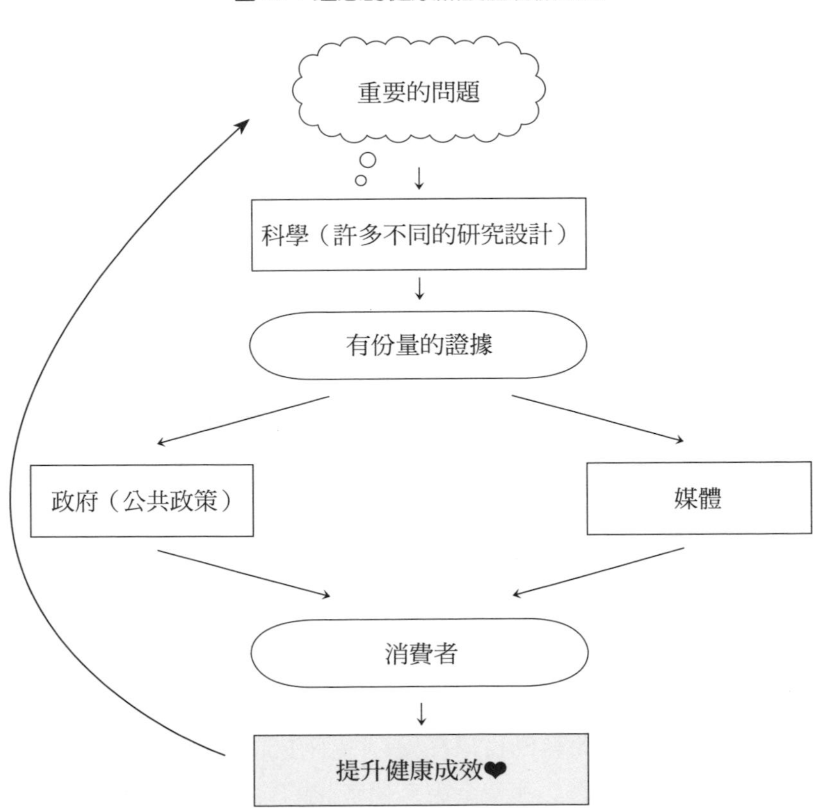

的好奇與熱忱投入研究，彼此合作或是爭相提出最有創意、最有力、有效度的研究設計。科學家提出許多不同的研究，從最簡化觀點到最整體觀點的一應俱全，激發更多問題與討論。最後，有份量的證據不斷累積成新模式，科學家可檢驗此模式對未來健康成效的預測能力。這模式不是「唯一真理」，因為科學不會是唯一真理，卻能幫助人們更接近目標。

之後有份量的證據會進入社會其他部分。無論是專業學刊或是報紙之類的大眾傳媒，各種媒體會把這證據報導出來讓民眾了解，民眾依此調整個人生活型態，政府依此擬定公共政策，促進全民健康。媒體與政府是大眾健康資訊的主要來源，業界的角色則是依照證據，創造出與健康有關的貨品與服務，效果最好的通常也最能帶來銷售佳績，因此企業會依照證據爭相創新，推銷最能促成健康的新產品及服務。專業與提供資金的組織會把善行與行銷資源，用來催生有份量的證據，並善加利用，以服務目標社群。最後這個循環能改善大眾的健康，並引導出重要的新問題，看看還有哪些健康相關問題需進一步研究。此過程不斷延續、永無止境，目標是盡量達到健康。

如果我們的社會和這個圖表類似，將會是好事一樁。可惜的是，實際情況與以促進健康為目標的理想社會**天差地遠**。

面對現實

讓我們看看實際情形，亦即「資訊養分」實際上在健康照護體制內如何流動，如圖13-2所示。此體制的目標不在促進健康，而在賺錢。

如果資訊循環系統的目標在獲利，不在促進健康，那麼一切都會**扭曲**。仰賴好奇心與資金來產生資訊的科學，就會只做單一

圖13-2 健康照護體制的實際情形

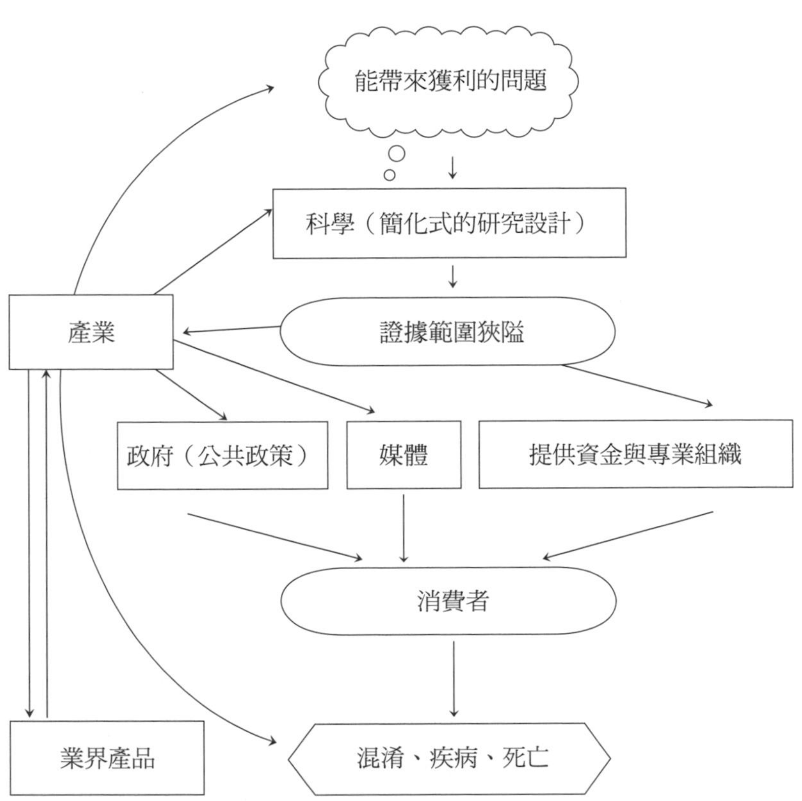

的簡化式研究，只著眼獲利，不關心健康。研究結果會是狹隘的證據，把全方位、簡單、有用的解決方案悉數排除，反而疊床架屋，提出種種暫時且偏頗的辦法，最後把事情變得更糟。這好比飲食若以缺乏營養的加工食品為主，就無法讓身體代謝出健康機能，而以缺乏智慧的資訊為主的體制，也無法產生有智慧、有同理心或有效的社會政策。

在利益薰心的資訊循環系統中，最上層的問題與**獲利潛力**有關，而非人類健康能有何突破。如果想研究的問題拿不到經費，何必花時間思考？如果沒人資助你做研究，何必把職業生涯耗在探討這些問題上？因此這種體制已排除如何讓人多吃有益健康的食物的問題，而是偏向如何製造神奇靈藥，並獲取專利，以高價出售商品。

這些問題構成了目前的「科學」。所有的實驗室、儀器、試管與實驗白袍，都只為同一個目的服務：以「科學」之名給予解答背書。這和良性的資訊循環系統不同之處，在於科學不以各種的研究方法來探討問題，反而畫地自限，用**「妥當」**的實驗研究設計來收集證據，而「妥當」的方法都是非常簡化的方法。無巧不巧，這些方法恰好最適合藥物測試，卻最不適合研究複雜的生物學與行為改變。當然，這種體制的局限性會產生非常狹隘的證據，並被奉為圭臬地報導與推廣，然而這些證據太過狹隘，反映出的只是別有用意的提問者所提出更狹隘的問題，根本不足以揭露實情。

接收這種證據的有兩大群體：一是由特定產業把持，或仰賴特定產業廣告資助的媒體，二是政府與民營智庫裡決定證據對大眾健康有何影響的人士，他們甚至可建議該如何利用這證據來擬定政策。這兩大群體接收與使用證據的途徑，皆深受產業介入。

產業運用狹隘的證據（大眾會回應的證據），創造出新的產品（包括貨品與服務），並且遊說政府把這些產品訂為「照護標準」。貼上**「標準」**標籤的種種療程與藥物，就加諸於醫師與醫院身上，他們如果不遵循此方式來治療，恐怕會吃上官司。產業提供新聞稿給不太懂批判的大眾媒體，內容只強調有利於產品的證據。產業更透過以一般大眾為對象的廣告，進一步扭曲這些證據，誇大偶爾出現的好處，嚴重的副作用只以這些證據經過過濾與扭曲。最後呈現的面貌比實情更廣泛、更有意義，任何與預期不合的敘述與資訊，不是被遏抑就是遭到質疑。業界能藉此賣更多東西給我們，無論是藥品、療程、保健食品、補充品、昂貴的慢跑鞋墊或瓶裝飲食。我們聽見的健康建議都是類似：「**吃乳製品才能獲得充足鈣質，避免罹患骨質疏鬆症。**」還有「**若膽固醇過高，就需要服用斯達汀類藥物（statin）。**」

專業利益組織與經費募集機構等宣導團體，運用這些資訊來鞏固大眾對他們的支持，並獲取資金從事科學活動。由於宣導團體仰賴的是片面的科學，因此經費只給為其利益相關的疾病尋求神奇療法的人。宣導團體透過公關與遊說影響公共政策，要是政客不順著美國癌症協會的意，就甭想當「癌症之友」。

一切再再顯示，我們於現行體制無法自由選擇，只能做出有限的抉擇。我們只能在同樣**無效的「神奇療法」**中做決定，別人賣什麼，我們就只能買什麼，跟著加入永無止境對抗邪惡疾病的聖戰，並且遵循主流的健康建議，因為忽視這些建議顯得愚蠢魯莽。此外，我們還須貢獻時間、金錢與精力，給最愛對抗疾病的社會。這一切雖以改善自己與他人的健康為名，卻產生無盡的疑惑、疾病與早死，同時讓那些掌管體制的人肥了荷包。若仔細觀察，會發現身為消費者的我們，在毫不起疑的情況下購買只管賺錢的產業產品，並在無形中助長整體混亂。正因如此，任何人最重要的舉動，就是改善自己的飲食與健康；若要對抗這體制，我們可以不提供資金，拒絕成為共犯。買得愈少，產業便愈沒有本錢去扭曲科學研究與政府政策。

要強調的是，這些負面效果並非目前體制的目標，只是主要目標下無可避免的副作用。這體制是仰賴某些產業來運作，而體制的主要目標是提升這些產業的獲利。這不是某些壞蛋的陰謀；

宣導團體透過公關與遊說影響公共政策，要是政客不順著美國癌症協會的意，就甭想當「癌症之友」。

相反地，許多為目前這團混亂出力的人自以為在做好事：他們對癌症宣戰、揭開基因的祕密、把大家應該很需要的營養素放進藥丸與食物中、為手術技術帶來突破、降低窮人獲得熱量的成本、更有效率地生產動物性蛋白質、將新發現報導給急欲得知如何瘦身以及促進健康的大眾……。然而，這些美意最後卻淪為更多利潤，造成**更多疾病**。

還有一點要澄清：我並不是反對資本主義、自由市場，或是獲利。在體制中的所有因素，只是盡其所能，以求生存與繁榮。事實上，這種利己的集體動機是系統維持穩定與彈性的基礎。以森林體制為例，如果沒人砍伐便能永久生存，究其原因，並非林中生命不自私地「善待」彼此，而是各自為政的過程恰好也符合其他元素的福祉。「森林體制」的目標是達到最大的生物質與生物多樣性，因此，對這目標有貢獻的成員皆可獲得報償，例如：樹木抖落葉子之後，堆肥中豐富的生物就會把落葉變成養分，再度回饋給樹木；鳥兒把氮排到土裡頭，促成樹葉生長，等葉子落下之後可以滋養許多生存在底下的蟲子，供鳥兒食用……，例子不勝枚舉。我們健康照護體制的問題並不在於個別要素的自私行為，而是哪些自私行為受到獎勵或懲罰取決於以獲利而非健康為目標的體制。自由市場本身沒有這種問題，反倒是最有力的參與者所操縱的市場，常與遠離人民的政府聯手，忘了政府本該為人民服務。

體制要能自我強化，才能延續下去。我們的健康照護體制產生很大的力量，強化以獲利而非健康為出發點的動機，也產生同樣強大的力量自我鞏固，即使各種科學證據紛紛出籠，證明有更聰明、便宜的好辦法解決問題，依然無法撼動此體制。不過，如果資源無法永遠支撐目標時，體制就會崩潰，例如當前的疾病照護系統在經濟與健康兩方面代價高昂，已快**拖垮整個社會**。

重視大眾福祉，而非少數企業與個人獲利的系統，依然可以賺大錢，如同橡木與山胡桃木也可在森林成長茁壯；其實，橡木與胡桃木只是和森林體制中的其他成員一樣，以永續的方式繁榮成長。

高獲利惹的禍

在說明追求獲利「如何」影響健康照護系統之前，得先討論「為什麼」這個問題。

為什麼簡化式的科學、醫學與食品，會比整體論的有利可圖呢？從經濟觀點來看，健康不是比較好嗎？健康的人是生產力較高的工作者，同時也是積極追求生活中美好事物的消費者，難道我們在衡量經濟的時候，不該思考經濟對每個人的健康有什麼貢獻嗎？

簡化主義和盡量提高企業獲利是分不開的。簡化思考在解決現有問題時會衍生新問題，每個新問題雖然對整體社會而言是昂貴的代價，對某個產業來說卻是新商機。

推銷簡化式的解決方案也比整體式簡單。我們可以假設，任何問題的各種潛在解決方案會形成連續體，其中一端是「神奇」的解決方案，另一端則是「實事求是」的解決方案（如下圖13-3中所示）。

圖13-3 神奇與實事求是的健康問題解決方案

神奇方案	實事求是方案
速成	耗時
簡單	需要努力
不出錯	複雜

神奇的解決方案自稱快速、簡單、不出錯，比耗時、費力與複雜卻實事求是的解決方案更有吸引力，以消費者為目標的廣告多偏好**神奇的解決方案**，而不是實事求是的做法。從減重、金融服務到清潔與美容用品，產品愈神奇就愈吸引人的購買慾、愈容易賣得出去。單純的簡化式方案能讓某些人申請專利，其他人無法任意使用，因此若掌握神奇方案的智慧財產權，可望發一大筆橫財。

簡化式的解決方案只處理問題的區區幾個層面，因此比全方位的整體方案更容易塑造「神奇」的形象。擔心罹患心臟病嗎？每天吃幾顆omega-3脂肪酸的膠囊吧！只要花幾秒把藥丸塞進嘴裡就成了。罹患糖尿病？那就用胰島素注射筆吧！筆蓋還有數位計時器，不必傷腦筋何時該服藥、需要多少劑量，甚至不用改善飲食。體重過重？喝可抑制食慾的奶昔，或乾脆把胃切除，這樣就永遠不會大吃大喝啦！

神奇的解決方案只處理症狀，不解決原因。症狀可快速壓抑與管理，但解決問題根源則更費力耗時。暫時處理個別症狀並不難，但是探討原因則複雜得多，需要投入更多，面對問題的人也得負擔起更大責任。

採行全食物蔬食，可全盤解決心血管疾病、糖尿病與體重過重。這做法解決的是根本原因，亦即身體無法處理高度加工的食物與動物性產品。雖然全食物蔬食的成效可能和藥物、注射或手術一樣快，甚至更快，卻需要持之以恆，簡化式的介入手法執行起來則不那麼費力。改變生活習慣可不容易，需要全心投入、有責任感，也要願意接納新經驗，養成新習慣與技能。

簡化思考在解決現有問題時會衍生新問題，每個新問題雖然對整體社會而言代價昂貴，對某些產業來說卻是新商機。

在這個貪快的世界，大家過著匆忙的生活，經濟活動深受廣告影響，使得簡化式的權宜之計比長期、完整的解決方案更有銷路。簡化式解決方案產生了額外的產品與服務需求，舉例來說，運用藥物與其他方式，治療最初解決方案所產生的副作用，壓抑美國標準飲食的其他症狀，還有最初解決方案失敗時導致的緊急手術……，受益的產業因此利上加利。這代表當初獲利的企業有更多金錢可投入，以確保自身在未來能夠從中賺更多錢。簡言之，他們擁有「權力」。

不能說的祕密——隱晦之權

每當我們想到濫用權力的人，腦海中就會浮現好萊塢電影裡逼得大家畏畏縮縮、苦不堪言的反派角色，例如《風雲人物》（*It's a Wonderful Life*）的大財閥波特（Henry F. Potter）、《星際大戰》（*Star Wars*）的達斯．維達（Darth Vader）、《飛越杜鵑窩》（*One Flew Over the Cuckoo's Nest*）的護士瑞奇小姐（Nurse Ratched）。這些典型惡霸運用暴力、威嚇與奸計，打造出讓他們能掌握權力、為所欲為的環境。如果有人行為這麼囂張，你一定看得出來。金錢也可以這樣運用，例如賄賂政府官員，叫他忽視不法行為，或找黑道恐嚇對手，要他乖乖就範，但還有一種權力不那麼明目張膽，我稱之為「隱晦之權」。這種權力在運作時非常柔性，又非常有效，大家幾乎察覺不到它的力量與崛起。

牛奶神話

舉例來說，為什麼數百萬名美國學童在營養午餐是喝牛乳，而不是喝水？因為這可以讓乳品業坐擁兩大好處：龐大的金錢回饋，還能及早教育年輕人喝牛乳的營養價值。乳品業當然沒請武裝哨兵在學校面前站崗，強迫校方購買牛乳、食品供應員提供牛乳、學童喝牛乳。他們根本不需要這樣做，因為他們發揮的隱晦權比強制的權力更令人乖乖聽話。

乳業在過去六十年砸下重金，遊說政府將乳品當成良好飲食的基礎。目前的校務管理者在求學階段，就被教育成把乳品當成「四大基本食物類」之一。乳品業用來**收買**政治影響力的金錢，延伸到政府對農業政策的經濟支援，使牛乳生產獲得大幅補貼。接受營養午餐計畫補貼的學校，必須提供牛乳。政府機關並未要求孩童真的要「喝」牛乳，因為那是地方教育機構的事，而掌管地方教育的人從小所受的教育，就是牛乳是強健骨骼與牙齒所必需。乳品遊說者也迫使政府在其他計畫中購買幾十億加侖的牛乳供監獄、榮民醫院與軍隊食用，政府只能聽命行事。

隱晦之權不僅伸入政治機構，乳品業每年還砸下天文數字的金額做**廣告**，宣傳牛乳有益消費者健康。這類宣傳已行之有年，令人幾乎沒發現它是有商業動機的付費廣告，而非服務公眾的宣導，諸如：「喝牛乳了嗎？」（Got Milk?）的宣傳活動，找了許多明星，成功說服年輕人牛乳能讓人苗條、富有、健康、性感，亦使多數民眾接受牛乳有益健康的說法。

乳品業也慷慨**金援**許多與健康相關的非營利組織，因此能非常有效地宣傳乳製品的益處。這些非營利團體常為經費而傷透腦筋，根本不敢得罪反覆捐錢的大金主。乳品業也**付錢**給學術界做「研究」，因此許多研究的假設就是牛乳對健康有益，之後再以更有創意與不誠實的方式「證明」這些益處。主流媒體受到「喝牛乳了嗎？」等其他乳業廣告金援，當然會忽視、貶抑或懷疑大批顯示牛乳等乳製品無法「促進人體健康」的報告。報紙與新聞在數位時代得辛苦求生，亦深深感受到來自乳品業的隱晦壓力，不得不提出有利乳業的報導。

牛乳獲政府補貼，價格便宜，政府又把牛乳視為重要飲品，學校採購過程非常簡便，因此校方無論從哪個方面來看，都該採購大量牛乳。在健康教育與廣告的影響之下，學生想喝牛乳，家長要求牛乳，於是牛乳就賣出去了；牛乳帶來的利潤可付薪水，但水是免費的，無利可圖。要是學生看到無數的名人嘴上沾了一圈牛乳鬍鬚，卻還沒被洗腦，那麼業者就會用增甜劑來「強化」牛乳，加入巧克力、草莓等風味，引誘學生多喝。

合法的腐敗

類似的隱晦壓力隨處運作，例如大家會買低脂牛乳（反正低脂就是更健康）、早餐以兩個蛋與四片培根取代貝果（碳水化合物對人體有害），並吃以十一種維生素與礦物質強化的早餐穀片（這是獲取必須營養素的最好辦法）……，這些選擇似乎是消費者自願的，其實是乳品業、蛋業、肉品業和加工食品產業砸下數百萬元所造成的影響。

一旦這些權力匯聚起來，素食者就得三不五時受質疑：「你從哪裡獲取蛋白質？」好像蛋白質只存在於動物性食品似的！隱晦權也入侵醫療過程，讓醫界賺更多的錢，而不是改善我們的飲食。只要一大群人做出違反他們最佳利益的「自由選擇」時，幾乎可斷定背後有隱晦壓力在作祟。

讀者一定看得出來，金錢是隱晦權常使出的手段。以獲利為最終目的的健康照護體制中，金錢是最大的權力，於是掌握金錢的人能不著痕跡地發揮影響力，左右政府政策、媒體、大眾文化，甚至我們在家中與內心的私密對話。

掌握金錢者能不著痕跡地發揮影響力，左右政府政策、媒體、大眾文化，讓健康照護體中的「合法」腐敗層出不窮。

科學家做的研究若有利於推出新藥、補充品、超級食物或醫院療法，就可能獲得研究經費與利潤甚豐的企業合約，因此學術界也較常出現這類研究。如果媒體的報導不利於廣告主的產品，會面臨廣告被抽單的懲罰，記者知道自己薪水沒著落，就不太可能自討苦吃。負責撰寫法條、通過立法的政客，若能讓法條有利於某商業行為，則可望獲得業界團體在競選時提供政治獻金。這過程中完全看不到暴力，甚至聞不太到銅臭味——**沒有人**打電話給那些科學家、記者與政客，**沒有人**威脅他們，**沒有人**寄出恐嚇信，**也沒有人**賄賂他們，要他們去做不想做的事——然而支持目前典範的行為可獲得報償，不符合典範的行為不受到鼓勵，而胡蘿蔔與棍子等監督手段幾乎完全沉默，甚少發揮或獲得討論。

這樣的體制雖然以犧牲眾人健康、造就少數人獲利為目標，仍因上述理由而延續下去，即使體制中絕大多數的人不同意這個目標。隱晦權所使用的獎懲方式使得大家的行為有違常理，稱了體制既得利益者的意。業界的獲利愈豐，便有愈多錢可以獎賞符合他們期望的行為。換言之，隱晦權的投資報酬能讓業者賺更多錢，繼續發揮隱晦權。於是在這惡性循環中，權力更集中在已掌權的人手上。

權力帶來腐敗，絕對的權力帶來絕對的腐敗……，可以想見健康照護體制中「合法」的腐敗屢見不鮮。下一章要揭露腐敗的行為，探討那些行為如何讓我們無法真正常保健康。

Chapter 14

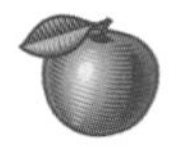

產業的濫權與掌控力

有錢的企業若膽敢挑戰政府、與政府較勁、藐視國家法律，我希望能在它一出現時即予以扼殺。

—湯瑪斯．傑佛遜（Thomas Jefferson），美國第三任總統

有錢有勢的產業主宰了健康體制，將體制原本促進人類健康的目標，變成追求無止境的獲利。業者砸錢來扭曲研究目的、誤導媒體對健康議題的報導，影響政府政策。它們善於發揮隱晦之權，因此幾乎看不出清楚的證據以指控其惡行。本章目的在於盡量揭露產業的馬腳，尤其要說明產業在控制資訊產生、傳播與使用的過程中，如何央及整體論。

醫療業——恫嚇病人的醫師

醫療體制的目標是治病。醫師經過多年訓練，學習最好的科學方式來治病。就醫時，我們總相信醫師了解我們不懂的事，希

望醫師能指引一條恢復健康的最佳途徑，也認為他們會把病患的最佳利益放在心上。因此我們若被診斷出有致命疾病時，多半會聽從醫師建議，採取侵略性的手術、放療與化療，**即使內心仍盼望有其他選擇。**

不對等的醫病關係

醫療體制幾乎順理成章地掌握著整體醫療市場。我從經驗得知，多數醫師是能幹誠懇的專業人員，根據所受的醫學教育與在職訓練，竭力為病患尋求最大利益。然而正如前文所述，醫學訓練其實受到簡化式科學的限制，因此，就和任何「最懂」的團體一樣，醫師可能看不見本身掌握的技能與工具外，還有其他更可行的選擇。有些醫師既想治療又怕出錯，因此運用權力優勢，**霸凌**那些想探索整體性療法的懷疑論者，要他們安靜。因此，最勇敢、心胸最開放的病人，也常以為藥物與手術是上策。

癌症與心臟病往往讓我們在面對醫療體制之時，變得軟弱無力。有太多醫師濫用權力差異來恫嚇病人，要病人乖乖聽話，同時深信自己的作為是為病人好。很多人說，醫師是世俗年代的神職人員，手中掌有生死之鑰，不容許任何異議；醫師和過去的神職人員一樣，用象徵與儀式來呈現與強化其權力。想想病患在等候室的情況，接待員坐在玻璃隔板後方，病人得一邊看過期已久的雜誌，一邊填寫沒完沒了的表格。這些儀式本不該是要讓人發瘋，而是要安撫脆弱的病人的，他們是那麼殷殷盼望能信賴醫師的意見。此時醫病關係並不平等，一邊亟欲得救，另一邊被認為有能力救人。如果診斷出癌症，醫師會在無意間濫用**病人的脆弱**

> **人們相信醫師的專業，也認為他們會把病患的最佳利益放在心上，然而事實上，有太多醫師濫用權力來恫嚇病人，讓他們乖乖聽話。**

情感，導致嚴重甚至悲劇結果。無巧不巧，醫師堅持的治療途徑正好能為醫療業及與之攜手合作的製藥業，帶來最大獲利。

每當有人得知我畢生尋找預防及治療癌症的可能之道，就會問我對他們的親友或本人所得到的診斷有何意見。我當然強調自己並非專業醫師，無法提供特定建議，而他們的醫師接受過多年的專業教育與訓練是我缺乏的。但許多人面對癌症診斷時，往往鍥而不捨地追問：**「要是你或家人被診斷出癌症，你會怎麼辦？」**我頂多能分享我對科學證據的詮釋，建議他們尋求第二意見，同時設法讓他們尊重醫師的建議。二〇〇五年，我一名摯友在抓了大腿上的痣之後竟留下小痂，於是決定去做檢查，必要時把痣除掉，因為她家族的癌症病例不算少。

幾天後，檢驗報告出爐，醫師打電話要她過去。她似乎心裡有數，於是找我陪同。醫師進入檢驗室便一臉嚴肅。診斷為何？第三期黑色素瘤，是皮膚癌中最嚴重的一種。他建議趕緊處理，並將她轉診給外科醫師與腫瘤科醫師。她崩潰了，歷經癌症病人常見的情緒反應：渾身恐慌，覺得天旋地轉。

後來，她又另外找了兩個人檢查組織標本，確認診斷無誤之後，便安排手術。她大腿的癌細胞組織移除了，還做了附近淋巴腺的前哨淋巴結切片，看看癌症是否轉移。前哨淋巴結是淋巴腺的一部分，是癌症可能最先轉移的地方；如果前哨淋巴結有癌細胞，通常會假定癌症已擴散到較大範圍的淋巴腺「流域」（basin）。前哨淋巴結可視為是進入房間的門，房間指的就是較大的淋巴腺流域。如果黑色素瘤的癌細胞轉移到前哨腺體，可假定也已抵達淋巴腺流域，因此需要切除淋巴腺——這種做法有點像焦土策略。

差不多同期間，我的摯友與新指派的腫瘤科醫師討論治療選擇，方式取決於新檢驗是否顯示癌細胞已擴散到淋巴腺。這次她沒找我過去，而是找兩名已成年的兒子陪伴，她之後告訴我，醫師給她的選擇和一般病人一樣，包括化療與放療。她告訴醫師，無論切片檢驗結果如何，她都不想進行這兩種療法，醫師似乎也不反對。她幾天後去聽報告，得知結果為陽性，前哨淋巴結切片顯示癌細胞已擴散到淋巴系統。三名病理師確認了這項診斷。

葛森療法的蔬食文獻

我們回去找腫瘤醫師之前，我決定先多了解黑色素瘤與其療法。我去找了一名心胸開闊、熱心助人的病理師，一同檢視醫師用來提出診斷的組織（我曾學過組織學，也和實驗團隊做過許多組織學的顯微研究）。

我對黑色素瘤已有某種程度的熟悉，十二年前曾在康乃爾大學的蔬食營養課上，推薦過一篇一九九五年發表的黑色素瘤病例摘要報告[1]。該摘要報告顯示，飲食對存活率有很大的影響。這篇報告的重要性不僅是因為它是少數支持飲食對嚴重癌症的正面效應，又經過同儕審閱的研究，更因為主要作者是相當有聲望的科學委員會成員，曾經建議另類臨床資料庫的研究結果該如何詮釋與發表。報告列出詳細的證據，說明蔬食有很大的潛力阻斷黑色素瘤的進程，對其他癌症也有類似效果。研究中的病例依照知名的墨西哥提華納葛森研究中心（Gerson Institute）所指示的飲食方式[2]，以**全食物蔬食**為主，結果病患存活率大幅提升，即使當初已被診斷為第三與第四期癌。

我也發現移除淋巴腺的後果堪慮。文獻顯示，切除腹股溝大淋巴腺，往往會在一年之後導致腿部失能，產生許多副作用與不適，身體的免疫系統機能也會大幅降低。摯友的醫師的確說過，要有一年後會「失能」的心理準備。

我還得知，醫師為了彌補淋巴腺切除後導致免疫機能喪失，常採用干擾素，這是很強的免疫療法。因此我找了一篇很新近的干擾素研究，與二、三期的黑色素瘤病患治療有關[3]。研究結論為：「**目前沒有任何一種療法（包括干擾素）能延長第二、三期黑色素瘤病患的整體存活率。**」這研究相當複雜，牽涉到不同類型的干擾素、用藥劑量與程序、黑色素瘤的發展階段，還詳細討論了許多反應——簡言之，不適合睡前輕鬆閱讀。任何缺乏足夠背景與經驗（包括多數黑色素瘤患者），一定看不懂這份研究，更別說要用這份報告去說服腫瘤科醫師採取不同療法。

有80%的病患根本不用切除淋巴腺

或許最引起我們注意的相關研究，是摯友的長子發現的。他既不是醫師，也不是醫學研究者，卻找到了一篇經同儕審閱、由一批倫敦研究者發表的報告，他們將一百四十六名黑色素瘤的病例加以摘要。如果你認為手上這本書有點難，那麼看看這篇同儕審閱的報告標題再下定論吧！「顯微解剖學找到黑色素瘤轉移至前哨淋巴結，與非前哨淋巴結關係之預測能力」（The Microanatomic Location of Metastatic Melanoma in Sentinel Lymph Nodes Predicts Nonsentinel Lymph Node Involvement）[4]。是不是很拗口？

這篇報告是這樣說的：研究中的一百四十六名病患都和我朋友一樣，癌細胞轉移到前哨淋巴結，因此通常會動手術切除附近淋巴腺。由於這份研究中的一百四十六名病患在前哨淋巴結都有黑色素瘤細胞，因此整個淋巴流域都以手術切除，但事後重新檢驗他們的淋巴腺標本，卻發現只有二〇％病患的大淋巴流域確實有黑色素瘤細胞[5]，表示有八〇％的病患根本不用吃切除淋巴腺的苦頭。在那八〇％的三十八人，移轉範圍甚至只有前哨淋巴結區的被膜下淋巴竇。

研究結果令人相當訝異，因此我打電話到倫敦給主導此研究的馬丁・庫克博士（Dr. Marin Cook），他鄭重向我確認這研究報告的結果。讀者可想見這個只有圈內人才懂又十分有力的報告令我們多麼興奮，因為我摯友的切片報告也顯示，她的轉移範圍僅限於被膜下淋巴竇區域。我把這份報告的副本交給她的外科醫師與病理師，他們都不知道這項資訊，我也留了一份，打算之後給腫瘤科醫師。

我陪摯友一同去找腫瘤科醫師回診時，手中掌握這項資訊，又親自檢驗過組織切片。醫師以為我摯友會說想進行哪種療法及何時進行，即使她先前表示不想進行他所建議的治療方式。她這樣決定當然有她的理由，不過我也同意醫師之前給她的建議並不理想。切除淋巴腺根本沒道理，只會導致嚴重的副作用。臨床試驗已顯示干擾素沒有效果，還有大量副作用。不僅如此，她的黑色素瘤細胞只出現在前哨淋巴結的被膜下淋巴竇區域，意味著預後良好，若依循全食物蔬食時更是如此。

這位腫瘤科醫師不知道我有癌症研究的背景，也不知道我去找過病理師談過庫克博士的研究，只以為我是來陪伴他的病患，我也盡量只在一旁聽。腫瘤科醫師認為事實很簡單，這是已確診的「後期」黑色素瘤，已轉移到淋巴腺的前哨淋巴結，因此剩下的淋巴腺也該切除，並趕緊開始用干擾素之類的東西治療。他認為情況緊急，而他的態度似乎毫不懷疑我朋友會如何回答。

在覆誦了這些「冷酷現實」後，醫師突然問：「妳打算什麼時候開始？」

我朋友重申先前的立場。「我不打算採取這種療法。」

腫瘤醫師顯然又驚又氣，知道先前的禮貌態度沒有用，於是脫口而出：「如果妳現在不做，下次回來時就太遲了！」他顯然認為「太遲了」會很快發生。

這種具有醫學知識優勢的人，在心靈脆弱又未能獲得充分資訊的病人身上施壓，以生命來威脅病人，根本不公平！這樣一定會迫使病人接受醫師的建議，癌症病人急欲相信醫師，認為醫師掌握著康復之鑰。

我一見他的反應，便把帶來的文獻給他看，但他粗魯無理地將手一揮，顯然認為這是無稽之談。**除了自己的建議，他根本聽不進其他事。**

可想見這種場面在全國的癌症診療間屢見不鮮。以美國的癌症病例數量計算，我猜這情況每天都發生兩、三千次[6]。多數人求醫時，病人與親友根本沒有能力也沒有興趣質疑醫師的意見。他那斬釘截鐵的態度令我不禁懷疑自己是不是搞錯了什麼？他的態度不僅信誓旦旦、專業知識不足，更有個人的傲慢，至少我看來是如此。除了偏好化療等傳統「標準照護」之外，他對其他替代做法的證據絲毫不感興趣。

我妻子的親身經驗

癌症病患在尋找營養與癌症的資訊時會告訴我類似的經驗，我聽過不下百次。許多人知道有研究支持靠營養來介入，然而醫師堅持採用侵入性、危險又昂貴而成功率卻很低的療法。我對上述個案涉入較多，因為病患正是我的妻子凱倫（Karen）。凱倫是我知道的唯一一個黑色素瘤樣本，因此我在記錄這件事時並未採用專業口吻，只像提起一段往事，就這樣。然而，凱倫選擇什麼也不做，只繼續吃全食物蔬食，因此沒發生任何副作用。過了八年，她依然健健康康，與我攜手邁向金婚之年。

許多人都知道有研究支持靠營養來逆轉疾病，然而，大部分的醫師仍堅持採用侵入性、危險又昂貴，成功率卻很低的療法。

事實上，我覺得凱倫的飲食不光是在她被診斷出癌症過後幫助了她，而是在幾年前就已發揮功效了。她大腿上的痣已存在多年，或許早該進行檢查。那顆痣很可能在我們家改吃全食物蔬食之前已產生癌變，但採行全食物蔬食之後，病程就減緩或停止，甚至這時已經逆轉了。切片檢查的結果，或許顯示的是癌細胞已退縮，而不是擴散。

回顧起來，類似事件正是促成我寫下本書的動力。既然我無法陪伴每個癌症病人，和醫療專業人員討論攸關生死的大事，但我希望雙方的力量能均等，讓這些弱勢者能發聲，相信自己面臨重大疾病時除了入侵式的昂貴療法外，還有其他選擇。

好醫生反而可能賠上行醫執照

從表面來看，凱倫與醫師的故事只不過是訴說傲慢的專業人員，逼弱勢病患去做醫師自認為最符合病患利益的事。醫師知道什麼是標準照護，但她不知道，就這樣。然而，如果後退一步，發現這種互動情況每天上演數千次，就能看出醫療業的利益正是仰賴醫師不容質疑的信念與說服力，甚至傲慢。我們花點時間，看看金錢在這故事中的蹤影。如果選擇手術與化療，而不是採取營養的方式，那麼金錢會流向哪裡？誰會受益？

先講最明顯的，**醫師愈常給病患開立化療、手術與用藥，整個醫療業愈能吸金**。即使我們假定化學療法和營養療法一樣有用（雖然沒有證據能證實這一點），醫療業藉由訓練與鼓勵其成員選擇化學方式，就能從中受惠。癌症治療可以讓業者賺很多錢，因此在醫學期刊上的廣告以藥品與醫療器材公司為主（那種廣告正好說明為什麼質疑醫療業實務做法與效度的報告，醫學期刊不樂於刊登。專業刊物的問題留待第十五章再深入探討）。

第二，**在反覆轉介的過程中，醫界的「自己人」讓彼此更有**

錢且忙碌。凱倫在診療過程中找過三名醫師，每找一個新醫師代表部分負擔額度改變，對她的保險公司來說是更高的成本。但要採取化療途徑，就一定要看那麼多醫師，因為每個醫師都是特定領域的專家，專注於特定的簡化式癌症要素。不過，他們之所以那麼專精化，多半是因為以錯誤的方式來治病，而不是用最好的方式。其實，只要一名醫師開立全食物蔬食的飲食，並監測效果就行了，卻沒有人這麼做。

此外，**轉介後的其他醫師也很可能支持第一位醫生的觀點。**因為他們用同一種典範、受同一種標準化教育訓練，並未將整體性的營養納入考量，且彼此很可能有共同的社交圈。你可以打包票，凱倫的腫瘤科醫師絕不會和倡導全食物蔬食的營養學家打高爾夫球！

許多人認為我所描述的是整個醫界的通病，但是我不這麼認為，我遇過許多全心全意照顧病患的優秀醫師。大環境不利於不同的做法，該負責的並非醫師，而是訓練他們、預期他們這樣執行的體制。醫療業的結構讓視病如親的好醫師很難對抗產業中自私、只顧賺錢、有防衛心的常態。那些抵抗體制的人不僅面對意識型態的壓力，而且這壓力有金錢的隱晦之權支撐。有時候，他們甚至會賠上行醫執照。

製藥業——得了便宜還賣乖

我們社會很吃製藥界動之以情的那一套，把製藥界視為一群無私的科學家，靠著無比的求知慾，辛苦探索癌症、糖尿病與心臟病的療法，想造福人群。製藥公司很容易**裝得很善良**，操縱大眾情感。製藥界固然有許多誠懇的好人，但該體系的經濟考量，凌駕了他們做善事的努力。

製藥界的組成份子是許多企業，多數是上市公司，不然就是新興的基因療法公司，其背後有想盡快發大財的私人投資者。這些公司對股東的責任就是賺取利潤。

這有什麼大不了？所有的企業都講求獲利，不是嗎？如果製藥業賣的藥能讓人延年益壽、減少痛苦，那有何不可？我們應該樂觀其成，這樣回到體制內的錢就可以資助研發，創造新藥、改善舊藥。這是簡單的商業入門知識，營養生化學的教授也懂。可惜的是，製藥業不像商業入門知識描述的那樣，因為製藥業以聰明狡猾的方式，讓顧客（我們）大方（且不明智）地幫他們支付研究經費，之後還要付錢購買處方用藥。

只顧賺錢的邪惡心機

美國納稅人為政府的主要衛生研究機構「國立衛生研究院」貢獻研究預算，然而該院的研究順序往往非常有利於製藥業。若曾捐款給民間的研究經費募集機構，諸如美國心臟協會、美國癌症協會或美國糖尿病協會，就是直接資助這些機構創造出沒用又有害的藥物，並賣給美國人，賺取龐大利潤。不過，這些利潤並未回饋給真正投資的民眾，而是給了取得專利、生產並推銷這些產品的藥廠。所以，民眾等於是付了雙倍代價，給不怎麼管用，甚至會要人命的東西。

然而，製藥業可不滿足於這麼舒服的安排。他們無止境地追求獲利，即使已從自由市場上**剝削了一切**，仍想要求政府保障他們免於自由市場的競爭。哪有人這麼貪婪，想要魚與熊掌兼得？以下便說明這個過程怎麼運作的（這部分已獲得紐澤西醫學大學

> **政府衛生機構將人民繳納的稅拿去資助藥物研發，等於是讓民眾付了雙倍代價，給不怎麼管用，甚至會要人命的東西。**

〔University of Medicine and Dentistry of New Jersey〕的唐諾・萊特教授〔Donald Light〕，以及加拿大維多利亞大學〔University of Victoria〕的瑞貝卡・沃伯頓〔Rebecca Warburton〕同意引用，他們近期的研究即拆穿了製藥業對其藥物成本的無恥說詞）[7]。

萊特與沃伯頓發表過許多不同的研究結果，並在線上評論中提出結論：製藥界把費用與龐大的獲利合理化，聲稱必須耗費極高的研發費用才能讓新藥上市。業界最常引用的數字是，每種藥物需要的費用高達十三億兩千萬美元。雖然費用龐大，但獨立審查團體指出，八五％的新藥沒效或並未優於原有藥物——何況，十三億兩千萬美元其實還是製藥公司大幅**灌水**得來的！萊特與沃伯頓說，此舉是「**為了合理化藥物（在市場）提高價格，並獲取政府更多保護、免於自由市場競爭，得到更多減稅優惠**」。在成本估計值上灌水就能讓業者哭窮，欺騙政府通過反競爭立法，減少其稅務負擔。畢竟製藥業如果財務困窘，將釀成全國災難與悲劇：想想看，如果即將出現的癌症療法突破，卻因為某藥廠縮減研發經費而無法實現怎麼辦？

萊特與沃伯頓在仔細評估，並在專業刊物發表研究之後，表示製藥業的藥品研發費用估計值「**不值得相信**」。他們發現一般藥物的費用明顯低了許多，開發藥物的平均費用大約僅九千八百萬美元（低者約兩千一百萬，高者約三億三千三百萬），研究費用方面，則因為無法得知究竟哪些科學研究促成哪些藥物生產，因此難以估算。基礎研究其實是由政府出資，而國家科學院以及其他官方報告指出，「**世界上八四％的研究經費是來自於民眾或基金會。**」

如果考量獨立研究資料來源的可靠成本估計值，那麼製藥業真是撒了大謊。首先，他們編出的十三億兩千萬美元，是二二％最昂貴的藥物成本（亦即業者內部開發的新化學物質），並且暗指這是所有藥物的平均成本。第二，業者的隨機臨床測試成本明顯偏高，每次試驗的受試者人數皆為食品暨藥物管理局所提出平均值的兩倍，花在每名受試者身上的費用則是國立衛生研究院的六倍；整體而言，製藥業隨機臨床測試成本是獨立機構平均值的十二倍以上。第三，製藥業指出，臨床測試的時間及食品暨藥物管理局在核准新藥物上市的所需時間，都比該局所說的要來得長許多。

還不只呢！製藥業在計算資本成本時採用的利率灌了水，也不提研發過程所獲得的大幅節稅及境外避稅。萊特以及沃伯頓表示，**漏稅**額度「**可能足以支付整體製藥業的研發成本**[8]」。

簡而言之，製藥業在開發新藥所支付的總成本（包括從政府取得的補貼）只有七千萬美元，而不是十三億兩千萬美元。在十三億之外加的兩千萬零頭，真不知道在搞什麼！這再再告訴我們，製藥業以假精準作為行銷手法，讓大眾以為業者精準計算過這成本。

製藥業扯這種大謊已經好幾十年了！林登・詹森（Lyndon Johnson）總統在一九六九年對一群藥廠老闆演講時，就直言不諱表示，大家都知道國立衛生研究院在幫業者做研究，並由民眾買單。

向民眾和醫師洗腦

業者策略性將利潤再行投資，購買電視節目來傳播天大的謊言。全球只有美國與紐西蘭准許藥品公司直接對消費者做廣告，而不是只針對醫師[9]。在廣告影響下，愈來愈多人「詢問醫師關於威而鋼」與數千種其他原廠藥的資訊。

製藥業也沒忘記要「教育」醫師。二〇〇八年的一項報告指出，截至二〇〇四年，製藥業平均每年花費六萬一千美元給國內每個醫師，以促銷藥品。製藥業安排了大量的促銷會議給醫師，供他們酒食，為他們安排渡假，贈送電腦與其他種種好處。我能找到的最新資料顯示，二〇〇四年美國有三十七萬一千場類似會議，亦即每天有一千多場，每一州每天平均有二十場這種供醫師參加宴會[10]。

簡言之，製藥業從納稅人身上取得龐大的津貼來資助研究，該繳的稅卻嚴重短少。業者在研發費用上灌水，尋求稅賦優惠，占毫不起疑的納稅人便宜，還可直接對消費者廣告，沒人能有效控管他們的說詞。如此鬆散的態度難怪導致最近出現的一項估計值：「**調查中的八十二種獨特藥物，共有一百九十二種廣告，其中只有十五則完全遵守食品暨藥物管理局的〈處方藥物廣告指南〉（Prescription Drug Advertising Guidelines）。除此之外，有五七．八％並沒有將嚴重風險量化，有四八．二％缺少可靠參考**[11]。」不僅如此，製藥業花費在廣告的金額遠高出研發費用。二〇〇八年的一項報告指出，製藥業在前一年花在促銷上的費用是研發的兩倍[12]。這不是本末倒置嗎？製藥業「無私」的企圖很簡單：賣藥、賣藥、賣藥、賣藥，剩下的時間則用來遊說政府給予減稅和更多補貼。

製藥業在二〇一〇年的營收為兩千八百九十億美元[13]，遠超過全球至少八成的全國總預算[14]。若其成果或目標是促進健康，或許還能接受，但就眼前所見根本不是這麼回事。

故意引用瑕疵的報告

最糟的是，製藥界的祕辛還不只如此。製藥的商業模式有個

製藥業的企圖很簡單：賣藥、賣藥、賣藥、賣藥，剩下的時間則用來遊說政府給予減稅和更多補貼。

大問題，就是健康的人通常只會吃維生素、礦物質與藥草，不會服用藥廠的藥，因此業者的下一步是開發可和糖果一樣，供任何人使用的預防性用藥，以防止常見的心臟病、中風、癌症和糖尿病等致命風險。在我們這種沒有營養概念的國家，幾乎人人都成了預防性用藥的適用對象。

舉例來說，製藥業提議開發一種混合藥物（polypill），以降低心血管疾病的風險[15]，然而這種「預防」做法很有問題。混合藥丸可能包括幾種看似有效的藥物，例如「三種不同類別的降血壓劑，每種劑量減半——阿斯匹靈、斯達汀與葉酸[16]」。這種藥丸明講的理由，是「降低心血管疾病疑慮，此策略幾乎適用於所有或絕大部分的人口[17]」，製藥公司真是沒事找事幹！

這種藥的假定是能嘉惠並推薦給「所有已罹患心血管疾病，及五十五歲以上未罹患心血管疾病者」[18]，人數相當可觀。這估計值多半是靠著臆測，且似乎把多種個別的介入方式所產生的長期影響加起來。然而，把兩種以上的藥劑結合起來，很少能達到一加一等於二的效果，況且藥物結合後的副作用**很難事先得知**。更麻煩的是，國內外知名保健機構對這種做法竟予以肯定[19]。

為了替混合藥物辯護，製藥業的遊說團體主張：「主要預防措施應該多管齊下，包括衛生政策與環境改變、個人行為改變，及採用經證實有效的安全藥物[20]。」他們進一步指出：生活型態的介入方式得先調整行為，這固然沒錯，但此舉卻代價太高，而且「效果不彰、無法持久，且大型的長期試驗中顯示無法減少心血管疾病[21]。」以第二章的比喻來說，如果大家因為常用鐵鎚敲頭而頭痛，那麼教他們別再敲頭既昂貴又沒效。相反地，我們應該執行衛生政策與改變環境，例如向大眾宣導戴安全帽，並建議照三餐服用止痛藥。

製藥業引用的報告[22]把生活型態改變貶低為缺乏影響，且無法持久。然而那份報告是將三十九份研究加以綜合分析，而且每項研究各有其不同的介入手法。該報告中所回顧的研究，先以藥物來介入（高血壓、降低血脂與高血糖），之後再用無意義、不相關，但不必然是另外增加的行為當作介入方式來減重、減少脂肪攝取、增加運動量、戒菸。換言之，給人吃藥，然後鼓勵他們減重、少吃脂肪、每天到附近散步一次，無法奇蹟似地讓他們更健康。這就是他們說的「改變生活型態」？這方式沒用很值得驚訝嗎？

製藥業採用集結一堆有瑕疵的研究做出來的報告，牛頭不對馬嘴地聲稱「生活型態改變」無法促進健康。但是將藥物介入方式結合（無法顯示足夠的長期功效），再語焉不詳地說配合減重（用什麼方式？是否健康？）、減少脂肪攝取（或許是以簡化方式，沒有大幅改善飲食，只吃加工過的「低脂」食品），無論如何都算不上「改變生活型態」。生活型態的改變是整體、有系統、持久且全面的，若要研究真正改變生活型態是否促進健康，並讓研究具可信度，就要引導參與者採取全食物蔬食，這是最起碼的。然而，這領域的多數研究者無法體認到營養能創造健康、恢復健康，也不願對這可能性提高好奇心。

補充品與保健食品業——真的撈很大

膳食補充品（除單一營養素的補充品之外，尚包括各種食物與藥草萃取物）是一門龐大的生意，近期估計在美國規模達六百億美元。然而膳食補充品在整體論的典範下是完全站不住腳的，和處方藥一樣是簡化式科學思維的產物：把每種個別的養分視為獨立的作用物，每種在人體與環境內做「一件事」，與其他部分毫無關聯。本書第一部談過，從天然食物中分離出來的養分沒有益處，甚至可能有害。補充品的效用有限，正好反映出創造補充品的科學是多麼局限。

然而，這些研究阻止不了補充品產業的發展。何必呢？反正有那麼多研究可選，只要選擇能支持使用補充品的研究，無論那些研究多麼不周延，依然可讓業者大撈一筆。

對保健藥品的政策鬆綁

今天補充品產業已被塑造為一門「科學」。針對單一營養素的新科學研究以膚淺的方式，把補充品促進人體健康的能力說得天花亂墜。企業把這些新發現的「營養素」製成藥丸，並安排公關宣傳活動，撰寫行銷計畫，鼓勵搞不清楚狀況的大眾購買。然而，造成今天這局面的原因不僅如此。補充品產業原本只是無名小卒，演變成今天具有**數百億規模的龐大產業**，是受惠於近期政府對某些保健藥品的政策鬆綁。

補充品產業自一九三〇年代開始發展，幾十年來的成長幅度有限，直到一九七〇年代到一九八〇年代初期，得力於兩大事件而大幅成長。

首先，美國參議員威廉・普羅克斯麥（William Proxmire）等人在一九七六年，成功推動食品與藥物法規修法，讓食品公司可以不需經過醫師處方，直接販售維生素與礦物質[23]。在這之前，任何含量超過每日建議量一五〇％的製劑都要醫師開立處方才能購買。

第二，一九八二年國家科學院發布一項廣為人知的報告，說明飲食、癌症與營養之間的關係，這在前文討論過[24]，於是補充

只要能大撈一筆，補充品和保健食品業才不管那些各別養分的相關科學研究多麼不周延！

品產業趁機扭曲事實，表示他們的產品在科學上站得住腳。那份報告是由包括我在內的十三名科學家花了兩年撰寫，談的是存在於全食物（例如十字花科蔬菜）中的個別營養素。雖然我們談到某些維生素與礦物質，卻無意替營養補充品背書，這一點在報告摘要中已清楚說明。然而產業**不顧我們的結論**，大膽主張與我們論點相反的說法，好像比我們還清楚自己說過了什麼！

這下子，小小的產業走運了。普羅克斯麥的修正案為其打開市場，國家科學院的報告在補充品業者眼中，成了替產品背書的科學證據，真是喜上加喜！

但是還有一項成長阻礙：受食品暨藥物管理局的標準，業者不得宣稱特定健康療效來推銷產品。批評者對於業界誇大的說詞表示憂心實在無可厚非，因為業者有大幅扭曲國家科學院報告的前科。事實上，國家科學院向聯邦貿易委員會申訴，並請我代表該院出席後續的仲裁事宜，這項調查持續了三年之久。我的任務是檢視產業提出的證據是否能支持他們的主張，我作證時表示，業者提出的多數證據皆為**杜撰**，而聯邦貿易委員會的法庭也同意我的說法。

無論是國家科學院或聯邦貿易委員會，都找不到證據支持這些新出現的健康主張，然而該產業依然另闢蹊徑做生意，並愈來愈自由地提出能促進健康的主張。我認為，他們提出健康主張時其實根本不受限，能以細微但相當有力的方式宣傳營養補充品的健康療效，使產業成長。我不清楚法規與立法機關接下來又如何為產業成長鋪路了，畢竟我忙著做研究，沒時間理會政治算計，但我確實知道補充品產業持續成長，而律師也收下更多錢，確保補充品產業能有更友善的法規環境！愈來愈多人被大量的產業廣告洗腦，以為吃維生素與礦物質藥錠有益健康，遂帶動產業收入攀升。

臨門又一腳

這堅強的產業在一九九四年又得到另一股助力，即修正〈聯邦食品藥物與化妝品法案〉（*Federal Food, Drug, and Cosmetic Act*）的〈膳食補充品健康與教育法〉（*Dietary Supplement Health and Education Act*）通過。這項修正案的目的是將補充品的標示標準化，並提出許多瑣碎規定，讓補充品看起來能更有科學可信度，還可以分門別類。多數補充品與膳食成分現在可被歸類為食品，產業非常歡迎這項改變。補充品產業已成為標準美國景象的一部分，就和汽車、教堂與蘋果派一樣，甚至和乳品同樣成為食品的精英階級。

根據二〇〇八年的一項報告[25]，過去三十年各式膳食補充品產品大幅增加，從最原始的字母維生素（A、B群、C、D、E）與礦物質，發展到益生質、益生菌、omega-3脂肪酸與五花八門的全食物濃縮品……，但這些產品中，幾乎所有的健康主張都仰賴第二部所抨擊的短視發現。

雖然之前提過，但值得再說一次：美國有六八％的成年人服用膳食補充品，五二％自認為是「定期」使用者[26]。截至二〇〇七年，美國補充品市場每年有兩百五十億到三百億美元的規模，光維生素就占了七十四億美元，更近期的估計值顯示，美國補充品市場已約有六百億美元。二〇〇七年全球膳食補充品的銷售量達到一千八百七十億美元。然而這種「健康」產品的市場巨幅成長之際，唯一變得更健康的只有補充品產業的獲利而已。

分一杯羹的商業常態

許多書籍詳細描述企業如何運用金錢，讓政府與機構的政策任其擺布，受到波及的不僅衛生政策。我親眼所見的例子多到能寫出一本書，其中一些已寫進《救命飲食》。與我們健康體制相關的，並非只有這裡討論的醫療、製藥與補充品這三個產業。食品業——尤其是動物性與垃圾食品業（我兒子湯馬斯和我在《救命飲食》中說明過），也是扭曲健康體制的一大黑手，後文會繼續探索其影響。不過，這三大產業最直接受惠於簡化式的健康典範，也最努力推廣、維持此典範。

希望讀者從這裡舉的例子中知道，壓抑整體論營養學、偏好簡化式健康解決方案會牽涉到多大的金錢利益，而業者為了分一杯羹會多麼**無所不用其極**。在我們目前的健康照護體系中，這些例子並非特例，而是一般的商業常態。業界看似對健康有貢獻，其實純粹是出於利益考量，並披上健康方案的外衣。接下來要探討產業如何以各種方式，處處推廣那些產品、服務與信仰，以鞏固獲利。首先，要談的是產業對科學本身的影響。

1. G. L. Hildenbrand, L. C. Hildenbrand, K. Bradford, and S. W. Cavin, "Five-Year Survival Rates of Melanoma Patients Treated by Diet Therapy after the Manner of Gerson: A Retrospective Review," *Alternative Therapies in Health and Medicine* 1, no. 4 (1995): 29-37.
2. 馬克斯・葛森醫師（Dr. Max Gerson）提倡以蔬食為主的飲食當作癌症可能的治療的方式，可追溯回一九三六年，並在一九四〇年代美國參議院的聽證會中遭到嚴重撻伐。
3. D. Kavanagh, A. D. Hill, B. Djikstra, R. Kennelly, E. M. McDermott, and N.J. O'Higgins, "Adjuvant Therapies in the Treatment of Stage II and III Malignant Melanoma," *Surgeon* 3, no. 4 (2005): 245-56.
4. D. J. Dewar, B. Newell, M. A, Green, A. P. Topping, B. W. Powell, and M. G. Cook, "The Microanatomic Location of Metastatic Melanoma in Sentinel Lymph Nodes Predicts Nonsentinel Lymph Node Involvement," *Journal of Clinical Oncology* 22, no. 16 (2004): 3345-49.
5. 同上。
6. 這相當粗淺的估計值，是依據有每年一百萬的癌症病例。而每年有一百萬癌症病例，又是從每年約有五十萬人因為癌症相關原因死亡，以及所有癌症患者的預估死亡率為五〇%而來。

7. D. W. Light and R. N. Warburton, "Extraordinary Claims Require Extraordinary Evidence," *Journal of Health Economics* 24 (2005): 1030-33.
8. D. W. Light and R. N. Warburton, "Drug R&D Costs Questioned: Widely Quoted Average Cost to Bring Drugs to Market Doesn't Appear to Hold Up to Scrutiny," *Genetic Engineering & Biotechnology News* 31, no. 13 (July 1, 2011), http://www.genengnews.com/gen-articles/drug-r-d-costs-questioned/3707/.
9. "Direct-to-Consumer Advertising," *Wikipedia*, last modified April 16, 2012, http://en.wikipedia.org/wiki/Direct-to-consumer_advertising.
10. "Big Pharma Spends More on Advertising Than Research and Development, Study Finds," *ScienceDaily* (blog), January 7, 2008, http://www.sciencedaily.com/releases/2008/01/080105140107.htm.
11. "Majority of Pharmaceutical Ads Do Not Adhere to FDA Guidelines, New Study Finds," *ScienceDaily*, August 18, 2011, http://www.sciencedaily.com/releases/2011/08/110818093052.htm.
12. "Big Pharma Spends More on Advertising than Research and Development, Study Finds," *ScienceDaily*, January 7, 2008, http://www.sciencedaily.com/releases/2008/0l/080105140107.htm.
13. "Pharmaceutical Industry," *Wikipedia*, last modified October 30, 2012, http://en.wikipedia.org/wiki/Pharmaceutical_Industry.
14. "List of countries by GDP (nominal)," *Wikipedia*, accessed December 2, 2012, http://en.wikipedia.org/wiki/List_of_countries_by_GDP_(nominal).
15. S. Yusuf, "Two Decades of Progress in Preventing Vascular Disease," *Lancet* 360, no. 9326 (2002): 2-3; N. J. Wald and M. R. Law, "A Strategy to Reduce Cardiovascular Disease by More Than 80%," *BMJ* 326, no. 7404 (2003): 1419-24; E. Lonn, J. Bosch, K. K. Teo, D. Xavier, and S. Yusuf, "The Polypill in the Prevention of Cardiovascular Diseases: Key Concepts, Current Status, Challenges, and Future Directions," *Circulation* 122, no. 20 (2010): 2078-88.
16. Wald and Law, "A Strategy to Reduce."
17. Lonn et al., "The Polypill."
18. Wald and Law, "A Strategy to Reduce."
19. Combination Pharmacology and Public Health Research Working Group, "Combination Pharmacotherapy for Cardiovascular Disease," *Annals of Internal Medicine* 143, no. 8 (2005): 593-99; J. Wise, "Polypill Holds Promise for People with Chronic Disease," *Bulletin of the World Health Organization* 83, no. 12 (2005): 885-87.
20. Lonn et al., "The Polypill."
21. S. Ebrahim, A. Beswick, M. Burke, and S. G. Davey, "Multiple Risk Factor Interventions for Primary Prevention of Coronary Heart Disease," *Cochrane Database of Systemic Reviews* (October 18, 2006): CD001561.
22. Ebrahim et al., "Multiple risk factor interventions."
23. "Frequently Asked Questions August 2010: CODEX and Dietary Supplements," CodexFund.com, accessed November 11, 2012, http://www.codexfund.com/faq.htm.
24. Committee on Diet, Nutrition, and Cancer, *Diet, Nutrition, and Cancer* (Washington, DC: National Academies Press, 1982).
25. Thurston, "Dietary Supplements."
26. 同上。膳食補充品產業的規模估計值會有差異，這取決於產品種類。營養素補充品只是市場上的一部分。

Chapter 15

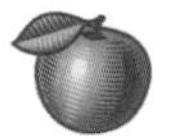

有錢最大，經費決定研究

提出批評簡單，難的是做出正確之舉。

—班傑明．迪斯雷利（Benjamin Disraeli），英國首相

讀者讀到這裡或許不免懷疑：為什麼科學體制會和損害大眾健康的陰謀同流合汙？為什麼健康相關領域的科學研究，竟會為導致這場亂局的策略背書？這是因為原本該追求真理的學術界，在扭曲的健康體制中往往放棄崇高目標，反而追逐起金錢、地位、影響力，以及個人安全等。健康資訊系統須以優質的資訊為基礎，然而一心為追求利潤的產業，卻使學術研究的資訊產生過程變質。

請回想一下在理想社會中，健康照護體系的資訊如何流動。首先是值得研究的重要問題會進入該循環，於是科學家透過完善且多元的研究設計，共同探討這些問題，從最簡化式的思考到整體論的觀點一應俱全。多元性能促成幾項目的：第一，如果科學家大致同意某結論，表示我們可以對這結果很有信心。第二，簡化式研究會凸顯出新問題、變數與限制，供整體論進一步研究，反之亦然。第三，若不同類型的研究產生了牴觸結果，則可從中看出有哪些區塊的假設須調整，以及需要突破哪些典範才能更接近真理。在科學資訊的生產過程中，多元性能促成更複雜、更有彈性、更健全的體系，和任何生態體系一樣。

然而以圖利為出發點的體制，就會犧牲多元化研究的價值。這體制下沒有百家爭鳴的觀點，若希望提出的證據有份量，只能使用當前典範中被視為有可信度的資料。這體制只接受很狹隘的研究方法，資料僅供提出更多能獲利的「解決方案」，然而這些方案卻衍生更多問題，需要更多研究與治療。

我們不得不問：「**為什麼？**」讀者會在後文看到，科學家如果提出缺乏脈絡的資訊，即使會導致國人缺乏健康，卻能造福業界，並因此得到報償，反其道而行則會遭受懲罰。

貧瘠的科學

最好、最有效用的科學應結合整體論、簡化論的觀察及實驗，運用各種方法追求人類健康，但今天學者幾乎完全忽略整體論的觀察方式或體系，著重將細枝末節的東西加以精準定量與操控。我們誤以為在健康學門中，要判斷科學研究的品質時，就看這研究多麼精準、多麼專注，亦即多麼簡化，好像「真正」的科學家就該研究各個部分，不必顧及整體全局。然而，這想法抹滅了科學真正的目標——今天多數科學家研究的應稱為**科技**，不是科學。

科技與科學的差異很大。「科技」指的是達到某種任務的手法，它應是科學家發揮想像、自由探尋之後才提出的新產品與服務——這是應用科學的最後一步。如果在科學發展過程中缺乏

「發揮想像、自由探尋」，就**不算真正的科學**，醫學研究往往有這個問題。科學的定義，在於必須運用科學方法，不帶偏見地尋求事實，也願意讓其他人證明自己的研究有誤；科技則由市場潛力主導，唯有解答後能帶來金錢獲利的問題才值得研究。

以目前的情況舉例，科技走向的生物學家須深入探討DNA與細胞新陳代謝，專業能力不能用在探索某些主題，例如人類健康——探尋那麼廣泛的問題就「不科學」。在這體制中，科學探尋的範圍只能縮小到簡化式細節，因此看不到人類進步的真義。我們把進步與新科技、新產品、新服務畫上等號，不再著眼於人類的健康與幸福。

這其實不是什麼新鮮事。科學受產業獲利的壓制，至少可追溯回上個世紀資本主義發明智慧財產權。若某人的發現與發明能轉變成產品、銷售與資本，則可獲得獎勵。一旦工業化資本主義獲得專利、註冊商標與著作權申請認可，就獲得保護，可肆無忌憚在社會每個角落利用進步的科技來產生獲利，而這利潤又會回歸到體制內，資助更多研究與進展。這項體制不斷重複、強化，只要能開始在市場上獲利，就能錢滾錢，帶來更多獲利。

科學研究所產生的事實與資訊若能用來賺錢，便成為自由市場持續運作的燃料。若一項研究所發現的事實愈有用，表示這燃料愈好，獲得經費的可能性也愈高，但一項研究若沒有希望貼上商品條碼，或許永遠無法獲得經費。

正如我們所見，若以科技來思考營養學，會產生藥品、補充品、添加與強化營養素的食物，能為產業帶來可觀獲利，並受智慧財產權相關法律的保護。這類研究為數眾多，能獲得大量的經費。相反地，研究全食物蔬食有何營養效益卻沒什麼市場潛力。建議多吃蔬果、堅果種子與全穀類不能獲得專利，因此業界沒有動力去投資這類研究，學者也沒興趣研究與驗證這類說法。

要追求人類的健康、幸福與整體福祉，不該仰賴由最有權勢的人所操縱的腐敗自由市場模式。自由市場不會提倡完整的營養，只顧把補充品與保健食品這類好賣的片段賣給我們。如果我們因為營養不均衡而生病，市場會提供簡化式的解決方案，亦即專利藥與昂貴的手術。學界在這過程中隨著產業起舞，偽裝成高尚的真理追求者，推出許多賺錢方式，犧牲大眾福祉。

隨金逐流

你是否好奇，醫學研究的錢從哪裡來？誰出錢研究基礎生物法則，進而在日後演變出其他應用方式？以大學來說，即使學校會給教授薪水（至少終身職教授是如此）[1]，仍不足以涵蓋研究用的實驗儀器費用，也不足以彌補專做苦差事的研究生助理或博士後研究者所耗費的時間。

政治人物得花很多時間募集下一次的競選經費，多數做研究的科學家也耗費大量時間申請經費，並盡力保住已獲得的款項。除了大學，研究經費的主要來源是民間產業與政府。由於僧多粥少，因此申請經費的競爭相當激烈，民間企業與政府機構得在眾多申請人中取捨，最後只有極少數的研究人員能雀屏中選。

所謂的研究，從相當基礎，甚至只有圈內人才懂的研究，到實用性很高的研究（亦即稱為科技發展較適當者）皆包括在內。不過，基礎與應用的分野常常模糊，甚至引起嚴重爭議，即使同一個機構中也會如此。兩種研究都有用，但我們的體制往往偏好後者，即使提供經費的是公共機構也不例外。

> **建議多吃蔬果、堅果種子與全穀類不能獲得專利，因此業界沒有動力投資這類研究，學者也沒興趣研究與驗證這類說法。**

健康醫療的研究無論是基礎或應用，多由製藥界或專責機關（例如美國國立衛生研究院）資助。由於製藥界希望這筆投資能帶來報酬，出資時當然會傾向於應用科學；業界在評估是否資助研究計畫的主要標準，通常和未來獲利有關。然而，**即使是政府的經費**（國立衛生研究院，或基礎研究經費的主要提供者美國國家科學基金會〔National Science Foundation〕），也直接或間接將簡化式標準，加諸在健康與營養的研究上。

遺憾的是，根據觀察，過去幾十年企業界漸漸入侵，影響大學與相關機構的基礎研究優先順序。幾乎所有層面都受到波及，從個別研究設計（研究什麼、如何研究）、科學家如何詮釋研究發現，甚至科學家研究生涯的方向，無一倖免。

研究題目焦點明確嗎？

若想申請基礎研究的經費，申請人幾乎都得盡量讓所提出的假設「焦點明確」。這詞是簡化論者的標準，例如想在這類申請案中脫穎而出，就要詳究單一營養素的生物效應，而不是研究含此營養素的食物。不然，申請人也得解釋某個效應的主要生化機制，而非研究一批可能產生此效應的機制。學界往往將整體論研究貶為**「碰碰運氣」**或**「亂槍打鳥」**。

在基礎研究中，簡化式的新發現常引導出另一個問題：「接下來呢？」而研究人員的標準回答是：「建議做更多研究。」這回答算是合理，而且還能讓實驗室有經費繼續運作下去呢！結果研究者常畫地自限，不以更廣的角度探索更基本的現象，枉費身為基礎科學家。「接下來呢？」這個簡化式研究幾乎都會提出的問題，可讓先前的研究更接近市場。無論科學家在研究討論中是否支持商業利益，只要研究結果可望賺到錢，那麼這研究的價值與重要性就會受到肯定，也會影響接下來的步驟。無論這些研究是如何設計與執行，都代表向商業用途邁進幾步。潛在市場價值有很大的磁力，與商業掛勾的學界一定會靠攏。其實這麼多年下來，我愈漸相信連最基礎、最不講應用性的生物醫學研究，也把市場潛力當成唯一目標。

我並不是說每個研究者都唯利是圖——事實上他們或許完全忘了金錢考量，許多研究者聽到上述批評恐怕會翻臉，否認自己做研究時考量過市場可用性，或他們個人與雇主能賺到多少錢，不過，他們所處的體制仍以金錢的投資報酬率為主要動力。金錢回饋是推動生醫體制的主要燃料，專業的生醫研究者皆難以置身其外。當某項研究的投資報酬率看似愈高，社會也普遍會熱忱關注、予以支持，從消費者、企業主、政治人物到提供經費的機構都是如此。

犧牲誠信的研究方法

有證據顯示，經費壓力會誘使研究人員以欺騙的手段，以博取資助者歡心。我指的並非嚴重的罪行，例如造假或捏造數據，而是比較細微的行為。

二〇〇五年六月號的《自然》期刊當中，有一篇標題很吸引人的報告：〈科學家的壞行為〉（Scientists Behave Badly）。該報告調查獲得國立衛生研究院經費的三千名美國科學家，其中十五％坦承他們「受經費來源壓力而改變研究設計、方法或結果[2]。」以職涯階段來分析就更有意思了！研究生涯剛起步者僅九．五％有這種行為，然而到了職涯中段，比例攀升到二〇．六％。看來業界很能把科學家訓練得**聽市場的話**。此外，這增加

最近幾年下來，連最基礎、最不講應用性的生物醫學研究，也開始把市場潛力當成唯一目標了。

幅度意味著：研究者在體制內待得愈久，就愈不想撼動這體制，他們已經投入太多時間、精力、個人認同與專業地位，不能讓經費有任何風險。

同一份報告之中，調查對象承認的另外兩項事實，更彰顯出這些有問題的做法如何危害整個健康研究的領域。第一，有一五．三％的健康研究者承認「**依靠直覺，將似乎不正確的觀察結果與數據從觀察中捨棄。**」所以研究報告**只顧著講想看見的東西**，忽略其他部分。即使異常值有辦法存在於簡化式的研究設計裡，也有七分之一的科學家選擇視而不見，原因竟是「直覺」，亦即「偏見」。第二，有一二．五％的研究者承認，他們為了自己的研究目的，會去忽視「**別人使用的數據有瑕疵，或數據詮釋有問題**」，只要能支持自己的結論就行。換言之，他們把能支持他們信念的**糟糕研究偽裝成是好研究**，並在報告中引用，以證實自己的想法。這些調查對象承認的事情，代表醫療研究者粗率操弄基本事實，任意挑選所用的數據，以達成有人會買單的主流結論。他們不太可能牴觸產業的銷售意圖，畢竟出資給學界做研究的就是產業。

我認為這份報告中的數字其實低估了實際狀況，理由如下。首先，有些研究人員不假思索、不知不覺就做了上述行為，根本沒察覺到資助者的期待與壓力會使他們的研究不夠誠信。第二，即使調查確保匿名性，但是應答者對於「壞」行為通常不會據實以告。第三，這份報告的回收率僅四二％，剩下五八％不肯回應這份調查的人，比據實回答者更可能受到經費的壓力，因為在自願調查當中，通常只有對自己的行為最坦蕩、最不感到可恥的人會回應。

這份調查並未探究如何改變報告的設計或方法。不過，我長期接受經費，也擔任過經費同儕審查委員，經驗告訴我這類研究最可能往更簡化的方向前進，變得更專門，會出現更多關於因果關係的假設，也減少了「混亂」的觀察設計。

當簡化式研究便成唯一的選擇

營養學家若建立了一套專注於研究單一營養素、不考量背景脈絡的體制，並讓這體制延續下去，則可獲得獎勵；如果研究起真正食物與真實世界的人口，反而會受到懲罰。這樣不僅波及單一的研究，還會影響研究人員終身生涯方向。以第十一章提過的中國科學家劉瑞海教授為例，他早期研究生涯的突破，是說明蘋果內的抗氧化活性為蘋果內維生素C的兩百六十三倍。劉教授得知這一點之後就面臨抉擇：該往哪個方向繼續研究？

他可選擇繼續闡述各種食物與化學物質中，「整體大於各部分總和」的效應。我們也能從其他人的研究中，看出劉教授的研究推翻補充品與保健食品產業會誤導人，甚至有害的種種主張。他可將整個研究生涯，投注於探究全食物蔬食優於含食物中「活性成分」的藥丸。

不過，在學術界裡，這樣的研究方向是得不到經費的，像他這麼傑出的研究者仍得採取簡化式研究方式。他別無選擇，否則無法取得研究經費。想在這一行更上層樓、得到穩定教職、取得研究所需要的設備與協助，那麼採取上一段提到的方向根本是不智之舉。

劉教授雖然採用簡化式的途徑，卻探討了許多值得關注的想法。他尋找蘋果中其他類似維生素C的化合物，這些化合物或許能說明為什麼蘋果的化學活性和維生素C的該有的生物活性有差

> 經費對研究的影響超乎想像，在這樣的前提下，學術界裡的研究人員，等於是失去了選擇自己的研究方向——沒錢怎麼談做研究？

異。他先確認這些化合物的化學結構，再判斷它們如何被人體吸收、消化後如何分布、如何代謝，並得知化合物在這些過程中發揮的效力。劉教授的成績斐然，許多人想和他一樣那麼有聲望、專業地位崇高。他很容易獲得經費，門下不少研究生也在一流同儕審閱期刊中，發表研究成果。

重點並非簡化式的研究方式不值得關注，或無法提出有價值的成果。我對自己做過的簡化式研究當然有興趣，那些研究不僅有挑戰性，能激發智慧，且只要我「專注」於所提出的問題，就能夠得到源源不絕的公家經費，讓我發揮創意，研究有興趣的計畫。研究生可以透過這些研究，發展批判性思考、實驗設計、研究能力以及書寫能力，對他們本身、科學界與整體社會來說都很有用。

問題也不在於簡化式研究變成職涯選擇，而在於那是**唯一選項**。從基礎生物學到應用科學領域，每年都有許多年輕研究人員跟隨劉教授的腳步。追隨傳統的簡化式途徑可獲得鼓勵，較容易取得經費。如果要提升自己在科學界的名聲，走傳統之路也較為穩當。

要是劉教授在西方學術界裡，全心鑽研源自於家學背景的中醫，恐怕得為經費大傷腦筋，也不會有很棒的研究室和為數眾多自動自發的研究生，更別奢望能夠獲得終身教職。一旦科學家開始在簡化式研究的路上愈走愈順遂，便不太可能改走整體論的路。如果改了，恐怕得賠上畢生的心血結晶，包括經費、設備、聲望與影響力。

因此，一旦建立了有這麼多經費的職業生涯，研究人員將不再質疑自己的研究發現，也會更屈從該學門的主流典範。

我無意質疑我這名友人與同事的選擇，畢竟我太清楚劉教授對研究的奉獻，他的堅毅與誠懇多麼寶貴——我擔憂的是他所處的環境。要說明研究人員都會面臨的抉擇，劉教授是個很好的例子。其實在我們的體制中，研究人員根本算不上有選擇。

短視的專精化

研究經費贊助者有簡化式的目的，不僅促成簡化式的研究設計，也窄化了何謂重要問題的思考方式。這會導致研究領域愈分愈專精。

「人類健康」一詞太廣，算不得真正的學門，同樣地，「生物學」一詞也變得過於籠統，不能算正統的研究領域。

你不能當一個生物學家，而是要選擇當一個生化學家、遺傳學家、微生物學家、神經生物學家、計算生物學家或分子生物學家。現在沒有「自然學家」，卻有動物生理學家、生態學家、演化生物學家、昆蟲生物學家、海洋生物學家、植物生物學家、生物多樣學家。這些學門分支是取自康乃爾大學生物系的網站，今天聽起來已經很普遍。康乃爾大學的分子生物學與遺傳學系（和生物系完全不同）還設有以下研究所課程：生化、分子與細胞生物學；生物物理學；遺傳、基因體與發展；比較、群體，與演化基因體學。

生物醫學愈漸明白生物學的複雜程度無窮無盡，因此出現學門分支是勢所難免。把一門知識切割成許多分支學，例如生化學、遺傳學、病理學、營養學、毒物學、藥理學等，的確有其效用，因為志同道合的人在討論知識時，更能以精準的語言促進彼此溝通。

問題是，這樣劃分會強化各分支是**各自研究不同領域**的錯誤觀念。每個學門分支都有自己的特性，於是開始劃分出知識的界線，一些對較廣的健康主題有建設性的討論會被擋在門外。病理學家只會認真看待病理學家，遺傳學家不認為能從營養學家身上學到什麼，諸如此類的情況屢見不鮮。這些封閉的小團體不僅焦點狹隘，而且排他、孤立。

研究人員並未受到鼓勵，在當個傑出的生醫學家或學門分支的專家之餘，還對所屬的整體生醫研究能完善理解。為了怕被認為是**「樣樣通、樣樣鬆」**，生物醫學研究人員往往只鑽研一小個分支。打個比方，他們可能會學如何釘釘子的一切，卻完全不了解有時卯榫、螺絲起子或接著劑的效果更好。

學者早已多次談過這個問題，機構為設法解決這問題，紛紛設立跨學科方案，以促進學門分支之間的溝通。然而在跨學科方案中，各群體的界線仍然存在，大家依舊帶著這些標籤。就和研究一樣，大家仍重視個別學科的專業，不講求以整體觀思考這當中的關聯。

生醫學門愈分愈細的情況，我能接受也能理解，但是大家卻常忘記，把學門加以切割會出現嚴重的缺點。這些學門分支中，有些所提出的簡化解決方案比較有利可圖，能獲得較高比例的經費。當這類學科受惠於研究資源較為豐富，在整體學界中愈漸強勢，甚至獲得平臺，主導公共意見——簡言之，它們或許沒察覺自己已掌握其所屬的更大學門中的對話。這類學科雖然只是眾多觀點中的一個，卻是最強勢的，理由並非它解決問題的觀點比較有價值，只是投資報酬率比較高。

民眾必須知道的是，學術環境是高度切割的，而此現象正是造成民眾困惑的原因。假設某分支對某議題提出的意見廣為大眾所知，但之後可能有第二、第三個分支從不同觀點提出看法，有些看法還**彼此衝突**，民眾對這主題並未受過專業訓練，只好自行猜測哪個看法正確，但或許都不正確。記得瞎子摸象的比喻嗎？每個鑽牛角尖的分支，對於「全局」的認知是很有限的。

如果某人擁有生物醫學家的資格，只表示他精通某學門分支的一部分中更小的片段，不代表他對囊括各領域的整體生物醫學比一般人更有資格公開提出見解。研究者的專精領域變得這麼狹隘，因此沒有資格去對更大脈絡下的問題提出看法——否則，就會像井底之蛙卻在高談闊論一樣。

在生醫領域中，自稱為遺傳學家的人最能說明科學精英主義的謬誤，尤其是「分子遺傳學家」這個分支。他們獲得生醫領域中絕大部分的研究經費，在專業圈和大眾領域也成為最強勢的聲音。他們有錢創造出有利自己利益與觀點的研究發現，並將這些發現連結起來，有時還**撈過界**，把別的學門納入自己的領域。比方說，遺傳學就算承認營養學是一門學問，也只認為是和他們毫不相關的領域。若兩種領域真有交集，營養學就會被界定為遺傳學的分支學科，例如「營養基因體學」或「表觀遺傳學」。這使得營養學頂多屬於遺傳學的分支，甚至與健康沾不上邊。兩學科的對話由遺傳學者掌握，不是雙方對等地交換資訊。遺傳學家利用營養學，因為營養容易「操弄」大眾，而原本該提供給民眾的重要營養資訊，也受扭曲與控制。

此外，學門分支愈來愈多、愈分愈細的現象，讓顧著賺錢的資助者坐享利益。和任何自由市場體制一樣，若僧多粥少，競爭會愈激烈，於是經費申請人被迫誇大研究目的與方法的重要性，以搏取金主青睞。

經費決定研究的優先順序

簡化式、市場導向的「獲利」目標有時固然只存在於**不易察覺的潛意識**，然而幾乎所有獲得經費的研究都牽涉到獲利，這會影響經費優先撥給哪些學門。有些學科獲得較多經費，前面提過遺傳學比營養學熱門就是一例，這是因為大家預估靠基因療法來強化免系統的市場潛力，遠超過青花菜的獲利潛力。資金流向遺傳學與藥物測試，並非這兩種方式最有希望改善人類健康，或最具成本效益，而是在促進人類健康時，這兩種方法最有利可圖、最符合市場需求。

讀者是否能想像製藥界每年所賺的五千億美元，若用來教育民眾全食物蔬食的營養，確保人人能買到也買得起新鮮、有機、永續農法種植的農產品，對民眾健康將有多大的助益嗎？很難想像吧！畢竟這在現行體制中似乎是天方夜譚。為什麼？如果全力推動全食物蔬食是很正面的，為什麼很難想像大家同心協力，提出營養界的曼哈頓計畫？因為我們的健康研究與方案所反映的，是利益導向的產業有何優先順序，根本不是以大眾利益為目標的科學。推廣全食物蔬食固然可促進健康，但不能帶來金錢（雖然長期而言，也能省下健康照護的龐大金額）。

業界重視的是**可以推銷的**簡化思考，而這現象也影響政府的經費，即使政府表面上沒有金錢動機。以美國國立衛生研究院而言，這是全球最有聲望、最有錢的健康研究機構，轄有二十八個研究所、計畫與機構，分別專注於癌症、老化、眼睛健康、酒精濫用及其他人類健康與疾病的許多層面，卻沒有任何專屬營養的單位，除非硬把酒精濫用與酒精中毒研究所（Institute of Alcohol Abuse and Alcoholism）視為營養研究單位。該院給予營養的研究經費相當少，僅心臟與癌症研究所預算的二%至三%，更不能和其他機構與方案相比，然而這些經費多用在隨機臨床試驗中探討個別營養素的影響，為使用特定藥物的病人尋求最好的營養。雖然該院有些計畫會整體思考健康研究，並探討過去的臨床實踐方式（當然不會用到「整體論」這個字），不過這些研究在飲食健

幾乎所有獲得經費的研究都牽涉到獲利，這會影響經費優先撥給哪些學門，看誰的研究最有利可圖、最符合市場。

康的政策討論上遭到忽視，多只能留在學術文獻。遺憾的是，大眾愈來愈相信這種研究優先順序最能達到健康目標。事實上，這優先順序只是最能賺錢。

知情人士怎麼看？

我很清楚經費會如何影響研究的優先順序，因我申請研究經費的經驗豐富，也擔任過幾個經費提供機構的同儕審查者，評估哪些研究可獲得經費、哪些不行。我很能體會要讓審查接受自己所研究的問題形式得大費周章，尋找簡化式答案時得面臨的種種壓力我也感同身受。

多年來我逐漸發現，了解簡化論的局限反而讓我陷入麻煩。隨著觀點改變，要以傳統的簡化式營養學觀點教學，對我來說愈來愈難，也令我不安。就連在簡化式典範中繼續研究，都讓我內心深處感到不對勁。

之後，我開始接到不祥的警告，例如一名擔任國衛院研究申請審查小組成員（該院稱為「研究部門」）的前同事，私下告訴我他們正在審查我最新的經費申請，以延續中國的營養研究計畫（我後來得到了經費）。在申請書上，我表達出熱衷於探討飲食與癌症之間生物層面的複雜關係，及在中國的研究可能提供獨一無二的機會，發展出更複雜的疾病因果關係模式，這模式或許能反映出疾病發生的整體性質，不只是線性機制。這顯然讓同儕審查小組深感疑慮，同事一反審查者保持緘默的原則，私下告訴我計畫書和整體論研究策略沾上邊會很危險，建議我**別把研究扯到整體論**的詮釋。他提醒我，我挑戰了生醫研究的基本信條，差點讓我非常需要的第三階段（也是最後三年的經費）沒有著落。我隨後決定終止這進行了三十多年成績可觀的實驗研究計畫，這決定讓我個人相當難過，因為我大半輩子都在做實驗研究，又喜歡和學生們共事。但我就是無法繼續在經費申請書上，撰寫專注於缺乏脈絡、細枝末節的假設[3]。

然而並非每個研究者都會選擇離開體制，甚至挑戰體制。當時我們是營養學界最大、經費最多的研究團體，隸屬於全國首屈一指的大型營養學系，這優勢讓我能自由探索一些會在細微之處牴觸主流典範的問題。其他人面臨的壓力就比較大了，尤其剛走上研究生涯、尋求終生教職的人，非得遵守學界與產業友好的期待不可。

壓力也來自其他的方面。從一九七〇年代末到一九八〇年代末，我曾擔任幾個癌症研究機構的經費審查小組成員，包括國衛院的癌症研究所。有些熱忱滿滿的申請者在計畫書中想藉由探討多種因果要素，研究某生物效應，亦即以整體論來探討問題。然而這種「亂槍打鳥」與「碰碰運氣」的提案，根本沒能讓人多看一眼就被打回票。大致而言，我同意否絕申請，因為這些人的確往往缺乏焦點或目的，但並非總是如此。審閱小組**下意識地回絕**所反映出的現象，令我終於發現科學界的問題在於：相信唯有極度專注的假設（不是「碰碰運氣」），才值得獲得經費。

我得知近期獲得經費的部分研究，採用的分析模式與我們在中國的研究計畫類似。然而在早期，只有我們的研究是採取那種方式來詮釋數據。我們在中國學到的事加上實驗室的研究，已完全顛覆我對營養學的理解。想想看，如果有更多非簡化式的研究能獲得經費，將帶來何種不同的局面！

離健康漸行漸遠的沉痛代價

我常親身體會生醫研究人員與從業人員在工作中投入熱情、

誠實、誠懇，然而受限於體制的外來壓力，迫使他們只能從事簡化式研究，讓他們空有熱情與誠懇，無法產生良好、有效益的科學成果。

正如第二章中討論過，簡化式研究本身是不充分的。就定義而言，簡化式思考不了解整體，因此無法產生有意義的洞見。其解決方案就像只適用於**真空的太空牛**一樣，無法禁得起現實生活的考驗。然而，賺錢動機致使產業提供經費時出現優先順序，不僅損及研究人員從事嚴謹科學研究的能力，還導致嚴重後果，例如業界常急著將尚有疑慮的研究結果轉變為獲利。

簡化式研究的健康產品以及服務，多半為注射劑、藥丸、藥水，而其資金提供者（或該說「投資者」）為了盡快讓產品與服務上市，所使用的研究經常尚未經過完整的探索與整合。企業當然會測試新產品與服務，其實還砸了大錢，打賭隨機臨床測試會出現正面的健康效益。有時的確會符合他們預期，但要能說有真正可期的正面結果，就要假設這些焦點狹隘、短期的結果，的確能促進長期健康。然而這種假設有風險，且多半缺乏基礎。

簡言之，市場壓力下的產品所根據的研究，是尚未成熟且無法預測長期影響的研究。難怪這些產品最後效果有限，甚至可能有害。第十一章的維生素E就是一個好例子！一份卓越的研究顯示，體內維生素E的含量與心臟健康有關[4]。於是產業開始推銷維生素E補充品，說它有益心臟健康，並匆匆上市。之後愈來愈多證據顯示，維生素E補充品其實會提高攝護腺癌與次發性心臟病，推升整體死亡率[5]，這是產業想盡量忽視的證據。研究者面對新發現的維生素E不良作用，竟一致同意不能如此罷休[6]，大家想找出新方式來解救維生素E的市場，若維生素E真的沒希望，也想找出替代品。這背後顯然有一股很大的力量，催生有利於繼續行銷這類產品的證據。

的確，我抨擊的並非我所處的學界中成員（雖然有些人可以更有創意、有勇氣），我責怪的是整個深受市場力量影響，並期待學者隨之起舞的研究圈。金錢勢力大，是老生常談，但只有很少的研究圈同業與醫療從業人員，確實發現金錢的**腐蝕力**多大，且無孔不入，身在其中的人根本很難看出。如果我們身處惡劣環境，怎麼知道這環境內是誰在作主，或環境如此惡劣？

研究的優先順序往往是出於個人報酬考量，而非公眾利益。但在目前的體系中，研究經費取之於大眾，大眾又仰賴研究的發現，最後卻遭到懲罰。學界中的個人可能因為依附企業簡化式的思考而功成名就，但以整體來看，我們卻無法更接近常保健康的目標。

1. 但是近年想做研究的教授也面臨愈來愈大的壓力，必須獲得經費以支付薪資。
2. B. C. Martinson, M. S. Anderson, and R. de Vries, "Scientists Behaving Badly," *Nature* 435 (June 9, 2005): 737-38.
3. 我們研究室實驗的經費幾乎皆來自於國立衛生研究院的癌症研究所，還有一小部分來自於美國國立癌症研究所、美國癌症協會與其他公家機關。
4. Farbstein et al., "Antioxidant Vitamins."
5. Bjelakovic et al., "Mortality in Randomized Trials"; Miller et al., "Meta-analysis"; Lonn et al., "Effects of Long-Term Vitamin E."
6. Augustyniak et al., "Natural and Synthetic Antioxidants"; Farbstein et al., "Antioxidant Vitamins"; Aggarwal et al., "Tocotrienols."

Chapter 16

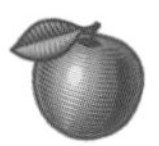

媒體助長歪風

毫不思考就接受權威意見，是追求真理的大敵。

—愛因斯坦

科學數據是做出健康選擇的基礎，大眾依這些數據來選擇生活型態與購買什麼，醫師依此診療病人，政府官員依此制定政策，產業依此提出服務並加以精進，保險業者依此決定涵蓋哪些疾病與療法。然而，科學研究的成果與日常生活的關聯與影響，遠不只如此。

科學研究與上述使用者之間，得仰賴媒體連結。專業學刊編輯先判斷某研究的有效度與重要性，評估是否刊登。主流媒體則把研究結果報導給大眾知悉，並依證據來提出評論，建議大眾採取哪些生活型態。少了媒體，科學發現只能默默留在科學家的腦海與實驗室筆記中，無人知曉、無人應用。因此，科學研究從誕生到應用的過程，媒體扮演了不可或缺的角色。

就理想情況而言，媒體**不能只是一種管道**，毫不質疑地將科學家提出的任何看法傳達給社會。媒體向來是一股制衡力，不僅監督政府，也監督科學界，且要有能力洞悉事物本質，告知我們背後祕辛。媒體要發揮監督功能，必須以批判性思考看待數據及其可靠度，敢於提問，堅守新聞獨立。此外，媒體的動機也需透明，如此一來，資訊的最終使用者才能對不同媒體所詮釋的科學證據善加評估，做出明智的抉擇。

遺憾的是，獨立、有智慧的優質媒體並不多。無論是《美國醫學協會期刊》之類的專業刊物，或公共電視網（Corporation for Public Broadcasting）之類的主流媒體，都無法確保其健康報導是資訊完整、敢於發聲、不偏不倚。特別提到的這兩個例子，是因為這兩者堪稱同類媒體中的佼佼者，應該最不會操弄事實。它們並非較其他媒體劣質——讀者很容易在一般的報紙與晚間新聞中，找到許多更不明智、更不誠實的健康報導。我只是希望讀者了解，這問題的起因並非幾個「害群之馬」，而是整個媒體體制，以及掌管媒體、心繫獲利的實體。

出賣誠信的專業研究刊物

研究結果公諸於世的第一站是專業刊物，不同刊物有不同的影響力與聲望。《自然》、《美國醫學協會期刊》與《新英格蘭醫學期刊》（*The New England Journal of Medicine*，*NEJM*）的文章若看起來有趣且重要，就會出現在黃金時段的新聞。其他優秀的雜誌可能不那麼有名，只有該領域的專業人士知道，例如《癌症研究》、《美國心臟病學期刊》（*The American Journal of Cardiology*），以及數百種特定學門與學門分支的專屬刊物。此外，有些專業領域視為是次等的刊物，則專門靠刊登頂尖刊物「看不上眼」的稿件生存。

偏頗的同儕審查

為了避免刊登品質不佳的研究，刊物最重要的防護機制就是「同儕審查」。這是說，編輯委員得把準備刊登的稿件交給兩、三個可靠的審查者（即同領域的資深科學家），評估這份研究的品質及研究發現的重要性，而在這過程中作者並不知道審查者是誰——這套機制的用意是過濾不嚴謹、不可靠的研究。如果這機制能光明正大執行，堪稱為科學誠信度掛上最佳保證。我認為，原本該視為具有權威的文章，如果無法通過同儕審查的話，就**不足以證明任何事**。

不過，同儕審閱者做決定時如果立場偏頗，這套機制便失靈了；舉例來說，假如他們預先認為某些研究主題不符合科學領域、特定研究設計（例如整體論）不夠正規、某些結論不可能正確的話。換言之，他們如果固執依附典範，不設法拓展視野或超越限制，同儕審查很容易淪為壓抑好奇心與創意的牢籠，讓許多原本前景可期的研究遭扼殺，無法發表。這情況屢見不鮮，而簡化式的偏頗立場在同儕審查隨處可見的情形絕非偶然，因為那些偏見能吸引或保住廣告主，符合刊物本身的金錢利益。

讀者或許記得，前文談到簡化論與整體論的研究設計差異時，曾提過簡化式研究設計在測試藥物影響時最經得起考驗——廢話，以簡化式觀點來研究單一的簡化現象（例如單一功能的藥丸）當然有道理！此外，醫學刊物若討製藥業歡心就能賺很多錢，這一點也不讓人意外。專業刊物和主流報章雜誌一樣，經費多半仰賴廣告。曾任《新英格蘭醫學期刊》編輯的馬西亞・安傑爾（Marcia Angell）便指出，二〇〇一年製藥業在醫學刊物上花了三億八千萬美元刊登廣告，少了這筆收入，刊物就無法生存。難怪同儕審查過程面對衣食父母時，連一根汗毛也不敢動。

製藥業還會以更狡猾的方式來資助醫學刊物，亦即**購買「抽**

印本」。若某知名刊物上發表的某研究能支持藥廠的主張，對刊物業績來說可是好消息，因為藥廠若想把話傳到醫師耳中，就會請醫藥代表把該文章抽印本交給醫師（通常還會附上一盒甜甜圈或更可愛的好貨），希望醫師之後能開這種藥物。抽印本印刷精美，價格昂貴，刊物可藉此大賺一筆。

《英國醫學期刊》（*British Medical Journal*）編輯理查．史密斯（Richard Smith）表示，抽印本的利潤率可高達八〇％[1]。二〇一〇年一項研究[2]指出，抽印本業績高者與業界出資的研究有關。換句話說，如果刊登製藥公司出資的研究，刊物靠抽印本來賺大錢的機率就會大增。到底有多少錢呢？印一次抽印本動輒幾百萬美元，這可不是什麼新鮮事[3]。

姑且不論同儕審查委員是否偏好能夠顯示藥物正面功效的研究，但我們還是可以看出，整體論的研究不太可能產生抽印本的利潤。告訴大家吃加工食物、集約飼育場的牛肉、乳品與雞鴨，可能提高罹患疾病的風險，符合誰的金錢利益？即使專賣「天然食物」的全食超市（Whole Foods），也從加工食品中賺取大筆利潤；二〇〇九年《華爾街日報》（*The Wall Street Journal*）便曾報導[4]，全食超市執行長約翰．麥基（John Mackey）承認：「**我們賣很多垃圾食物。**」

簡言之，就算不談來自製藥業金主的壓力，刊物仍會在金錢動機下，刊登一些簡化式研究，以宣傳藥品或其他可獲利的介入方式。非簡化模式與觀點在醫學刊物中能見度嚴重偏低，導致醫師、研究人員、政策決策者與大眾等文獻讀者誤以為：通過醫學刊物過濾卻立場偏頗的片面資料代表著更廣泛的事實。

> **即使專賣「天然食物」的全食超市，也從加工食品中賺取大筆利潤——全食超市執行長約翰．麥基承認：「我們賣很多垃圾食物。」**

被消音的研究發現

我在研究生涯中，多次見識到醫學研究刊物偏頗的出版立場。雖然我在許多卓越刊物上發表過動物性蛋白質的影響，但若想進一步評論這些研究有何更廣泛的意義，又是另一回事了（我寫完這本書之後，要更積極說明這些研究的意義）。

第三章我提過曾和《癌症研究》總編輯彼得・馬基的談話，這是癌症研究領域中的一流學刊。我告訴他我計畫做的新實驗，是將蛋白質對癌細胞生長的重大影響，和強烈化學致癌物廣為人知的影響加以比較。我推測實驗可能顯示，稍微改變營養攝取，對罹癌與否的影響甚至大於接觸強烈致癌物。他雖然不很相信，仍同意如果得到這樣的結果，他會考慮在刊物封面強調我們的發現。然而我們要發表結果時，馬基已退休，而繼任者與新的編審委員傾向於忽視營養對癌症的影響。他們想要的研究報告是「對知識更具啟發性」的，亦即探討癌症如何在分子層次上運作，如果答案和化學物質、基因與病毒有關更好。雖然我們嚴守簡化式的實驗程序，但這份營養對癌細胞生長影響的研究仍遭鄙為不科學。不用說，《癌症研究》沒有刊登我們的報告。

我曾與楚諾健康中心（True North Health Center）主任暨創辦人亞倫・哥德漢莫醫師合作，這次又遭到另一份醫學刊物潑冷水。我們一同進行一項回溯性分析，說明他的斷食法對高血壓病患有何顯著效果[5]。在這份報告中分析的一百七十六名病患血壓都下降了，多半在斷食後**幾天就有成效**，且效果比任何測試過的降血壓劑都大，完全沒有副作用。這證實此斷食法是出奇有效的介入方式，但是《美國醫學協會期刊》與《新英格蘭醫學期刊》之類的刊物非常仰賴降血壓劑的廣告收入，於是拒絕我們發表這篇研究，即使審查人建議要刊登。這些刊物選擇財富，不是重視你的健康。

我見識過科學刊物最過分、偏頗與「消音」的行為，是和一篇有嚴重瑕疵的報告[6]有關，那篇報告竟證明危險的阿金飲食法能更有效幫助過重與肥胖的女性減重，效果甚至優於其他三種飲食法，包括狄恩．歐寧胥醫師的低脂飲食。這篇報告雖然對結果的詮釋錯誤百出，仍發表於二〇〇七年三月的《美國醫學協會期刊》。舉例來說，該文作者聲稱他們採用歐寧胥飲食法的受試者，將脂肪攝取量控制在一〇％，符合該飲食法的建議。但如果仔細檢視過去十二個月的數據圖表，那些該採用歐寧胥飲食法的參與者，飲食熱量約二九％來自脂肪，然而作者堅持他們做了很公平的比較。這種欺騙行為還獲得該期刊讀者投書版面的編輯羅伯．葛魯博士（Robert Golub）支持。歐寧胥醫師本人、約翰．麥克道格醫師、小克德威爾．艾索斯丁醫師和我都投書批評該研究有嚴重缺失，但葛魯博士拒絕刊登任何一則批評。

《美國醫學協會期刊》對我們的投書置之不理，於是我寫信給葛魯博士，抱怨該刊物的行為違反科學，要求他至少刊登一則資訊完整的批評，說明那篇研究的瑕疵何在。他如何回應？非常簡潔：

親愛的坎貝爾教授：

我們已回絕您的投書，之後也不會以電子郵件繼續討論。

葛魯博士應該立刻被革職，並接受譴責。這是**缺乏誠信的極致**，但在目前的醫學出版體制下卻是常態。畢竟阿金基金會（Atkins Foundation）可不只是提倡一種飲食法的組織，更是規模十億美元的企業宣傳部門。他們每年提供數百萬經費[7]，得以呼風喚雨，於是不介意出賣專業誠信的醫師與研究者，就能在全球最受信賴的醫學出版品書頁上暢所欲言。

主流媒體只是產業傳聲筒

多數人不閱讀醫學刊物，而是從報章雜誌、電視新聞，及隸屬於大型媒體集團的新聞網站上獲得健康新聞。在理想狀況下，報導健康新聞的記者應該精讀最頂尖的醫學刊物、參加專業會議、採訪科學家，請他們談談新發現與正在進行的研究。記者運用自己的科學訓練與背景（雖然通常很微薄）來評估這些研究發現，並詮釋給缺乏科學背景的大眾聽，包括多數民代。健康記者最主要的一項貢獻在於為新發現提供脈絡，說明這項新資訊與現有知識的關聯：是證實、牴觸、延伸，或增加細微差別到當前典範中？

簡單來說，大眾媒體應該對所報導的主題保持公正、一絲不苟、有充分知識，但媒體通常**不具備上述任何一項基礎**。多數媒體屈從於所屬集團的隱晦權力（例如主要電視網與平面媒體集團）、廣告主與金主、政府監督者，甚至民代（公共電視網與其他政府資助的公共媒體就是如此）。

捏造證據

無論營利或非營利的媒體皆呼應產業與政府的說法，在強化簡化式典範之餘，還製造出非常引人、聳動的新聞來刺激大眾：「抗癌戰爭的科學新突破！」「亞馬遜流域的超級食物可製成新減肥藥丸。」「巧克力能治療憂鬱症嗎？」讀者一定看過這類標題與新聞預告。

如果主流健康媒體的素質更好一點，更懂科學、立場獨立與思慮周密，研究體制就不能用漏洞百出的研究設計與偏頗的醫學刊物，任意扭曲事實。記者及接收新聞、受其教育的民眾，會要求科學界提出更多樣的實驗設計，將目前知識的局限解釋得更清楚，並探索更重要的問題。畢竟所有經費的最終來源是我們這些民眾，因為我們繳稅給政府後供國衛院使用，透過醫療保險的保費與部分負擔讓錢流向製藥公司，或慈善捐款給疾病協會或病友遊說團體。若媒體真能做到自由與公正，就能代表我們的利益。然而幾乎毫無例外，媒體成了產業的傳聲筒，訴說業界想讓我們知道的片面事實，並假裝那就是事實全貌。他們捏造正反面的證據，讓糟糕的醫療體制合理化，彷彿一切必然如此。

小事當大事

正如先前所見，簡化式研究可產生缺乏脈絡的「事實」，用來誤導我們，讓我們困惑。當媒體把細枝末節的小事當成大事報導時，就會造成民眾困惑。媒體散播缺乏背景的細節，例如燕麥含有纖維質、番茄有茄紅素，胡蘿蔔有維生素A。某天說一天一杯紅酒能延年益壽，隔天又說即使一天只喝一杯也會傷肝。今天大家認為低脂飲食好，隔天又流行起全脂。這樣的報導會帶來什麼結果？多數的民眾只得舉手投降，有時候抱著不切實際的期望（「哇，沙丁魚能預防心臟病！」），有時又自暴自棄（「反正什麼都會要人命，乾脆別擔心。」）——對於營養的兩極化態度，讓販賣這些食品，以及趁我們飲食選擇不佳而生病再將療法賣給我們的產業坐享其成；而困惑與雜音也使得偏頗觀念到處滲透，並讓人錯以為這些觀念其實也沒那麼糟。

我在這裡批評的報導立場全**偏向產業利益**。偏頗並不代表說謊，也可以是將細節放大成極為重要。

另一種偏頗的做法，是**刪除不便透露的資料**。每年生物醫學的發現多得數不清，媒體只能報導其中一小部分。正當的媒體應扮演過濾器的角色，選擇最可信、最重要的事實與大眾分享，並忽略其他部分。不過，有些媒體機構把取捨責任當成藉口，不去報導最好、最重要的健康資訊，因為那不符合簡化式典範，或違背廣告主或贊助者的目標。

缺乏科學專業的記者

媒體無法提供最好的營養與健康資訊，不完全是因為立場偏頗。媒體的另一個問題在於，負責健康與營養報導的知名記者嚴重缺乏科學專業，他們無法運用批判性的思考，評估產業、政府以及學界所提出的健康資訊品質如何，於是淪為這些機構的傳聲筒，無法提倡民眾知的權力。許多文章將企業或政府新聞稿幾乎一字不改地發布，中間穿插一些專家訪談，而那些專家是把企業公關代表遞送過去的稿子照唸而已。因此偽裝成科學智慧的簡化式偏頗事實，就這樣未經質疑、未經消化地送到我們面前。非科學背景的人來撰寫科學文章其實無可厚非，我無意打壓討論空間或言論自由，但我真心希望記者能體認到自己的**專業局限**，不要假裝什麼都懂。

總之，媒體訴說的健康與營養報導，其實是受惠於民眾苦痛的人所撰寫的。我遇過太多媒體操縱事實、模糊事實、隱瞞食物與健康關聯的經驗，多到令人難以置信。

公共電視網的杜撰、忽視與無能

我在二〇〇七年開始撰寫本書稿時，公共電視〈新聞時刻〉（*NewsHour*）主持人吉姆・萊勒（Jim Lehrer）在其中一集報導說，美國癌症協會發布了一項令人振奮的消息：二〇〇四年美國

> 健康記者通常嚴重缺乏科學專業，他們無法運用批判性思考評估產業、政府與學界提出的健康資訊品質，卻假裝什麼都懂。

死於癌症的人數已連續兩年下降[8]，更值得注意的是，比二〇〇三年「大幅下降」。從報導的方式來看，美國「向癌症宣戰」了三十六年之後，總算要逆轉戰局，往勝利邁進。節目隨後由〈新聞時刻〉特派員瑪格麗特．華納（Margret Warner）訪談美國癌症協會的醫療長。他得意洋洋提出幾項癌症死亡率大幅下降的原因，尤其是肺癌、乳癌與攝護腺癌：因為治療方式進步、篩檢更為普遍、抽菸人口減少。總之這報導令人喜出望外，訪談播放的時間正好也是該協會年度募款活動的期間。

隔天我就看到北卡羅萊納州羅里市（Raleigh）的報紙，盡責地把這故事放在頭版[9]，不久之後，有人說服布希總統前往白宮附近的國衛院實驗室，宣布「**（罹癌率）今年降幅為有史以來最大**」[10]。媒體反覆歌頌這「龐大的」降幅，認為前景可期，從前一年就開始下降的新趨勢可望延續。

我花了畢生精力想消滅癌症，聽到這好消息自然很高興。不過我沒聽信電視與報紙的報導，決定親自考究報導中的新數字，卻發現是這麼回事：比起二〇〇三年，二〇〇四年每兩百個癌症死亡的人減少一個，降幅約〇．五％[11]。瞧新聞的報導方式，我根本沒料到所謂的「大幅下降」竟是如此。雖然任何能說明癌症減少的證據，無論多麼稀少都是好消息，但我懷疑那天看了〈新聞時刻〉與後續媒體報導的觀眾，或聽見總統演說的人，會料到降幅只有〇．五％。

不僅如此，二〇〇二年到二〇〇三年癌症死亡率僅下降〇．〇七％，也就是每千個死亡人數減少不到一個。這數字哪能讓美國癌症協會那樣大聲張揚，也不值得讓媒體紛紛大肆報導，完全不去探究真相，甚至讓總統公開讚賞。看到這情況，我不禁羨慕起癌症產業竟有力量左右媒體，甚至**白宮發言臺**。要是我也有這種公關力量，不知該有多好！

雖然這項癌症新聞的技術性細節大致正確，但報導方式卻會產生誤導。把減少不到一%的癌症死亡率說成「大幅」減少，**就是不對**。花了那麼多時間講那麼多理由，竟只為了這麼微小的降幅？這根本不值得高談闊論。

我對癌症有一定的了解，除了投入四十年的歲月進行實驗性癌症研究之外，也擔任幾個專家委員會成員，對癌症相關政策提出建議，並在美國癌症協會、國立癌症研究所、美國癌症研究所（American Institute for Cancer Research）與世界癌症研究基金會（World Cancer Research Fund）擔任經費審查者，還負責籌備過其中一些委員會。會說媒體錯誤地呈現事實，是從經驗得來的。我的研究背景與密切的實戰經驗，讓我擁有一般閱聽人無法得到的觀點。

美國癌症協會發布的新消息，應該會給予大眾這種印象：多虧我們的捐款，癌症療法總算有進展。或許讀者認為，我對癌症死亡率的錯誤報導這麼憂心，實在反應過度，但是我絕非杞人憂天。在資訊過剩的年代，大家仰賴短短的口號（如「**我們總算在抗癌戰爭中占上風**」）來了解世界，並以之引導我們的行為。如果經過三十六年、砸下數以百億計的金額做癌症研究（沒錯，數以百億計，多數由美國官方的國衛院出資；該院二〇一二年編列的癌症研究經費為五十九億美元）[12]，只稍微改變癌症死亡率就能叫做勝利，那表示這會是一場極為漫長的戰爭。然而要真正征服癌症，最大障礙正是我們**遭到誤導而過度自信**。要能真正戰勝癌症，個人得負起選擇飲食的責任。如果我們只枯等新藥突破或基因工程奇蹟來拯救，就無法善用已掌握在手的有力武器，終止這場苦難。同時，製藥與醫療產業能從我們不斷追求癌症療法的過程中獲利，而垃圾食品與集約式飼育場，在隱瞞癌症起因的過程中也得到好處。

如果我被指派報導美國癌症協會新聞稿，我會提出以下幾個問題：癌症罹患率的降幅有多大？誰說要用「大幅」這個字？報告由誰出資？哪些癌症比例下降？是否有哪些癌症罹患率不動如山，或不降反升？（更別提為什麼比起中國與其他國家，美國整體癌症死亡率這麼高？）

為什麼〈新聞時刻〉的工作人員沒提出這些問題？是因為立場偏頗？無知？我無法進入記者的腦袋中，只能猜以上皆是，加上新聞週期縮短、預算縮水，致使他們不再慎思慢行，直接採用別人給的新聞稿。

廣告壓力決定報導

《救命飲食》出版後不久，《新聞週刊》（*Newsweek*）一名有學養的知名資深編輯安·盎德伍（Ann Underwood）打電話來採訪我。她在訪談一開始就表示，她的「編輯主管」對於這本書「非常」有興趣。我們談了快兩個小時，她個人似乎對我們所傳達出的訊息很有興趣。我當然盼望這次訪談可以刊登，雖然盎德伍女士告訴（警告？）我，得先過編輯委員會那一關才行。從她提問時思路清晰、態度充滿熱忱來看，我以為會看到一篇很出色的文章。但是接下來幾個月毫無音訊，直到有一天我收到一份《新聞週刊》，標題是「未來醫學特刊」，顯然整本雜誌都是在談論健康。我心想：總算出了。

我打開雜誌，想看看葫蘆裡賣什麼膏藥，發現有二十篇文章談論關於未來醫學的種種議題。除了一篇稍微帶到飲食與第二型糖尿病的關聯之外，其他文章完全忽略營養，悉數談論新藥、手術與遺傳學。如果我還待在實驗室，而不是走進人群，那這一期雜誌中提出的各種契機可能令我深感興趣。探究細胞運作的基本研究實在引人入勝，不過這份特刊對大眾的影響可不是如此。《新聞週刊》的特刊不提營養對於人類健康福祉能帶來全盤貢獻，對讀者來說根本大幫倒忙。

我在失望之餘，瀏覽雜誌前的樣板文章，於是發現《新聞週刊》董事長與總編輯理查・史密斯（Richard M. Smith）寫了一封值得深思的信：

> *《新聞週刊》在報導中探討科學、醫學與健康，是一項悠久而獨特的傳統。在生醫研究進入新的探索年代之際，我們很榮幸推出這份特刊（免費送給訂戶），說明二十一世紀各方面的新進展，正快速改變醫學面貌。*
> *很高興嬌生集團（Johnson & Johnson）成為本特刊的獨家廣告主。相信讀者一定明白，廣告主對於本刊的編輯內容毫無影響。*

嬌生集團是全球最大的醫療器材公司之一，也是該特刊的唯一廣告主，而我竟要相信《新聞週刊》仰賴嬌生廣告費之餘，嬌生對於週刊以全彩內容歌頌簡化式、利益導向、忽略營養的健康報導毫無影響？我確定嬌生的資深主管並未在《新聞週刊》的編輯會議上，對每一篇文章能否刊登表示贊成或反對，但是面臨財務窘境的雜誌豈敢得罪這勢力強大的金主？沒錯，《新聞週刊》確實面臨財務窘境，二〇〇七到二〇〇九年營收縮水三八％，二〇一〇年音響大亨希尼・哈曼（Sidney Harman）以一元美金收購該公司及其四千七百萬美元的債務[13]。

《新聞週刊》採訪我之後不久，公共電視網〈新聞時刻〉的健康記者蘇珊・丹澤（Susan Dentzer）打電話來和我聊了大概半小時，雙方相談甚歡。丹澤女士當然也提出很好的問題，我以為她對我提出的議題似乎相當有興趣，還說想看能否安排我上萊勒的節目。她沒有提出承諾，不過我還是得到一些鼓勵，因為我曾經接受該節目的訪談。

最後我希望落空，訪談未能通過。為什麼？我不確定，但我確實注意到公共電視網的企業贊助者不欣賞我的營養學觀點。〈新聞時刻〉應該有某個員工明白那些大企業金主不喜歡我的觀點。若還有很多故事可以安全訴說，又何必冒失去經費的風險？

近來，大企業愈來愈善於暗中資助〈新聞時刻〉等**看似中立的節目**。〈新聞時刻〉目前最大的金主是奈特基金會（John S. and James L. Knight Foundation），基金會執行長亞伯托・伊巴關（Alberto Ibargüen）也是百事公司（PepsiCo）的董事[14]。奈特基金會董事安娜・斯潘格勒・奈爾森（Anna Spangler Nelson）自一九八八年，就是韋克菲爾德集團（Wakefield Group）的普通合夥人[15]，那是位於北卡的一家投資公司，握有該州許多醫療與生技公司股票[16]。自二〇〇六年擔任該基金會董事的E・羅・史坦普斯（E. Roe Stamps IV），是巔峰集團（Summit Group）的共同創辦人與執行合夥人，該投資公司的投資組合包括從事專業分子診斷的愛波瑟公司（ApoCell, Inc，專為大藥廠與生技公司分析腫瘤藥物的效度）、解剖病理學實驗公司奧羅拉（Aurora Diagnostic LLC，公司網站宣稱「可立即運用最先進的實驗室程序」[17]，包括基因重組檢測），並且持有其他醫療科技與健康照護公司股分。董事厄爾・鮑爾（Earl W. Powell）是邁阿密大學鮑爾基因療法中心的捐助者（Powell Gene Therapy Center at the University of Miami）[18]。

即使是看似中立的節目或刊物，背後仍有許多大企業暗中資助，這會大大影響了媒體的公正性。

我的重點並非批評奈特基金會或董事，若仔細審視〈新聞時刻〉的其他捐助者也會出現同樣的結果。我肯定奈特基金會的許多成就，該基金會大致上讓「小人物」得以對抗企業利益。不僅如此，慈善機構找有錢的成功人士當董事也有道理，他們可以提供決策方向，並協助募款。我要指出的是，有些新聞組織原本應該不偏不倚，但其所仰賴的經費來源本來就有未攤在陽光下的利益衝突，例如這些董事根本來自應受到檢討與曝光的體制內。

或許質疑〈新聞時刻〉這類靠公家經費支持的新聞節目偏頗並不正確，但二十年前與公共電視網交手的一次經驗，讓我質疑公共電視網的「新聞獨立」。一九九二年，《紐約時報》、《今日美國》（*USA Today*）與《週六晚郵報》（*Saturday Evening Post*）大幅報導我們在中國的研究後，公共電視網提出一項有趣的構思，要比較三個國家鄉村人口的飲食與健康，這三個群體分別位於義大利、美國與中國，至少芝加哥的公共電視網找來位於科羅拉多州的特約拍攝團隊，是這樣告訴我的。該團隊負責剪接鏡頭，去過康乃爾大學、中國、英國牛津大學拍攝，並在中國採訪我和北京同事陳君石博士。

我以為我們在北京拍攝的對談很順利，還談到中國鄉村以低脂蔬食為主的飲食方式，大大優於美國常見的高脂動物性飲食。美國飲食是美國農業部的飲食指南指導委員會（Dietary Guidelines Advisory Committee）所提倡，知名的食物金字塔也是這委員會發布的。我當時就說，我不太欣賞典型美國飲食，也不喜歡政府委員會提出具有政治考量的建議——我現在的立場更是堅定。

一切進行順利，拍攝小組在節目播出前兩週提醒我們，說我們會喜歡這節目，旁白還是知名新聞主播朱蒂・伍卓夫（Judy Woodruff）擔任。等到播出時間，我們一群朋友與同事齊聚在電視機前，卻完全沒看到對方答應要播的內容。節目沒有三個國家鄉村地區飲食比較，而更重要的政策討論完全被剪掉，只有節目最後的致謝名單提到陳博士和我，就這樣而已。隔天早上，我打電話給科羅拉多州的聯絡窗口，詢問怎麼回事。他說，團隊把成品交給公共電視網的製作人員時，他們不喜歡我批評飲食指南與美國農業部擬定指南的過程，因此紀錄片得略過那些批評，還有陳博士與我提出的證據。然而剩下來的片段卻會誤導人，一面倒地對民眾保證，美國飲食方式很好，政府會保障我們健康。

公共電視網這麼知名的媒體，向來以立場公正為名，但說不定他們**根本沒那麼公正**？一九九二年那部紀錄片播出的時候，阿徹丹尼爾斯米德蘭公司（Archer Daniels Midlands，ADM）是〈新聞時刻〉知名的大贊助者；ADM的營業據點遍及全球，二〇一一年營收達七百億美元，收入來源包括飼料原料。我只能懷疑，公共電視網的高層主管怕得罪ADM，於是攔下我在紀錄片中的批評。或許我的猜測錯了，這就留待讀者判斷[19]。總之，多年前與公共電視網交手的經驗在我心中留下傷痕，丹澤女士訪問我關於《救命飲食》的研究時，這段往事又浮上心頭。

我把這兩段關於公共電視網的經歷，歸檔到「藉由忽略來錯誤詮釋」的檔案夾。公共電視網剪掉了我對美國飲食指南的批評，也讓報導可信度蕩然無存。可笑的是，我當時的評論和現在相比，可是非常溫和的！

還有一點要補充。有一位曾參加坎貝爾基金會（T. Colin Campbell Foundation）線上課程的朋友是個名人，他告訴我最近曾與公共電視網的朋友聊天，於是得知，原來其實有人把我的

一則則健康報導背後，隱晦權發揮正淋漓盡致、陰險狡猾：沒有指紋、傷痕、血跡、衝突，只有「看似」純真的科學報導……。

《救命飲食》訪談推薦給〈新聞時刻〉的製作團隊。然而，我從沒當過萊勒節目的來賓。

又是隱晦權力在運作

我在此寫下的媒體事蹟算不上特別精彩。《新聞週刊》或公共電視網在健康報導中忽視營養學，根本無法拍成動人心弦的電影，麥特・戴蒙（Matt Damon）應該沒興趣在大銀幕上訴說我的故事。沒有人說謊、欺騙或共謀——就我所知，並沒有神祕暗室裡的大筆金錢交易發生。這些報導偏頗的記者根本不知道自己在做什麼，或自己是回應什麼壓力。他們都是誠實的好人，設法做出節目，提供娛樂與資訊給觀眾，避免誹謗言論，也別招惹給他們薪水的人，以保住飯碗。這就是隱晦權發揮得淋漓盡致、最陰險狡猾的例子：沒有指紋、傷痕、血跡、衝突，只有看似純真的科學報導，彷彿那是顯而易見的完整事實。

然而，我們都看見，省略部分故事的代價，正是讓人類的苦難無法訴說。

1.Richard Smith, "Medical Journals: A Gaggle of Golden Geese," *BMJ Group* (blog), July 3, 2012, http://blogs.bmj.com/bmj/2012/07/03/richard-smith-medical-journals-a-gaggle-of-golden-geese/.

2. A. Lundh, M. Barbateskovic, A. Hrobjartsson, and P. C. Gotzsche, "Conflicts of Interest at Medical Journals: The Influence of Industry-Supported Randomised Trials on Journal Impact Factors and Revenue–Cohort Study," *PLoS Medicine* 7 (2010): 1-7.
3. A. E. Handel, S. V. Patel, J. Pakpoor, G. G. Ebers, B. Goldacre, and S. V. Ramagopalan, "High Reprint Orders in Medical Journals and Pharmaceutical Industry Funding: Case-control Study," *British Medical Journal* 344 (June 28, 2012): e4214, doi:10.1136/bmj.e4212.
4. Jacob Goldstein, "Whole Foods CEO: 'We sell a bunch of junk'," *Wall Street Journal Health Blog*, August 6, 2009, http://blogs,wsj.com/health/2009/08/05/whole-foods-ceo-we-sell-a-bunch-of-junk/.
5. A. Goldhamer, D. L. Lisle, B. Parpia, S. V. Anderson, and T. C. Campbell, "Medically Supervised Water-Only Fasting in the Treatment of Hypertension," *Journal of Manipulative and Physiological Therapeutics* 24, no. 5 (2001): 335-39; A. Goldhamer, D. L. Lisle, B. Parpia, S. V. Anderson, and T. C. Campbell, "Medically Supervised Water-Only Fasting in the Treatment of Borderline Hypertension," *Journal of Alternative and Complementary Medicine* 8, no. 5, (October 2002): 643-50.
6. C. D. Gardner, A. Kiazand, S. Alhassan, S. Kim, R. S. Stafford, R. R. Balise, H. C. Kraemer, and A. C. King, "Comparison of the Atkins, Zone, Ornish, and LEARN diets for Change in Weight and Related Risk Factors among Overweight Premenopausal Women. The A to Z Weight Loss Study: A Randomized Trial," *Journal of the American Medical Association* 297, no. 9 (2007): 969-77.
7. "Grants," The Dr. Robert C. and Veronica Atkins Foundation, accessed November 1, 2012, http://www.atkinsfoundation.org/grants.asp.
8. J. Lehrer. *The News Hour with Jim Lehrer*, January 20, 2007.
9. C. Emery and J. Rockoff, "Cancer Death Rate Falls," *News & Observer* (Raleigh, NC), January 18, 2007: 1A, 14A.
10. Associated Press, "Cancer Deaths Drop for 2nd Straight Year," MSNBC.com, January 17, 2007, http://www.msnbc.msn.com/id/16668688/ns/health-cancer/t/cancer-deaths-decline-nd-straight-year/.
11. 同上。
12. National Cancer Institute, "NCI Budget Requests," last modified November 1, 2011, http://www.cancer.gov/aboutnci/servingpeople/nci-budget-information/requests.
13. "Obituary: Sidney Harman, 1918-2011," *BloombergBusinessweek*, April 14, 2011, http://www.businessweek.com/magazine/content/11_17/b4225024048922.htm.
14. "Alberto Ibargüen, President and CEO," John S. and James L. Knight Foundation, 2012, http://www.knightfoundation.org/staff/alberto-ibarguen/.
15. "Anna Spangler Nelson, Trustee," John S. and James L. Knight Foundation, 2012, http://www.knightfoundation.org/staff/anna-spangler-nelson/.
16. Lee Weisbecker, "Wakefield Group Joins VCs Going Invisible," *Triangle Business Journal*, July 6, 2009, http://www.bizjournals.com/triangle/stories/2009/07/06/story6 .html.
17. "Services," Aurora Diagnostics, 2011, http://www.auroradx.com/services/.
18. "Management," Powell Investment Advisors, 2011, http://www.powellinvestmentadvisors.com/index.php/management/.
19. ADM最廣為人知的應該是生產高果糖玉米糖漿，現在據信是導致肥胖率攀升的原因，也因此衍生訴訟與罰款。麥特・戴蒙的電影《爆料大師》（The Informant）就以此為題材。

Chapter 17

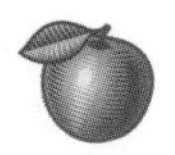

政府傳達錯誤訊息

善唯知識，惡唯無知。

—蘇格拉底

談到人民的健康，政府扮演著重要角色，因為政府負責提供經費給科學家做健康研究，核准藥物與療法，為各機關學校的午餐方案擬定營養建議，還制定營養標示的規範等。民有、民治、民享的政府應透過政策，找出最有效的疾病預防與治療方式，並給予經費、多加提倡，以維持人民健康。可惜，現實不是這麼回事！

遺憾的是，根據經驗，我發現健康政策與資訊誤導了民眾，要民眾承擔悲慘的苦果。美國的健保方案雖引起激烈辯論，卻沒討論到重點，民主與共和兩黨只爭論誰該付錢，未能思考如何讓民眾真正常保健康。國家級的營養政策是在迎合有錢的業界，不符合客觀的科學標準；政府衛生機構罔顧營養對公共與個人健康的影響。若有人叫你擬定的公共政策，目標在犧牲大多數民眾的健康，以造福製藥、醫療與垃圾食品等產業獲利，那麼，應該沒有比目前的政府更善於此道的。我的朋友霍華・李曼（Howard Lyman，原為牧場主人與農業遊說者，《紅色牧人的綠色旅程》作者）所言甚是：「**我們擁有金錢能收買到的最佳政府。**」

難道決策者真那麼不知民間疾苦，不知道這些政策的影響與當初主張的目標恰恰相反？非也。產業能隨心所欲接觸各層級的官員，軟硬兼施，迫使政府提出促成疾病、贊成簡化式療法的政策，導致產業致富，民眾疾病纏身。

產業如何收買政府？

製藥、保險與醫療業是美國候選人的最大金主！

據監督團體「OpenSecrets.org」調查，在二〇一一到二〇一二年的國會議員競選期間，醫師、護士、營養師等個別醫療執業人員，以及美國醫學協會（American Medical Association）之類的大型衛生專業機構給候選人的捐款總額排名第四（近一千九百萬美元）、保險業第六（近一千五百萬美元）、製藥與保健產品業排名第十（超過九百萬美元）[1]。這表示，他們可以發揮很大的力量引導健康政策，不僅能籌備數千萬美元捐給支持的候選人，也可以花更多錢擊潰不聽擺布的候選人。歐巴馬總統就是在二〇〇九年的美國醫學協會大會上，宣布將在健保改革方案中將全民納入保險[2]。

醫療照護體系效率提高，對這些產業來說一點好處也沒有；如果大家明天起都採取全食物蔬食，這些產業就糟了。甚至可說，藉由營養與其他生活型態因素來改善健康照護是「反成長」的行為，違反國家利益，因為採取健康飲食就不必進手術室，對國內生產毛額（GDP）沒有貢獻。買起司堡、大薯條配可樂的餐點則對經濟有利，如果導致心臟病，能帶來一大筆醫療帳單會更好。

這些產業能付錢給最厲害的遊說者，那些說客不僅有人脈，且說服力很強。原本產業與政府機構間的「旋轉門」旋轉速度會比以往更快，完全不顧利益規避。

販賣地位換取收入的專家

法規機關常僱用產業遊說者與所謂的科學家，那些人販賣自己的地位換取收入，而公務員離職後到相關的民間企業任職也很普遍。二〇〇九年，國家衛生研究院院長艾利亞斯・澤胡尼博士（Dr. Elias Zerhouni）辭職後，到約翰霍普金斯大學任職（Johns Hopkins University），該校也曾發布新聞稿[3]，但他只做了四個月就轉職到法國賽諾菲藥廠（Sanofi）當研發主管[4]，這項轉職消息國衛院網站當然沒有提，這和先前回到學術界的院長都不同。

二〇一〇年，疾病預防管制中心主任茱莉・葛柏丁博士（Julie Gerberding，二〇〇二至二〇〇九年任職該中心）離開之後，便在默克疫苗公司（Merck Vaccines）獲得高薪職位[5]。這對默克來說是大好消息，可運用葛柏丁博士在政界與世界衛生組織的人脈與影響力，在美國與全球銷售更多疫苗。不過，這項轉職消息也令人質疑她行為不當，因她在任職疾管中心期間，每年都要美國人盡快接種流感疫苗（也因此被封為「膽小鬼」，因為她年年預測會大流行的流感，最後都沒有發生），這樣當然能成為未來老闆眼中的紅人。

這疑慮無法獲得證實，沒有證據顯示葛柏丁博士刻意推動疫

> **採取健康飲食就不必進手術室，對國內生產毛額沒貢獻，違反國家利益；買起司堡、大薯條配可樂對經濟有利，若能帶來醫療帳單更好。**

苗接種政策，讓未來的雇主獲利。不過如果你是政府官員，並以接種疫苗當作控制自閉症之類疾病的主要策略[6]，那很難讓人忽略你的任期很短，而且如意算盤打得好的話，離職後就會有民間企業張開雙臂歡迎你。既然衛生政策看起來像由藥廠行銷部門撰寫的，政府機構似乎**樂於討好產業**，我們怎能信賴這樣的政府機構會把大眾福祉視為優先？

插手法規的編撰

至於在產業方面，遊說人士可不只和政治人物握握手，打完高爾夫球之後請他們喝一杯。他們還幫那些「知恩圖報」、又人手不足的立法者與機構主管編撰法規。在產業的重賞之下，說客的任務是阻擋任何可能妨礙獲利的文字。政客又隨之起舞，以保住政治前途。雖然這事實並未公開，卻是國會與華府K街（K Street，譯註：產業說客的大本營）的默契。多年來，我得知許多政府高層決策者，私下認同公共政策應重視營養與健康，但政治體系會懲罰認真看待飲食與健康改革的民代。企業不僅資助選舉，如果任何人想阻擋它們獲利，它們也樂於終止其政治生涯，讓進步的立法胎死腹中。這表示法律進一步促成富人的利益，而非維護公眾權益。

健保爭議吵錯重點

過去四年來，健保改革是美國最熱門的政治議題之一。美國健康照護體系無疑千瘡百孔，但如果看看大家在討論什麼，便會清楚發現幾乎人人都搞錯重點。醫療照護體系會這麼昂貴，是因為它無法產生健康效益，且似乎無意促成健康。砸大錢卻得不到健康，是所有問題的根源。

近年來，大批作家、學者、政治人物與產業領導人提供意見與建議，想解決「健康照護問題」。自由派指出，為數眾多的人口沒有能力負擔保險，因此堅持由負擔得起的人來分攤保險重擔。保守派人士則設法保護醫療照護的「自由市場」，無視於這市場哪來的自由可言？有時雙方能達成協議，但多限於如何讓醫療照護能更簡便實現。

關於健康照護的爭議多聚焦於供給面，而非需求面，激烈爭論誰該付費，而不是費用為何如此高昂。

大家不斷討論如何把付費責任轉嫁到不同群體上，例如私部門或公部門、雇主或員工，彷彿這樣就有助於控制美國醫療成本的沉重負荷（二〇〇九年為二・五兆美元）[7]。把討論與方案局限於資金來源實在太狹隘，這些常獲得宣傳與媒體報導（或該說「大話」）的政治算計，或許不時讓政客與特定利益團體稱心如意，卻對為何民眾如此不健康、疾病無法治療等重大問題一籌莫展。這些討論並非沒有「副作用」，例如重心未放在如何促進健康；如果把問題放在如何改善健康，就能帶出營養的重要性，而非藥物和醫院。因為方向錯誤，於是這些討論仍讓這體制繼續造福謀利的機構，犧牲人民健康。

要控制醫療費用，最知名的方案應數「健康維護組織」（health maintenance organization，HMO，譯註：加入該組織的保險計畫，則同屬於此組織的醫師會接受此保險計畫並提供醫療服務），這是在一九九〇年代開始實施的立法。雖然在實施之後的幾年，健康照護費用的漲幅稍微放緩，但沒能維持多久便恢復持漲勢，而且沒有停止的跡象。

健康維護組織與醫師們歷經艱難的協商，又追求規模效率，因此一開始能減少支出。然而它仍未處理真正的問題：**生病的民眾太多，醫療與製藥產業讓人恢復健康的成效太差**——控制成本和控制疾病不同。健康維護組織雖然講求所謂的預防醫學，但實在太膚淺，不具實效。他們提出的飲食建議大致上是「**多吃蔬菜、少喝汽水、選吃瘦肉**」。這就像叫老菸槍從一天抽四包菸減少為三包，固然是邁出正確的一步，但實在少得可憐。這做法實在太不足夠、太過表面，因此「**稍微吃正確一點**」的訊息幾乎被忽略。

健康維護組織並非削減支出的最終解決之道。由於財務狀況吃緊，某些民間企業的雇主乾脆刪減給員工的醫療保險給付、裁員、關門大吉，或把生意與工作機會移轉到國外，合法忽視員工健康，不需支付醫療保險費用。美國汽車業從底特律移出到墨西哥就是一例。通用汽車（General Motors）指出，在美國每生產一輛新車，就需負擔員工醫療保險費用一千五百美元[8]。如果我們不停地把所得到的一切都拿去餵養醫療照護怪獸，終究會拖垮整體經濟。

提供偽健康資訊的政府

第五章稍微提過政府如何推廣簡化式營養，談到政府的營養資料庫與每日參考用量，然而政府這項做法的問題可不只是出在簡化式的本質而已[9]。

每日參考用量的迷思

若政府要告訴人民什麼該吃、什麼不該碰，最有力、普及、影響深遠的方式，就是在食品包裝上列出每日參考用量。第五章提過，每日參考用量是簡化式營養觀的極致表現，多數食品包裝會列出十幾種營養素，彷彿世界上**只有**這些營養素，或只有這些營養素重要。這些參考用量以公克表示，標示上會說明食品營養素占每日需求的比例。我發現美國人看不太懂公制單位，也不太懂比例。我們都知道，營養不太可能這麼精準衡量，且廠商可藉由調整每一份的份量大小，降低脂肪、糖份與鈉含量的可怕數字，有時甚至降到零，雖然產品本身的含量不少。簡言之，每日參考用量把民眾搞得一頭霧水，表面看似科學，事實上卻讓人忽視什麼食物有益健康、什麼食物有損健康的簡單事實。

更糟的是，多數每日參考用量大幅超過大部分民眾的需求。這是因為在制定某種營養素的每日參考用量時，通常以**一小群人**為樣本，評估他們至少需要多少量的某營養素，才能維持某種身體機能。這個量有時稱為「每日最低需要量」（minimum daily requirement，MDR）。例如我們可以研究樣本中的群體每天需要多少蛋白質（以「氮」的形式存在），才能補充樣本每天所流失的氮。由於這數字只代表整體人口中極小的一部分，因此「每日最低需要量」須往上調，以確保多數人口（例如九八％）能符合需求。最後，這份**偏高**的數值就變成每日參考用量。

假設我們同意，每日最低需要量正確呈現出我們達到健康的營養需求（這項假設本身就風險很高），然而若攝取每日參考用量的營養素，理論上就有九八％的人超出了最低需要量。此外，多數人（包括多數健康專業人士）誤以為「參考」用量就是「最低」需求，促成我們攝取的營養素超過所需，受惠的是營養產品廠商（例如補充品、營養強化食品與保健食品）。

不僅如此，一般大眾認為的某些營養素每日參考用量向來偏高，使得大家去攝取動物性食物。舉例而言，讀者是否聽過要大量攝取鈣質，才能保護骨骼強壯、預防骨質疏鬆的迷思？美國鈣質攝取建議量為每日一千兩百到一千三百毫克，大幅超越不吃乳製品且鈣質攝取較少的國家（每日四百至六百毫克），但後者的骨質疏鬆症罹患率其實較低[10]。雖然有明顯的證據顯示，鈣質攝取量應該降低，但無須贅言，乳品業已掌控提出飲食建議的委員，讓這些自稱「公正不阿的專家」接受高量的每日建議攝取量[11]。核黃素（riboflavin，維生素B_2）的參考用量向來也很高，且從一九五〇年代開始，民眾誤以為牛乳是豐富的維生素B_2來源[12]。事實上，乳品並非豐富的核黃素來源，許多植物的含量反而更高。此外，膽固醇的「每日值」設定在三百毫克。膽固醇也放在列表中，意味我們也需要這種營養素。非也！人體會自行產生所需的膽固醇——只有動物性食品含有膽固醇，而有益健康的建議攝取量應該為**零**！

創造蛋白質的永遠神話

接下來又要談到蛋白質的豐功偉業。蛋白質向來是政府的最愛，幾十年來，每日參考用量為總熱量的一〇%到一一%，這已超過所需，且毫不偶然是全食物蔬食的平均蛋白質含量。許多人認為飲食中熱量有一七到一八%應來自蛋白質，如此有益健康，符合目前美國人飲食的平均含量。二〇〇二年，國家科學院的食物營養委員會（Food and Nutrition Board）依據缺乏可信度的證據，指出我們一天攝取的蛋白質可以高達三五%，仍不會有健康風險[13]，此數值可是長年以來每日參考用量的三倍！在這份報告提出時，食物營養委員會的會長是某大乳品業者的顧問，而另一個相關政策委員會，亦即美國農業部的「食物金字塔」委員會中，多數成員（十一名中的六名）和乳品業也暗中有關聯，而這份報告的出資者竟然就是乳業。以這種進展速度來看，政府不久後可能開始建議民眾在廚房內另設一個水龍頭，轉開即可喝到牛奶。

> **每日參考用量不只讓人忽視什麼食物有益健康、什麼食物有損健康，更重要的是，這個參考用量大幅超過民眾的需求。**

官方提出的項目本該具有政治與科學正當性，讓全國學校午餐計畫、醫院餐飲、婦女與嬰童等相關方案在實施時有所依據[14]。然而目前研擬、詮釋每日參考用量與指南的體制竟聽從產業利益，實在可恥。有利於產業的標準與支持產業的文獻，形成政府各種方案的參考基準。

降不下來的脂肪攝取量建議

我在一九八二年為國家科學院撰寫飲食、營養與癌症報告，當時撰寫者曾激烈討論該如何依據現有證據，對飲食中的脂肪攝取量提出建議，以降低罹癌風險。是否該降到總熱量的三〇％（當時平均值為三五％至三七％）？但證據明顯指出應該要更低才對。然而爭議重點不在證據，而是擔心若誠實提出脂肪建議攝取量為二〇％（已是全食物蔬食的兩倍），是否能夠迎合政治考量。三十年前，提出這樣的說法等於讓這報告注定遭到遺忘。最後我們選擇不低於三〇％，因為小組中有位來自農業部的重要成員認為，若低於三〇％，會減少蛋白質與動物性食品的攝取量。於是之後許多年，一般談到低脂飲食時仍以三〇％為標準。這等於提出一個錯誤的標準，讓阿金飲食法之類的倡導者指責所謂的「低脂」飲食根本沒效。我們委員會在政策說明中隱瞞證據，以保護動物食品產業，沒把大眾健康放在心上。

在談到能促進健康的因素時，營養已遭**邊緣化**。在此同時，政府忽視，甚至掩飾美國醫療系統造成的死亡。第一章提過，疾管中心的網站便宜行事，完全不提醫療體系根本是美國人的重大死因，「醫師過失、用藥與手術疏失與不良效果」[15]是僅次於心臟病與癌症的第三大死因。醫療體系造成的死亡中，近一半是處方用藥引起的反效果。

讀者或許認為，用藥與手術造成的死亡並未列入疾管局的名單，是因為政府認為這數字並不正確，或許研究者搞錯了。但是這赤裸裸的現實早已經過摘要，並發表在知名的《美國醫學協會期刊》[16]。美國衛生與公共服務部的醫療研究與品質局（Agency for Healthcare Research and Quality of the U.S. Department of Health and Human Service）在一九九九年，負責監測全美多數醫院的醫療疏失。該局煞費苦心，有系統地監督美國所有醫院的這項資訊，累積五年資料，寫出這份報告。當時趨勢不僅意味這些統計數字正確無誤，且「醫療疏失」的數字也在增加。不僅如此，比起原本可避免的死亡總人數，這可能只是「冰山一角」。舉例而言，若將聯邦醫療保險（Medicare）所有住院病患加以分析，則發現從二〇〇〇年到二〇〇二年，全國有「**逾五十七萬五千人的死亡原本是可預防的**[17]。」

更近期的報告證實這些過失仍是**「主要」死因**；事實上，該報告的作者同意死亡人數實在太高，應被視為「流行病」。為什麼一項政府報告中可視為「盛行」的死因，另一個政府網站卻根本沒列入？當然是因為這種報告會衝擊發疾病財的企業。美國政府最在乎的就是醫療體制的經濟利益，因為醫療體制是候選人、政黨與政治行動委員會（編註：為政黨候選人募集和捐贈資金的組織）的一大金主。

國衛院的商業考量

先前已提過，國立衛生研究院分配給營養研究的經費僅九牛一毛，且多用於簡化式的個別補充品研究，而非研究全食物。國

「醫療疏失」的數字不斷增加，光在美國，就有逾57萬5千人的死亡原本是可預防的。

衛院並未受到大眾媒體關注，然而它能深深左右醫療研究的方向。該院每年坐擁兩百八十億美元的預算，占全美生醫研究經費的六八%至八二%，以全球來看也相當可觀。該院獲得最多經費的前兩大機構分別為癌症研究所與國立心肺與血液研究所（National Heart, Lung, and Blood Institute），正好呼應前兩大死因。當然，該院沒有預防醫療疏失與藥物不良反應研究所，以呼應第三大死因，也沒有營養研究所。

大小眼的預算分配

國立衛生研究院應該是個客觀的研究機構，但如果牽涉到**經費優先順序**，就沒有所謂的客觀性了。我們先花一點點時間，看看美國國會如何分配納稅人的錢：

在接到國衛院的主管級成員提供證詞與提出的預算之後，國會把經費總額提供給國衛院。之後，國衛院把錢分配給各研究所所長，再分配到不同的研究領域。由於爭取經費的各個不同層級機構為數眾多，因此，各機構對於國會有力成員的利益必須很敏銳。無論某研究所所長多麼有智識，仍得把大部分經費分配給簡化式、獲利導向的研究，否則受業界說客金錢壓力宰制的國會議員，可能會跳出來責難。接下來沒剩多少錢去研究如何重新安排優先順序，讓健康支出發揮得更有效率、更具同理心，也沒有剩餘經費去研究健康政策對社會的影響，例如每日參考用量與學校營養午餐對現實生活中的民眾健康有何影響，反正都這是細枝末節的小事。

國衛院給錢的方式是提供經費。他們會邀請有資格的人來擔任經費審查小組的成員，審查眾多提案。國衛院所謂的「有資格」，可不光是「有專業資格來評估研究的設計與研究潛力」，而是找**更特定的人**，這也帶來更嚴重的後果——有資格是指過去曾獲國衛院經費補助者，這樣的循環讓創新的整體式研究根本不可能浮上檯面。

我曾在國衛院與其他非政府體系的癌症研究出資機構，擔任經費審查人。幾年前，連續兩位國立癌症研究所的所長，邀請我到所長座談會（Director's Seminar），談對癌症與營養關聯的看法，與會成員包括所長及約十五名職員。我第二次去報告前，建議應成立新的研究經費申請審查小組，取名為「營養與癌症」，以強調這主題的重要性。

雖然新小組成立了，卻更名為「代謝病理學」，以彰顯其目標。我在報告時對於這新名稱表示憂心，擔心模糊了研究營養的目標，以及營養預防與逆轉癌症的能力。這現象我在實驗室已證明，並在中國的研究以人類證實這一點。我問當時的癌症研究所所長山姆・布羅德（Sam Broder）為什麼名稱裡**不能出現「營養」這個詞**。在一番激烈討論之後，他撂下一句：「**如果你要繼續這樣講話，那你就回去康乃爾好了。**」布羅德堅稱他們已提供經費做營養研究，顯然我們對於「營養研究」的定義並不同。當時國衛院的營養研究和現在差不多，只占癌症研究所經費的二％到三％，而且多用在補充品的臨床測試。經過兩個小時的討論（好吧，爭論），我們卻沒有任何進展[18]。

簡化式哲學的預防針

顯然國衛院公開說明對於目前「無法治癒」的疾病之起因與未來療法，選擇中要納入什麼與不納入什麼時，都帶著簡化式目的。若要舉個最適切的例子，說明國衛院資助的計畫充滿簡化式哲學，我得再次提起黃麴毒素與肝癌之間的關聯。國衛院的網站中有個頁面在討論這關係，而我在二〇一二年三月造訪這個網頁時，已離藍恩・斯多洛夫（Len Stoloff，曾任食品暨藥物管理局黴菌毒素研究主管）與我初次發表研究，懷疑黃麴毒素是人類致癌物已有四十年。

國衛院的網頁開始是這樣寫的：

近四十年來，國家環境衛生科學研究所（National Institute of Environmental Health Sciences）提供經費給科學家，探討黃麴毒素如何促成肝癌；黃麴毒素是從黴菌自然產生的毒素。科學家發現，基因若接觸黃麴毒素則會發生突變，因此我們更了解黃麴毒素與人類癌症風險之間的關聯。這些發現可用來發展癌症的預防策略……。

國家環境衛生科學研究所資助的麻省理工學院科學家，是最早指出接觸黃麴毒素可能導致肝癌的人。他們的研究也說明，黃麴毒素會致癌是因為能產生一種變形的DNA，稱為共價鍵結物（adduct）[19]。

瞧瞧這簡化式的假設：黃麴毒素是透過改變DNA而引發癌症，好像整個過程是線性的，絲毫不複雜，沒有其他數千種反應與互動介入！但我們讓國衛院繼續說吧（同時繼續忽略營養在癌症形成過程中的重大影響）！

約翰霍普金斯大學的研究者……，率先研究葉綠酸（chlorophyllin）的效果，這種會出現在非處方用藥的膳食補充品與食用色素的葉綠素衍生物，可降低接觸黃麴毒素的人罹患肝癌的風險。在中國啟東的研究顯示，每餐攝取葉綠酸可以減少尿液中五五%的黃麴毒素相關DNA共價鍵結物。研究者相信，葉綠酸可阻擋胃腸道吸收黃麴毒素，從而降低黃麴毒素含量。這結果顯示，在黃麴毒素接觸量

大的地區，若要降低肝癌罹患率，服用葉綠酸或富含葉綠酸的綠色蔬菜可能是可行且具經濟效益的方式[20]。

研究者找的是一種生物標記，亦即應與罹癌有關，並且可測量的物質。在這個例子中的生物標記，是尿液中與黃麴毒素相關的DNA共價鏈結物。他們找出了「葉綠酸」這種單一的營養素，並以直截了當的簡化觀點，認為它可以阻擋胃腸道吸收此種化合物。

注意到這段文章兩個令人吃驚的現象嗎？

首先，雖提到綠葉蔬菜，語氣卻是一筆帶過。「可行、具成本效益」的是葉綠酸，不是菠菜、青花菜或羽衣甘藍。國衛院在贊成多吃綠色蔬菜以防癌之餘，語氣中也注意不傷及藥丸的銷售潛力。

第二，這裡所訴說的機制完全來自沒有根據的假設，亦即尿液中和黃麴毒素有關的DNA共價鏈結物和罹癌的相關性，就連網頁中也沒有肯定這項機制。這可能是真的，但絕非確定的；你不能根據尿液中的共價鏈結物來計算癌細胞，就像要估算一個小孩在萬聖節吃了幾個巧克力，不能只算他臥室的垃圾桶裡有多少包裝紙。

文章的結論又不免俗是這樣：發現某種基因之後，可能解釋為何某些人在接觸黃麴毒素之後會罹患肝癌，有些人不會：

約翰霍普金斯大學的團隊設法找出導致肝癌的基因。他們在肝癌的確診病患血清中，找到一種關鍵的基因「p53」，如果它發生突變的話就容易發生罹癌的情況。這項發現可望為肝病高危險群發展出新策略，以偵測、預防與治療肝癌[21]。

我把上面的話重述一遍：醫學研究體制拿了政府經費，對於肝癌這種病痛的回應是**推薦大家吃個藥丸**，減少胃腸道吸收一種經證實與肝癌無關的致癌物，並允諾投入更多昂貴的研究，來尋找基因療法，或許終有一天可挽救出錯的人體。他們完全不提營養，除非它是更方便攝取某種營養素的膳食補充品！

我曾和這位率領約翰霍普金斯團隊的研究者共事一段時間。他是化學背景出身，和多數化學家一樣，骨子裡是簡化論者。他在探討是什麼引起肝癌時，出發點大幅傾向黃麴毒素這種致癌物是人類肝癌的主要起因（讀者應該記得我在研究生涯之初，也曾這樣想）。他專注於監測可能遭黃麴毒素汙染的食物，也因此必須經常分析食物。他很興奮地表示，他和同事要成立一間公司來監測黃麴毒素，大賺一筆。此外，他和其他約翰霍普金斯的同事正準備在中國進行美國國衛院資助的臨床試驗，測試國衛院網頁上提到的評估，也就是葉綠酸與相關藥物可能可以預防肝癌。

我們就是在這個時機合作，一同探索黃麴毒素與肝癌的關聯。他的實驗室有我見過最好的方法，分析尿液中黃麴毒素產生的DNA共價鏈結物，以當作估算黃麴毒素接觸量的指標。和他合作，讓我們更能評估黃麴毒素與肝癌死亡率之間的關聯。可惜結果未能如他所願，符合金錢與其他方面的利益，因為兩者沒有關聯——雖然我們以三種不同方式記錄黃麴毒素的接觸量，而且這也是黃麴毒素與人類肝癌最完整的調查[22]。他拒絕擔任這份研究的共同作者，此外，就我所知，他要給中國鄉村人口服用葉綠酸的介入計畫，在國衛院給了八年經費之後以**缺乏結果**而告終。

然而，這些祕辛皆未出現在國衛院網頁。正因為這些事沒有曝光，因此替各種獲利手法廣開大門，甚至予以鼓勵，例如以化學檢測方式來分析微量的黃麴毒素（這正是約翰霍普金斯研究者所開設公司的業務）。

這就是簡化論與各位繳的稅金所做的事情。國衛院未能預防癌症，其所採用的方式如同給民眾心理打預防針，讓大家對真正的健康有抵抗力：「**沒必要改變你的飲食。要改當然可以，不過吃個藥丸既簡單又便宜。別擔心，我們快要解答這個難題了，只要找出肝癌基因就行。再給我們幾年，療法就會出現。**」盡是安慰人的話與嚴重的後果。

我們在本章看到政治操弄與金錢壓力造成什麼結果。製藥界、補充品廠商、醫院、外科醫師、加工食品、工業化肉品與乳品供應商共同捏造的事實，遮掩了真相。如果這些力量能左右原本該為民眾利益把關的強大政府機構，那我們怎麼信任政府給予的健康指導呢？

1. "Top Interest Groups Giving to Members of Congress, 2012 Cycle," OpenSecrets.org, accessed November 9, 2012, http://www.opensecrets.org/industries/mems.php.
2. "Influence & Lobbying: Health Professionals," OpenSecrets.org, accessed November 1, 2012, http://www.opensecrets.org/industries/indus.php?Ind=H01.
3. "Elias Zerhouni," *Wikipedia*, last modified November 19, 2012, http://en.wikipedia.org/wiki/Elias_Zerhouni.
4. "Former NIH Director Elias Zerhouni Rejoins Johns Hopkins Medicine as Senior

Advisor," Johns Hopkins Medicine, accessed December 2, 2012, http://www.hopkinsmedicine.org/news/media/releases/Former_Nih_Director_Elias_Zerhouni_Rejoins_Johns_Hopkins_Medicine_as_Senior_Advisor.

5. "Dr. Julie Gerberding Named President of Merck Vaccines," BusinessWire, December 21, 2009, http://www.businesswire.com/news/home/20091221005649/en/Dr.-Julie-Gerberding-Named-President-Merck-Vaccines.
6. John Stone, "Mr. Gates, Dr. Julie Gerberding Told Dr. Sanjay Gupta Vaccines Cause Autism, Did You Forget?" *Age of Autism*, February 7, 2011, http://www.ageofautism.com/2011/02/mr-gates-dr-julie-gerberding-told-dr-gupta-vaccines-cause-autism-did-you-forget.html.
7. U.S. Census Bureau, Statistical Abstract of the United States, "Table 134. National Health Expenditures–Summary: 1960 to 2009," accessed November 1, 2009, http://www.census.gov/compendia/statab/2012/tables/12s0134.pdf.
8. Ali Frick, "GM CEO: Serious Health Care Reform 'Undoubtedly Would Help Level the Playing Field,'" *Think Progress,* December 5, 2008, http://thinkprogress.org/politics/2008/12/05/33286/gm-health-care-reform/?mobile=nc.
9. 正如先前討論，「每日參考用量」（RDI）是過去「每日建議攝取量」（RDA）的新說法。在此為了討論之便，兩詞會交替使用。
10. D. M. Hegsted, "Calcium and Osteoporosis," *Journal of Nutrition* 116 (1986): 2316-2319.
11. 見 *The China Study*, pp. 311-314。
12. T. C. Campell, T. Brun, J. Chen, Z. Feng & B. Parpia, "Questioning Riboflavin Recommendations on the Basis of a Survey in China," *American Journal of Clinical Nutrition* 51 (1990): 436-445.
13. The National Academies, "Report Offers New Eating and Physical Activity Targets to Reduce Chronic Disease Risk," September 5, 2002, http://www8.nationalacademies.org/onpinews/newsitem.aspx?RecordID=10490.
14. 更多資訊請參考傑夫・諾維克（Jeff Novick）的精彩演講：http://www.jeffnovick.com/RD/Should_I_Eat_That.html。
15. B. Starfield, "Is US Health Really the Best in the World?"
16. 同上。
17. 同上。
18. 這種態度的確讓布羅德嚐到甜頭。他一九八九年離開癌症研究所之後，就在學名藥廠IVAX擔任研究職位，之後又到現在的生技公司大廠塞雷拉基因組（Celera Corporation）擔任醫療長。"Ivax and Teva on the Heels of Taxol and Zovirax," *The Pharma Letter*, April 7, 1997, http://www.thepharmaletter.com/file/41937/ivax-and-teva-on-the-heels-of-taxol-and-zovirax.html; "Samuel Broder," LinkedIn, accessed November 1, 2012, http://www.linkedin.com/pub/samuel-broder/25/649/b31.
19. "Aflatoxin & Liver Cancer," The National Institute of Environmental Health Sciences, last modified November 9, 2007, http://www.niehs.nih.gov/about/congress/impacts/aflatoxin/index.cfm.
20. 同上。
21. 同上。
22. T. C. Campbell, J. Chen, C. Liu, J. Li, and B. Parpia, "Nonassociation of Aflatoxin with Primary Liver Cancer in a Cross-Sectional Ecological Survey in the People's Republic of China," *Cancer Research* 50 (1990): 6882-93.

Chapter 18

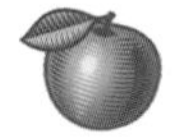

「光明使者」遮蔽真相

如果探尋真理和政治宣傳混為一談，追求知識將淪為爭名奪利。

—艾爾斯頓・蔡斯（Alston Chase），哲學家與作家

要列出健康領域的「好人」，想必名列前茅的肯定是打擊疾病、宣導健康做法的無私「協會」。我指的是病患代言與募款團體，例如美國癌症協會、全國多發性硬化症協會（National Multiple Sclerosis Society，MS Society），這些機構為嚴重疾病募款，促進大眾對疾病的了解，並尋求治療之道。另外，也包括：專業組織，例如美國營養協會（American Society for Nutrition，ASN），與美國營養及營養師學會（AND，二〇一二年一月之前稱為American Dietetic Association），這些專業組織提供教育與人脈，讓專業成員能有效發揮所長，擔任營養推廣的先鋒。然而這些機構的捐款、公關、獎勵與募款工作，卻強化其所處的體制，也就是歌頌簡化式研究、忽視營養的體制。

遺憾的是，這些機構往往充當製藥公司與食品業的幌子，未能倡導病人權益，傳播科學事實，看似無私奉獻，實際上卻是披著羊皮的狼，善於欺騙大眾。

癌症協會與多發性硬化症協會等病患代言團體，表面上是為了根除某疾病而存在。多發性硬化症協會的網站上，闡明其宗旨為「**提供經費從事先進研究，宣導疾病知識，推廣專業教育，並提出各種方案與服務，協助多發性硬化症病友與家屬往前邁進**[1]。」其實把「多發性硬化症」換成「癌症」、「糖尿病」、「心臟病」、其他任何疾病或身體部位，就能當作不同病患代言團體的宗旨。專業協會的目標也差不多，主要差異是著重於特定學門，而非特定疾病。以美國營養及營養師學會來說，宗旨是「**致力改善國人健康，透過研究、教育與推廣，讓營養師專業能更上層樓**[2]。」

兩種組織在疾病與治療方面都能施展權力與影響力。多數疾病代言協會的目標是躍升為「官方」團體，提出與該疾病有關的國家政策，而專業協會通常是尋求權力，制定進入該行業的標準與規範。

這些組織很重視自身的把關角色，自認為能保護大眾，避免不誠實與不夠格的執業者傷害，然而，把關功能也容易阻礙創新做法與新典範。諷刺的是，這些組織其實像**壟斷者**，只管保住權力，打壓挑戰其世界觀的人。每個病患代言協會與專業組織的核心，就是假定誰是合法的從業人員，誰是「騙子」。通常這些假設不會明講，除非有人提出的某種治療程序或研究目的，衝擊了主流觀念，而這些組織的主流觀念，和健康照護體系的各個角落

許多病患代言與募款團體其實是披著羊皮的狼，充當製藥公司與食品業的幌子，不倡導病人權益、傳播科學事實，而是欺騙大眾。

一樣屬於簡化式典範。因此，即使許多人立意良善，但這些組織在公關與募款活動中就是會把新療法妖魔化，阻礙新發展。

產業的金權魔掌

在健全的體制裡，這些組織（尤其是非營利組織）該是獨立的，只對組織成員與病友負責。實際上，組織運作的主要經費來源，和前面幾章提到的其他團體一樣是製藥與醫療產業。

這些組織在幾個層面須仰賴產業。首先，許多組織需要**企業捐款**，因此其政策與訊息難免偏向金主的利益。許多組織與有錢的公司共同舉辦活動與方案，若少了合作關係，非營利組織根本無法獨立舉辦。而在美國，兩者的關係又像產業與政府，利益瓜葛會鼓勵非營利組織主管與研究者的行動更有利產業。非營利組織成員（例如對同儕有影響力的知名醫師與醫學研究者）在離開該組織之後，會由產業網羅，擔任說客或「思想領袖」，亦稱為「關鍵意見領袖」。

接下來以我熟知的兩個病患代言協會與兩個專業團體為例，仔細審視這些非營利組織。

美國癌症協會

美國癌症協會的宗旨是致力在全球根除癌症。協會提供經費做研究，贊助病友教育，鼓勵大眾採取行動，讓「癌」不再是禁忌話題，總之是竭力為病患與親友創造更美好的世界。癌症協會大無畏地宣導拒菸，大幅降低美國吸菸率，成功遏止抽菸人口。誰會那麼壞心，責難這協會的付出呢？要是膽敢批評，就會發現別人的反應好像你在懺悔自己愛癌症。然而，該協會卻是降低美國罹癌率的一大阻礙。山繆・艾普斯坦（Samuel Epstein）在二〇一一年出版的《國立癌症研究所與美國癌症協會：對癌症預防與利益衝突的忽視之罪》（*National Cancer Institute and American Cancer Society: Criminal Indifference to Cancer Prevention and Conflicts of Interests*）[3]，稱美國癌症協會是**「世上最有錢的非營利組織」**。該協會每年砸下天文數字的錢做癌症篩檢與醫學研究，卻幾乎未投入飲食研究或倡導。雖然艾普斯坦的著作聚焦於癌症的環境因素，未提及營養，但是受協會蠱惑的人一定要讀，看他如何揭露該協會的表裡不一與利益衝突。

如果你掌管一個有錢有權、致力根除癌症的機構，會希望它在癌症研究上採取何種立場？我希望研究設計要先了解癌症本質的生物複雜性，之後盡量利用**自然方式**來恢復健康。我會促成研究的多樣化，簡化論與整體論、機械論與動態論、緩解與治療、回應與預應等研究皆能並存。研究與介入方式愈多樣，愈可能在無意間找到真正的突破。我也會用絕大部分經費，向大眾宣導營養對癌症已確知的影響與療效。

不過，美國癌症協會的做法大相逕庭，只尋求單純的解決方案，用合成的化學物質殺死特定癌細胞，忽視能以自然方式來恢復與維持健康。在此目標下，美國癌症協會和阿斯特捷利康（AstraZeneca）之類的製藥公司公關部門差不多，該公司資助協會的乳癌宣導活動，又是幾種乳癌用藥的生產與販售者。此外，安進（Amgen）生技公司執行長高登・賓達（Gorden Binder）也是美國癌症協會董事。除了阿斯特捷利康與安進公司，下列公司是每年捐十萬美元以上給該協會的「神劍捐款者」（Excalibur Donor）：必治妥施貴寶（Bristol-Myers Squibb）、葛蘭素史克（GlaxoSmithKline）、默克與諾華（Novartis）等大藥廠，以及生技公司基因泰克（Genentech）[4]。

美國癌症協會的研究與宣導經費，除了數十年來用於成績斐然的拒菸運動之外，其他都用在「預防性篩檢」（什麼時候診斷出後期癌症能稱為預防了？）以及癌症發展的分子機制最後可能創造出最新的有毒藥物或基因操縱法。

乳房攝影是最普遍且高獲利的乳癌篩檢方式，也是美國癌症協會實務做法與哲學的一大支柱。艾普斯坦指出，協會過去有五名會長是放療師，而生產乳房攝影底片的杜邦公司（DuPont）也重金贊助協會的乳房健康宣導方案。協會的乳癌宣導月重頭戲是「全國乳房攝影日」，這項活動由企業贊助者買單。協會不僅大力推廣乳房攝影，如果政府對乳癌篩檢的指導會阻礙贊助者的獲利，那麼該協會就把政府的說法當耳邊風。二〇〇九年，美國預防服務工作小組（Preventive Services Task Force）發現，對五十歲以下的女性而言，每年進行乳房攝影的**風險大於潛在好處**，因此建議五十歲以下女性兩年檢驗一次即可[5]，但美國癌症協會屈從於放療產業，依然鼓勵四十歲以上的女性每年進行乳房攝影。

美國癌症協會的經費來源不只是製藥與醫療保險公司，垃圾食物產業也是頻頻大方出手的捐助者。協會的神劍捐款者尚有溫蒂漢堡（Wendy's）、麥當勞、聯合利華頂好牌（Unilever/Best Foods，旗下尚有眾多食品品牌，例如羅曼〔Rama〕乳瑪琳、百得利〔Bertolli〕橄欖油、好樂門〔Hellmann〕美乃滋、康寶〔Knorr〕湯品、班傑利〔Ben & Jerry's〕冰淇淋）與可口可樂。或許不令人意外，協會對於飲食並未採取強硬立場，飲食建議（躲在網站某個角落[6]）很含糊，不會威脅到贊助者的獲利。目前飲食建議的範例如下：

- 看食品標示，以了解每一份的大小與熱量。
- 限制含糖飲料的攝取量，例如汽水、運動飲料與水果口味的飲料。

- 高熱量食物吃小份一點。
- 限制精製碳水化合物的攝取量，如麵點、糖果、加糖早餐穀片與含糖量高的食物。
- 選擇魚、家禽或豆類取代紅肉（牛、豬、羊）。
- 吃紅肉時，選瘦肉並減少份量。

這些建議不會波及到肉品與垃圾食物產業的財務表現。不過，癌症協會只建議限制某些食物的攝取量，不完全禁絕，等於告訴吸毒者「限制古柯鹼攝取量」，根本不足以影響任何看了這些建議的人，也絕不足以對任何人的健康帶來有意義的影響。這協會和一個世紀前創辦時實在天差地遠，當時創辦人費德里克・霍夫曼（Frederick Hoffmann）提倡營養是癌症發展的重要因素。不過，霍夫曼三年後就離開董事職位，並在一九二二年於紐約州莫恆湖（Lake Mohonk）舉辦的首次年會上遭到輕視。

讀者或許懷疑，為什麼我沒提到協會對乳品提出不痛不癢的「限制攝取量」，這是因為協會根本**隻字未提**。雖然種種證據顯示乳品有害，但協會在飲食建議中沒提到應避免或減少攝取牛乳、乳酪或任何乳製品。二〇〇八年一、二月號的《全國乳業協會文摘》（*Digest of the National Dairy Council*）甚至說，美國癌症協會建議男性與女性皆「**透過低脂或零脂肪的乳製品等食物**」，增加鈣質攝取，以降低大腸癌風險[7]。

美國癌症協會推廣手術、藥物以及放療等治療與預防癌症手法，這還不夠，甚至主動提供資金，惡意攻訐「另類」癌症療法與預防的提倡者。該協會的癌症另類與輔助療法小

> **癌症協會只建議限制某些食物的攝取量，而不完全禁絕，這等於和告訴吸毒者「限制古柯鹼攝取量」沒什麼兩樣。**

組（Subcommittee on Alternative and Complementary Methods of Cancer Management，原稱為「防詐騙委員會」〔Committee on Quackery〕，現在最死忠的管理者與支持者仍私下以此稱之）[8]，拒絕提供經費給任何倡導自然、非專利與非醫療癌症療法的倡導者，甚至把他們列入黑名單。如果讀者好奇全食物蔬食是否被列入「詐術」，那麼美國癌症協會倒是說過如何判斷「應避免的療法」：「**該療法是否宣稱能帶來益處，卻無副作用？**」及「**推廣人是否攻擊醫學與科學界？**」這不是被害妄想嗎？

該協會曾對我不滿，在宣傳中抹黑我與我的研究。一九八〇年代初期，該會對飲食與營養幾乎隻字未提，只有一九八二年美國國家科學院發表飲食、營養與癌症的報告時，才勉勉強強承認營養的存在。差不多同期間，一群民間募款者成立了新的癌症研究團體，稱為「美國癌症研究所」（American Institute for Cancer Research），我曾擔任其資深科學顧問到一九八六年，一九九〇年到一九九七年又再度任職。美國癌症研究所的唯一宗旨，就是強調飲食面的癌症起因。最初我還天真地相信，致力根除癌症的協會，會歡迎任何能減緩或逆轉癌症進程的研究或政策。錯！協會對美國癌症研究所**深有敵意**，會長在給各地辦公室一份關於美國癌症研究所的備忘錄上詆毀我個人，而全國乳品業協會幫忙將備忘錄發布到媒體，連諮詢專欄作家安．蘭德斯（Ann Landers）都提到。

幾年後，美國癌症研究所的成就獲得肯定，美國癌症協會無法等閒視之，此時，協會請我擔任新專家小組的永久六名成員之一，審查營養對癌症控制的研究經費申請——所謂「永久」的意思是，他們總算接受我這個美國癌症研究所的創始成員，准許我想擔任多久就多久。我相信這代表美國癌症協會的本質終於有了嶄新的開始，肯以新的觀點關注飲食與營養和癌症的關聯。我幾年之後，因個人工作繁忙而辭職。雖然當時還說不出個所以然，總之我與協會高度簡化的研究重心漸行漸遠。

又過幾年，美國癌症協會來了新的管理者，核心又回歸到**反營養**，贊助起二〇〇三年於協會總部所在地亞特蘭大舉辦的「牛隻大亨拍賣會」（Cattle Barons Ball），當作年度募款來源。我已確知攝取動物性蛋白質與癌症的關聯，因此質疑協會的行為。當時會長的回應是這個拍賣會「**與牛肉無關**」，而且「**此活動與牛肉業者及其利益無關，沒有合作關係，更不代表協會為牛肉產業背書**」，只是「好玩」的活動。

如果從狹窄的技術性來看，或許有些人會接受這套說詞——參加這項活動的人不表示會多吃牛肉。然而美國癌症協會是公關專家，既然公關是其「業務」，恐怕連自己也不信這套說詞吧！協會就從未舉辦過「萬寶路一族馬拉松」為癌症研究募款。

美國癌症協會或許避免和牛肉業者形成正式的合作關係，以免造成負面的公共形象，但若倡導蔬食，傷及牛隻大亨的財務，恐怕會損失慘重。美國癌症協會很支持以化學方式治療癌症，這和不含動物性產品的營養衝突。有鑑於該協會與牛隻大亨的良好關係，難怪直到今天，營養對癌症發生與治療的研究對協會來說完全不重要。

全國多發性硬化症協會

全國多發性硬化症協會又再度說明，病患代言協會立場偏頗，**偽稱**促進人類健康，背後卻是靠企業提供經費，守著教條式的反證據立場。

和癌症協會一樣，多發性硬化症協會亦仰賴食品與製藥產業提供大筆經費。二〇一一年該會營收為一億六千五百萬美元，雖然製藥業直接捐款僅占四%[9]、其他企業捐款只另占數百萬，然而這些公司和多發性硬化症的主要募款活動關係十分密切，例如那些自認為須對協會有貢獻的善心人士，安排了數百項健走、跑步與單車活動。「為多發性硬化症而騎」單車活動網站（Bike MS）的主要贊助者為「純蛋白質」（Pure Protein）公司，該公司生產營養餐條、蛋白昔與蛋白粉，這些「營養」表面上說可促進健康，實際上卻結合一大堆可怕的加工材料，包括蔗糖素、水解膠原蛋白、山梨糖醇、麥芽糖醇與棕櫚油。另一名贊助商則是諾華製藥，多發性硬化症用藥Gilenya就是該公司的產品。

在瀏覽協會網站的過程中，我不斷發現協會的經費來源，並非靠療法賺錢的企業，而是販售可能引發此病的加工食品業者。北卡羅萊納州的分會是由黃金牧場（Golden Corral）連鎖餐廳贊助。莎莉雪藏蛋糕（Sara Lee）在二〇一一年的「夏日麵包方案」（Summer Bun Program）募集了十一萬一千美元，而母公司「美國碧波烘焙」（Bimbo Bakeries USA，譯註：並非作者捏造，公司名稱Bimbo有「花癡」之意）在二〇一二年夏天於全國超市為多發性硬化症協會募款，促銷旗下其他品牌的垃圾食物，包括史托曼（Stroehmann）、弗利赫佛（Freihofer's）與阿諾（Arnold）麵包烘焙食品。

這個協會的「女性抗多發性硬化症午餐餐會」（Women Against MS Luncheon）清楚說明，企業贊助的好處包括「**實質的行銷利益**」，例如「**產品試用、品牌曝光與媒體曝光**」[10]。然而大家未明言的默契是，把企業品牌與該協會名稱連結，意味該品牌產品的消費者也出了一份力「對抗」此疾病，至少不認為該品牌產品會造成此疾病。事實上，加工食品當然沒這麼安全。

> **全國多發性硬化症協會的經費來源，並非靠療法賺錢的企業，而是販售可能引發此病的加工食品業者！**

證據明顯指出，**大量攝取牛乳**與多發性硬化症盛行率高有關。另有長期研究顯示，假使病患食用富含蔬果的飲食，死亡率會降低至五％左右，至於飲食不健康的病患，其死亡率則高達八〇％[11]。不過，該協會網站對於營養能預防並減緩疾病隻字未提。以下是該網站對於營養的一般建議：

> *對多發性硬化症或任何慢性病的患者來說，維持整體健康非常重要。細心規劃的均衡飲食，有助於促進健康。多發性硬化症專家建議，患者應與一般大眾一樣，嚴守低脂高纖的飲食方式[12]。*

該協會在另一處竟然建議病患多吃低脂乳製品（以攝取鈣質！）與瘦肉（以攝取蛋白質！），只稍微帶過多吃蔬果，完全不提乳製品與多發性硬化症之間的明顯相關，也沒提到證據顯示飲食對患者生存率有重大影響。簡言之，該協會掩飾疾病成因，正巧免去了垃圾食物廠商的罪行，同時推銷製藥贊助商的產品與研究，彷彿這是打擊可怕疾病最好的方式，也是唯一的希望。

美國營養及營養師學會

美國營養及營養師學會與癌症協會、多發性硬化症協會不同，其焦點不在於某種疾病，而是服務有證照的專業營養師。營養師要提供建議給醫院、學校、診所、日間照護中心、政府機關與一般大眾，告訴大家健康的飲食由什麼組成，對於大眾的營養觀念深具影響。很遺憾，該學會提出的建議，根本是為贊助學會的垃圾食品廠商獲利而量身打造。

美國營養及營養師學會的營運資金大多來自於可節稅的捐款，以及會員會費；該會則提供出版、資格鑑定、持續進修與年會入場費折扣等服務給會員。除此之外，學會也向追求利潤的民營企業募款。學會二〇一一年的年報指出[13]，該會慷慨的「合作夥伴」包括艾瑞瑪克餐飲服務供應商（Aramark）、可口可樂公司、賀喜健康與營養中心（Hersey Center for Health & Nutrition）與全國乳品業協會。「重要」贊助者包括亞培營養（Abbott Nutrition）、Corowise（嘉吉〔Cargill〕旗下補充品品牌）、通用磨坊（General Mills）、家樂氏（Kellogg）、瑪氏（Mars, Incorporated）、麥克尼爾營養（McNeil Nutritionals）、百事公司、Soyjoy、Truvia（販售嘉吉與可口可樂公司共同生產的甜菊代糖）與聯合利華。年報還特別感謝全國畜牧者牛肉協會（National Cattlemen's Beef Association）、全國乳品業協會與其他諸多垃圾食品廠商（瑪氏、百事、可口可樂），因每家公司給營養學會的捐款皆超過一萬美元。

我曾經受學會中的素食營養團體邀請，在學會舉辦的大型會議上演講三次。最後一次是在芝加哥，報到時大會提供的資料袋外清楚印出營養學會的夥伴，那根本是食品與製藥業利益團體的「嫌犯照片」大集合。眾多合作夥伴有志一同，讓食品業者送上飲料與乳製品給全國學校當營養午餐，製藥業者則送上藥物，以減緩營養午餐方案引起的病痛。

我對學會最不以為然的，是**對營養教育的箝制**。該學會掌控學院與大學中註冊營養師學位的課程內容，還規定各州營養師執照的取得標準。該學會透過營養師註冊委員會（Commission of Dietetic Registration，CDR），負責訓練營養師與核發執照。護士或營養師要維持「註冊」地位，必須參加委員會專業進修課程的再認證系統。委員會決定誰能提供教育，深深影響有志於健康照護的工作者，也影響他們是否能取得保險給付。

我的朋友與同事潘蜜拉・派柏（Pamela Popper）就親身經歷

過學會惡意的言論箝制。在《解決美國健康照護危機》（*Solving America's Healthcare Crisis*）這本好書中，描述一九九三年，她在家鄉俄亥俄州成立一間公司，講授蔬食營養課程，卻惹毛俄亥俄州營養師學會。該學會開始調查、傳喚她，要她「供出」那些「非營養師」的授課者名字讓學會調查，還威脅她有坐牢的可能。學會法務人員貝絲・夏佛（Beth Shaffer）告訴派柏，俄亥俄州在食品與營養方面，可不管保障言論自由的憲法第一修正案[14]。

派柏和其他遭到營養產業欺凌的人不同，她選擇反擊。她自掏腰包，砸下重金聘請該州最好的律師，最後維護了公司在俄亥俄州的合法地位。她在一封電子郵件裡讓我看一份投影片，那份投影片是前俄亥俄州營養師學會執行董事、現任美國營養學會證照工作小組主席凱伊・麥夫科（Kay Mavko）寫的，內容積極教導當地營養師向發照委員會「舉發」競爭者[15]。為了避免讀者認為是我太憤世嫉俗或被害妄想，誤解學會宗旨，我就直接在圖18-1到18-3，把幾張投影片出示給讀者看。

請看看圖18-1的最後一點：「**註冊委員會需要源源不絕的事**

圖18-1 美國營養及營養師學會的投影片

eat right. Academy of Nutrition and Dietetics

何時應該通報違規與損害事件？

➢今天
➢明天
➢任何有違規或損害事件發生的日子
➢註冊委員會需要源源不絕的事件來調查

7

件來調查。」如果沒有源源不絕的申訴案，委員會就沒事幹。另一張投影片則提出「關門大吉」的警告：委員會如果無法發揮功能而閒置，可能會被解散，所以營養師一定要讓委員會忙碌！有圖有真相，大家看看圖18-2的投影片。

圖18-2 美國營養及營養師學會的投影片

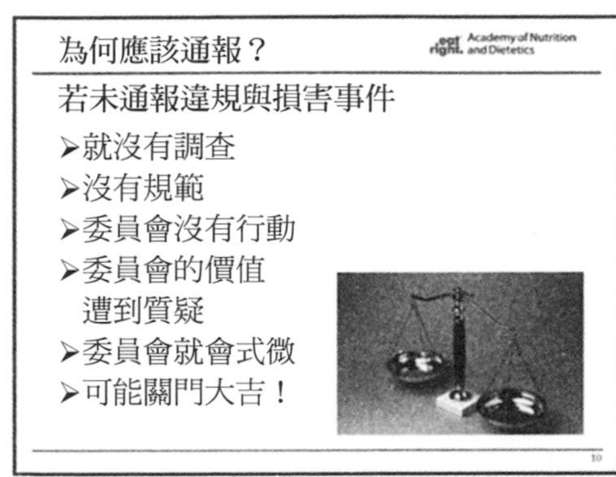

麥夫科與學會如此打壓異己，應該是出於想保護大眾的善意，不讓那些未經學會嚴格認證的人提出他們認為不好的營養建議，誤導大眾，對吧？麥夫科又來說個明白，請看圖18-3。

圖18-3 美國營養及營養師學會的投影片

為何通報？

Academy of Nutrition and Dietetics

- ➢因為你必須這樣做
- ➢如果註冊營養師不通報，其他團體可趁機獲得競爭優勢
- ➢註冊營養師若過於自滿而不注意通報的問題，會讓其他人有機可趁
- ➢委員會的行動是在保護你的專業行使範圍！
- ➢競爭激烈的環境就是需要如此！

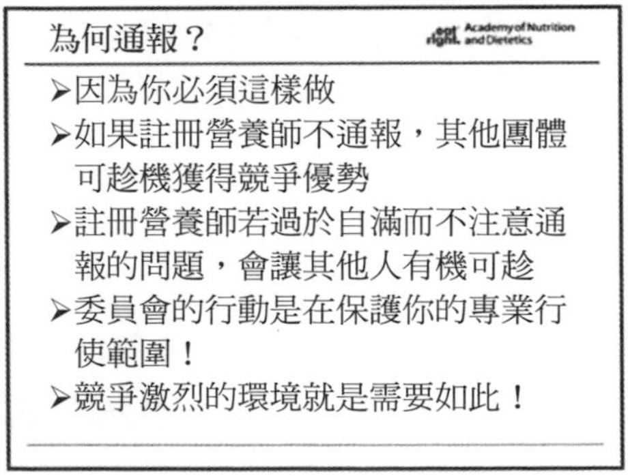

註冊營養師假使過於自滿，「**其他團體可趁機獲得競爭優勢**」。你必須保護自己的「**專業行使範圍**」。哇！讀者一定明白，這種投影片不可能出現在學會網站，而學會中不想當告密者的「叛徒」，當然會把這種投影片洩漏給記者[16]。

學會與各州分會認為，若未依照該學會規定的正統路線來進行營養教育，就會對它們造成威脅，使其工作不保。只要大眾與法規人員明白，該學會正如派柏博士所言「**是個行會，而不是營養與健康的權威**」[17]，那它們的確不算杞人憂天。

在美國營養及營養師學會眼中，派柏博士不是營養資訊的正規來源。那麼誰才算正規來源？答案就是幫該學會付款的產業與企業。營養師註冊委員會核准的教育提供者有製藥界鉅子亞培（Abbott Labs）、餐飲服務廠商艾拉瑪克、索迪斯集團（Sodexo）與西斯科（Sysco），還有垃圾食品產業的幌子團體，包括把企業名稱大剌剌亮出的可口可樂飲品健康研究所（Coca-Cola Company Beverage Institute for Health & Wellness）、康尼格拉食品科學研究所（ConAgra Food Science Institute）、通用磨坊貝爾健康營養研究所（General Mills Bell Institute of Health and Nutrition）、卡夫食品全球公司（Kraft Food Global Inc.）、雀巢健康照護營養中心（Nestle HealthCare Nutrition）、百事營養（PepsiCo Nutrition）與美國食品（US Foods）[18]。

為避免某些垃圾食物廠商不太懂獲得學會認證、提供持續進修的課程有何好處，營養師註冊委員會乾脆在網站的「行銷機會」標題下，明白列出以下優點：

- 能在超過六萬五千名經認證的專業營養師前曝光。
- 在營養師註冊委員會的持續進修資料庫中推廣進修活動，並可透過郵件、傳真、電話與網站傳達給每個成員。

- 在營養師註冊委員會網站上，標示為「經認證之持續進修課程提供者」。
- 在宣傳持續進修的活動與資料時，可使用委員會認證的持續進修提供者標誌[19]。

這不是**黃鼠狼給雞拜年**嗎？

根據經驗，勢力龐大的機構提出的教育方案多著重於維護現狀，尤其強調乳製品對年輕人的「健康益處」。組織會說機構內亦設有素食分支，但此分支只是為了政治上權宜之計而收養的養子，並非學會大家庭的真正成員。此外，素食與經研究推薦的全食物蔬食在營養上差異甚大。素食雖不吃肉，仍可攝取相當多的乳製品、蛋與加工食品，如此無法真正達到健康，遠離疾病。

美國營養及營養師學會的任務可不只是教育營養師，對他們灌輸觀念。二〇一一年，該會捐款六萬兩千美元給國會議員候選人，以達成政治意圖。這對可口可樂、百事與其他學會捐款者來說，不就是**「漂白」**其政治影響力的最佳方式嗎？其實學會已變成企業盟友可靠的公關機構。學會透過宣導、公關與必修教育的合作關係，成為食品藥物產業及其利益的幌子。

要揭露這些事實在令我遺憾。根據我的經驗，學會的營養學家是我在演講場合中遇過最有知識的專業人員，善於將營養資料呈現給大眾，且對工作十分投入。我看不下去的是組織加諸在成員身上的限制，這些成員通常沒有意識到哪些意見是可接受，哪些又不可接受。

美國營養協會

我點名美國營養協會，並非因為它惡行特別重大，只是我在此親眼見識到企業的金權，如何暗中腐蝕原本良善的組織。協會曾研擬出控制利益衝突的明智工具，根除明顯的詐騙行為。然而業界追求獲利的渴望無孔不入，因此無論協會怎麼誠心自我規範，仍無法產生真正的成效。

我有長達四十五年都是美國營養協會的成員，大半時間也積極參與協會活動。營養協會與五個姊妹協會（後來成為六個）並稱美國實驗生物學聯會（Federation of American Societies for Experimental Biology），共同舉辦全國性的研究會議。在鼎盛時期，為期五天的年度大會可吸引兩萬到兩萬五千名左右的生物學家參與。我很喜歡會議氣氛，大家坦率地交流研究心得。我最懷念的是，有些獎項得主是我的學生，以及一些我負責安排或參與的座談會，還有在正式報告中的研究交流。

然而有個現象總讓我覺得不對勁，而且一年比一年嚴重：每年大會會把所謂的卓越獎項頒給優秀學者，通常還搭配食品與醫藥公司提供的獎金。每份獎金介於一千五百到五千美元之間，雖不算豐厚，但金額總計約四、五萬美元。這獎項便代表金錢的影響力，讓協會偏離對營養學的誠實主張。產業明白，即使**小小的獎金**也能買到研究者的忠誠度，因此研究者在各式各樣的主題中會挑選較簡單的，且不波及到經費提供者的產品。我在協會逐漸位高權重，發現這些公司過度涉入協會事務。在我看來，最嚴重的就是某些協會成員（美國蛋業委員會、通用磨坊公司等業者的重要顧問）提議把我趕出協會，這是該協會四十年來首度有人要對付其他成員。顯然我犯了以下嚴重罪行：

- 以資深科學顧問的身分，協助美國癌症研究所注重蔬食當中的營養。
- 美國科學院一九八二年關於飲食、營養與癌症的報告中，著重於以蔬食來防癌，而我是主要撰寫人。

經過調查之後，協會八名執行委員以六比零的票數（兩名棄權），認為我未有任何不當行為。然而，這明顯是偏袒企業的成員要我閉嘴的積極做法。當然讀者知道，他們沒能得逞。

專業協會為了求生存及經費，於是向傳統的食品與製藥公司及其利益靠攏，盡量避談全食物蔬食的好處。我曾經是幾個專業協會的成員，可以向各位保證，這些單位幾乎不接受支持全食物蔬食的研究發現，即使我曾擔任長期成員的協會也不例外。

有那麼嚴重嗎？

或許讀者會想，有那麼嚴重嗎？畢竟協會享有出版與宣傳自由，他們要為無稽之談付出什麼代價都隨他們去，你我可以不予理會。訓練營養學家、影響做研究的科學家，和主導我們吃什麼是兩回事，誰會沒事去找營養學家？別理會這些協會也無妨。問題在於，這些協會擁有產業資助，又具備類似政府的地位，有權**決定**誰可以從事營養學的研究與教學，誰偏離路線而該受到排擠或教訓，進而影響政府政策、醫療實務與大眾感知，以各種方式讓金錢的影響力無限擴大。那些機構調查過我的專業活動，而我又曾在營養協會及其姊妹協會的任職期間，協助申請國會預算，因此對這種不專業的行為深有所感。

協會在對抗疾病的戰場上占有道德優勢，能濫用大眾觀感。要是反對這些組織，等於支持敵人，成了威脅我們及所關愛的人的疾病幫凶。若曾和罹患乳癌的鄰居解釋為何不捐款給粉紅絲帶、為募款而走、參加比賽、烘焙義賣、才藝比賽、家庭派對、讀書會、大人物「尋求療法」的午餐會議，就知道社會排斥的力量有多大。正如我們所見，多數病患與家屬把希望寄託在醫療體制。他們經過手術、藥物、放療或化療，改善了身體機能，避免進一步退化之後，可能會成為現行醫療實務的倡導者，散播「療法就在眼前」的好消息。諸如阿斯特捷利康與默克等企業，固然無法直接主導這些人的熱忱與活動，但他們可以透過非營利組織，將好心人的付出轉化為每季獲利。

疾病代言與募款團體往往自以為掌有正統性，雖然那只是他們**往自己臉上貼金**。少有民代、記者或企業人士有知識、動機或勇氣去質疑其可信度。美國癌症協會只要一發布新聞稿，就連最受尊崇的記者也會放棄公正的立場，淪為地方運動播報員，公開支持主場隊伍。只要「為美國癌症協會及抗癌勝利歡呼三聲」的一聲令下，〈新聞時刻〉與其他主流媒體紛紛讚嘆回應。

病患代表與專業組織也打造出公正的假象，告訴大家它們關心的是根除疾病，並訓練專業成員提供最完善的照護，以促進人類健康。此舉表面上沒有商業企圖，於是我們信賴這些組織的指導，還有它們對研究的評估。如果阿斯特捷利康說泰莫西芬（tamoxifen）是安全有效的乳癌療法，我們會覺得不管是否正確，都只是有利公司的廣告，但如果是美國癌症協會說的，我們就會視為是應該接受的真理。

或許非營利機構與產業的共謀行為所產生的最嚴重影響是「光環效應」，讓大家心目中的聖人光移轉到企業上。產業的銷售宣傳機器這會兒**披上慈善的外衣**，難怪多數人不懂垃圾食物是造成健康危機的最大因素，而醫療也只是讓我們足夠健康，繼續花錢買更多食物與醫藥。

當人不再對自己的健康負責

企業以狡猾手段操控原本該幫助我們更健康的組織，最嚴重的後果，是導致多數人不對自己的健康負責。這不是他們的錯！

非營利組織的教育讓我們誤以為無法影響自己的健康，只能不斷捐錢、行走、跑步，別上粉紅或黃絲帶，協助擺脫世界上的病痛。事實上，絕大多數的人可根除癌症、心臟病、中風、糖尿病與眾多其他疾病風險，然而那些據稱想終止這些疾病的協會，卻大力否認這項事實。我實在受不了大家砸下天文數字的金錢與無窮無盡的志工時間，但重心從營養偏離到簡化、專利、可獲利的方向。最令我難受的是，支持這些協會的好人的確以為自己是為社會做有建設性的好事，紀念那些因疾病而失去生命的親友。

以下要說的例子是本書完稿之際的插曲。二〇一二年十月三日，美國癌症協會部落格上，全國總會的副醫療長里歐納・利奇坦菲博士（Leonard Lichtenfeld）發表一篇文章，標題為「在乳癌月慶祝成功之餘，也要了解局限」（During Breast Cancer Awareness Month We Must Not Only Celebrate Our Success but Also Understand Our Limitations）[20]。這篇貼文寫得很動人，在歌頌最新篩檢技術之際，不忘對醫療體制無法幫助的女性表達出同理心。利奇坦菲博士寫道：

> *我理解後期乳癌的女性患者多麼憤怒，她們會說：「那我呢？」其中不乏早期發現、早期治療，一切都做得「正確」的患者……。這些女性祈禱能出現突破與療法，也懷疑那些未罹癌或非後期的患者，是否能了解她們的心聲。*

這話說得那麼動人、撫慰、有同理心，卻又令人深感無力。他建議乳癌女病患祈禱能有突破與療法，因為救命之道掌握在能製造新藥、發明新放療機、探索新手術科技、找出操縱基因新方法的人手中。雖然他代表醫療體系表達羞愧與悔恨，因為醫療體制「過度販售魔法」、「提出過高的承諾，卻做不到」，但仍推廣簡化式療法，認為那是罹癌女性的唯一希望。他完全沒提到預防，或個人有能力透過改變飲食，關閉癌症進程。

在我們的醫療照護體制中，隨處可見這樣的訊息。剝奪病人的權力，無論像利奇坦菲博士出於善意，或是追求利潤，都是整個局面中最可憎的部分。

這世界固然充滿許多不道德的行為，但如果把問題全推到個人道德修養也不正確。如果我們只把眼光放在個人，就永遠看不到全局。問題是**體制性的**，這體制是由環環相扣的各方所維持，各方只顧著朝自己的利益目標前進。問題未必出自個別參與者或他們的內在動機，相反地，錯的是整體的目標：企業獲利優先於大眾健康。

我挑了美國癌症協會、多發性硬化症協會、美國營養及營養師學會與美國營養協會為例，只是因為我比較熟悉，並非它們比數以百計的其他病患代言團體與專業協會惡劣。它們不是一大桶蘋果中壞掉的幾個，因為問題出在「桶子」上。**有錢最大、以簡化論為官方語言**的體制，是道德敗壞的根源。這體制獎賞濫用道德力量與公關力量的協會與組織，讓它們傾向昂貴又無效的簡化論，同時忽略、抨擊真正具有預防能力的營養。

1. "About the Society," National Multiple Sclerosis Society, accessed November 1, 2012, http://www.nationalmssociety.org/about-the-society/index.aspx.
2. "About the Academy of Nutrition and Dietetics," Academy of Nutrition and Dietetics, 2012, http://www.eatright.org/Media/content.aspx?id=6442467510.
3. Samuel S. Epstein, *National Cancer Institute and American Cancer Society: Criminal Indifference to Cancer Prevention and Conflicts of Interest* (Bloomington, NY: Xlibris, 2011).
4. Cancer Prevention Coalition, "The American Cancer Society (ACS) 'More Interested in Accumulating Wealth Than Saving Lives,' Warns Samuel S. Epstein, M.D.," PR Newswire, accessed December 3, 2012, http://www.prnewswire.com/news-releases/the-american-cancer-society-acs-more-interested-in-accumulating-wealth-than-saving-lives-

warns-samuel-s-epstein-md-117942029.html.
5. "Screening for Breast Cancer," U.S. Preventive Services Task Force, July 2010, http://www.uspreventiveservicestaskforce.org/uspstf/uspsbrca.htm.
6. "Diet and Physical Activity: What's the Cancer Connection?" American Cancer Society, last modified January 13, 2012, http://www.cancer.org/cancer/cancercauses/dietandphysicalactivity/diet-and-physical-activity.
7. "Dairy Foods & Cancer Prevention," *Dairy Council Digest* 79, no. 1 (January/February 2008): 6, http://www.nationaldairycouncil.org/SiteCollectionDocuments/health_wellness/dairy_nutrients/dcd791 .pdf.
8. William T. Jarvis, "Cancer Quackery," National Council Against Health Fraud, December 17, 2000, http://www.ncahf.org/articles/c-d/caquackery.html.
9. "Sources of Support," National Multiple Sclerosis Society, accessed December 2, 2012, http://www.nationalmssociety.org/about-the-society/sources-of-support/index.aspx.
10. "Women against MS Luncheon: Sponsorship Opportunities," Triangle WAMS Luncheon website, accessed November 1, 2012, http://www.trianglewams.org/event-details/sponsorship-opportunities.
11. See *The China Study*, pp. 194-98 for a review of the remarkable research of Dr. Roy Swank and his 34-year study of MS patients. See also R. L. Swank and B. B. Dugan, "Effect of Low Saturated Fat Diet in Early and Late Cases of Multiple Sclerosis," *Lancet* 336, no. 8706 (1990): 37-39.
12. "Nutrition and Diet," National Multiple Sclerosis Society, accessed November 1, 2012, http://www.nationalmssociety.org/living-with-multiple-sclerosis/healthy-living/nutrition-and-diet/index.aspx.
13. "The Academy's Annual Reports," Academy of Nutrition and Dietetics, 2012, http://www.eatright.org/annualreport/.
14. Pamela Popper, *Solving America's Healthcare Crisis* (Worthington, OH: Bristol Woods Publishing, 2011), Kindle edition, Kindle location 4932.
15. Pamela Popper, email communication to author, October 15, 2012.
16. 完整投影片可參見http://thechinastudy.com/and-slides.pdf。更多背景、其他電郵證據與美國營養及營養師學會的內部文件，請參見麥克・艾爾柏（Michael Ellberg）在富比世網站（Forbes.com）所揭露強有力的證據："Is the ADA Intentionally Using State Legislatures to Block Alternative Nutrition Providers?" http://www.forbes.com/sites/michaelellsberg/2012/07/10/american_dietetic_association_2/.
17. Pamela Popper, email communication to author, October 16, 2012.
18. "Commission on Dietetic Registration Continuing Professional Education Accredited Providers," Commission on Dietetic Registration, Academy of Nutrition and Dietetics, accessed November 1, 2012, http://www.cdrnet.org/whatsnew/accredited_providers .cfm.
19. "Benefits of Becoming a CPE Accredited Provider," Commission on Dietetic Registration, Academy of Nutrition and Dietetics, accessed November 1, 2012, http://www.cdrnet.org/pdrcenter/pabenefits.cfm.
20. J. Leonard Lichtenfeld, "During Breast Cancer Awareness Month We Must Not Only Celebrate Our Success But Also Understand Our Limitations," *Dr. Len's Blog*, American Cancer Society, October 3, 2012, http://www.cancer.org/aboutus/drlensblog/post/2012/10/03/during-breast-cancer-awareness-month-we-must-not-only-celebrate.aspx.

Part IV

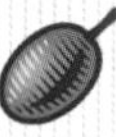

扭轉困局

讀了前面的章節，讀者應該了解到，自己正處於什麼樣的醫療體系和健康資訊脈落，以及什麼、誰導致了目前的困境，我曾經挺身挑戰，卻發現沒有成效。不過，我認為還不是放棄的時候，因為推動改變最大的籌碼其實是存在的，而且，就在你我的手上⋯⋯。

Chapter 19

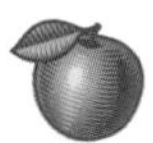

成為完整的自己

如果一隻小鳥以小喙子從海灘啣起一粒沙，飛到宇宙最遙遠的星球，並如此反覆來回，將沙灘與海底的沙全都啣完，那時永恆才剛剛開始。

—無名氏，寫在紐約州伊薩卡市中心商店街之瑪黛咖啡館（Maté Factor Café）牆上

若這本書只能發揮一項功用，我希望說服讀者改變健康觀念，承認營養是健康照護系統的基石，而不是註腳。我們也要體認簡化式典範的局限，學著接受簡化論允許的感知範圍外，仍有其他有效的證據。如果想了解營養的意義、對人體的影響及改善健康的潛力，就不能認為簡化論是唯一的進行方式，而應該把簡化論當作**一種工具**，並了解唯有在整體論的框架下，才能適當解讀簡化論的結果。此外，即便是營養領域外的整體論思維，我們也必須接納。

人體是複雜的系統，聚集成社會之後會更複雜。人類的生命

與地球上大自然的一切相互交織，複雜程度遠超過想像。忽視這複雜性所造成高昂的代價，我們再也負擔不起。

改變是可能的

本書倡導的，是關於營養、醫學與健康思維的巨大轉變。這過程或許不容易，但絕非緣木求魚。我確信改變可以發生，因為我在研究生涯親身經歷這個過程。

五十年前我撰寫的博士論文，是關於動物性蛋白質的生物價值較高。當時我和所有愛吃肉的牛肉大亨一樣，深信沒有比肉與牛乳更好、更有益人體的蛋白質來源，但讀者在本書與《救命飲食》中，會發現我今天的立場已徹底不同。現在的我堅信，最健康的飲食就是**無額外脂肪、鹽或精製碳水化合物的全食物蔬食**。

促成我改變的原因，就是證據——我自己的研究團隊多年來提出過許多實證、經同儕審閱的證據。之後這些證據獲得臨床醫學同事的支持，他們陸續提出獨立且可信的研究，證明全食物蔬食逆轉重大疾病的能力，是藥丸與醫療程序無法比擬的。

不過，光靠證據是無法促成思想改變的。我是先對人體的理解有了改變，這樣在思考證據和人體機能有何關聯時，思維才跟著產生變化。希望這本書也能帶領讀者一起改變！

在我的研究生涯初期，即使尚未開始研究本書多所著墨的黃麴毒素與MFO，就已經與康乃爾的營養學教授討論起四種營養素在兩種疾病上所扮演的角色。這兩種疾病分別為雞的腦軟化症（encephalomalacia）及牛的肌肉萎縮症（muscular dystrophy）。結果發現，四種營養素中任何一種的活性，都會持續影響其他三者的活性，導致身體對這些疾病的反應出現變化。

我問教授，其他營養素這類的交互作用有多麼普遍，他回答雖然很普遍，在實驗研究中卻未獲得重視，因為這太不易研究，也很難充分解釋。雖然營養素的作用本質非常複雜，我們仍得以單純、線性的方式來思考，如此獲得的科學證據才能被接受。換言之，即使我們知道整體論的框架適用，仍得做簡化式的研究，把它當成全盤的事實。

忽略複雜性是件令我深感困擾的事，也促使我開始研究黃麴毒素與MFO。黃麴毒素導致肝癌看似是毋庸置疑的簡化式事實，但如果我沒有懷疑，就不可能展開這項研究。如果我對複雜性沒那麼興致勃勃，或許不會探討除了黃麴毒素以外，還有什麼因素能影響肝癌。我或許不會發現，黃麴毒素根本不是影響罹患肝癌與否的關鍵，也不會像現在這麼了解與體會到生物複雜性，在此書與讀者分享。

我會以不同觀點看待簡化式的研究發現，關鍵在於了解生物複雜性。生物複雜性讓我明白，在看待這些研究發現時，不應將之視為完整的事實，而該把它看作是一片片拼圖，背後還有更廣泛、更有意義的全貌。

任何個別的發現，例如MFO對黃麴毒素的催化作用會引發肝癌，或β-胡蘿蔔素能防止肺癌，**都不是事實全貌**。如果採取某種行動時只是根據這些個別發現，忽視更大的整體框架，例如避免黃麴毒素以防肝癌、服用β-胡蘿蔔素補充品以防肺癌，造成的結果若不是比其他方式大幅遜色，就是更危險。

以簡化式實驗探索MFO與動物性蛋白質，固然很重要，但重要的並非特定結果（例如動物性蛋白質會引發肝癌），而是這些結果蘊含什麼生物學原理。這些原理讓我了解癌症如何運作，以及整體營養系統如何影響癌症進程，甚至其他疾病也不例外。MFO實驗中所透露的生物學特性，意味得研究在現實世界中，動物性蛋白質對真實人類的影響，才能了解其複雜性。

我們就是抱持這想法，設計出在中國農村進行的研究，即《救命飲食》所論及的中國營養研究。我們探究的並非單一化學機制，那種研究我在實驗室已做了好幾年。我們要探索的是因果模式，這些模式或許能說明飲食與疾病的複雜關聯。我們想在更廣大的背景下，確認或推翻之前關於MFO的研究發現。最後我們找到了這些模式，並徹底顛覆我對營養與健康的觀點。

要克服的障礙

回顧起來，似乎很難理解為何改變這麼困難，得花這麼漫長的時間。不過，我現在得非常努力，才能讓同事與大眾相信我所學到的事——他們秉持的信念與假設，和當年的我一模一樣。

首先，我必須推翻大眾對於蛋白質的崇尚態度。我們的社會深信牛奶與肉的健康價值，因此要說這看法錯誤，這些食物其實很不健康，是艱鉅的任務。我想說的事實雖然千真萬確，卻與大家幾十年來所受的教育天差地遠。

第二重障礙在於簡化式典範，讓我們只關注從整體分割出來的局部，排拒整體樣貌。身體是相互連結的整體系統，但我們習於將之視為各部分與系統的集結，化學物質在裡頭單打獨鬥，互不相干。我們透過簡化式視角，把營養看成一個個的營養素，不是完整的飲食，並將營養視為單獨的研究領域，忽視那是整體健康中最重要的因素。雖然將身體與健康當成一個個的部分無法帶來有效的答案，大家仍堅信只要在這條路上繼續前進，遲早會找到答案，不承認這種做法根本有問題。若受困於簡化論典範，就不容易理解整體論的看法。

第三重障礙在於，獲利導向的系統不鼓勵非簡化式的行為。簡化式做法以簡單快速的方式，處理成千上萬潛在問題中的一個，這樣產生的獲利比整體論要高得多。只要產業繼續左右研究該探索哪些問題、哪些研究可以獲得經費、哪些結果可以得到發表、宣傳、成為官方政策，那麼打破簡化式典範勢必就會面臨一場苦戰。

生物學的複雜度是超乎想像的。人體創造健康、維持健康的方式，乃經過數百萬年的演化，不僅是個別細胞、器官、機能系統與整個人體在演化，而是身為食物網與大自然一份子在演化。然而，有些人出於無知、有些人出於貪婪，只管處理個別因素，把整體切割得支離破碎，描述出錯誤的現實，於是生病、失能與死亡便成了無可避免的結果。

讓發疾病財的產業無利可圖

該如何阻止這個局面？

我多年來想從上而下推動改變，卻沒有成效。即使有在上位者相信我和同事的研究發現，卻受制於當初讓他們站上這職位的人（包括資助他們競選的企業）。就算那阻擋不了他們的良心，但他們仍受政治體系擺布。在官僚體制的迷宮裡，許多狀況讓立意良善卻不討好的想法，淪為打了折扣、沒有價值的方案與指南，和當初的出發點已經南轅北轍。

然而政府決策者仍得顧及選民，因此我們這些**個人仍掌有權利**。這情況就像種子唯有落地生根，才能開花結果，因此改變必須由下而上推動。

我在本書與《救命飲食》中，已說明相信這些資訊、想推動改變的人接下來可採取哪些行動，最重要的就是改變飲食方式。新的飲食方式很簡單：吃全食物蔬食，盡量減少或完全不碰額外的油脂、鹽，或糖與白麵粉之類的精製碳水化合物。雖然要花點時間點探索，然而要找到符合新需求的食譜，比以往容易多了。親自體驗變化，是最有說服力的做法。這麼一來，我們對於自身健康的思考就會改變。一次改變一人，最後政策就會跟著變化。接下來，靠我們的無知與疾病發財的產業無利可圖，自然也得改變做法。

該是推動真正變革的時候了！先挑戰自己的信念、改變飲食，最後整體社會將跟著轉變。